中国卒中学会推荐用书

急性缺血性脑卒中早期诊疗手册

Handbook for Early Diagnosis and Management of Acute Ischemic Stroke

主　审　王拥军
主　编　秦海强

北京大学医学出版社

JIXING QUEXUEXING NAOCUZHONG ZAOQI ZHEN-LIAO SHOUCE

图书在版编目（CIP）数据

急性缺血性脑卒中早期诊疗手册/秦海强主编. —北京：北京大学医学出版社，2018.6

ISBN 978-7-5659-1809-4

Ⅰ.①急… Ⅱ.①秦… Ⅲ.①急性病—脑缺血—血栓栓塞—诊疗—手册 Ⅳ.①R743.3-62

中国版本图书馆 CIP 数据核字（2018）第 108903 号

急性缺血性脑卒中早期诊疗手册

主　　编：秦海强
出版发行：北京大学医学出版社
地　　址：（100191）北京市海淀区学院路 38 号 北京大学医学部院内
电　　话：发行部 010-82802230；图书邮购 010-82802495
网　　址：http://www.pumpress.com.cn
E - mail：booksale@bjmu.edu.cn
印　　刷：北京佳信达欣艺术印刷有限公司
经　　销：新华书店
责任编辑：畅晓燕　　责任校对：金彤文　　责任印制：李　啸
开　　本：889mm×1194mm　1/32　印张：12.25　字数：290 千字
版　　次：2018 年 6 月第 1 版　2018 年 6 月第 1 次印刷
书　　号：ISBN 978-7-5659-1809-4
定　　价：65.00 元

本书受到

国 家 重 点 研 发 计 划 资 助

Sponsored by National Key R&D Program of China

（课题编号：2016YFC1301604）

编　　委

（按姓名汉语拼音排序）

丁　晶（复旦大学附属中山医院）
杜万良（首都医科大学附属北京天坛医院）
范玉华（中山大学附属第一医院）
方瑞乐（首都医科大学附属北京天坛医院）
霍晓川（首都医科大学附属北京天坛医院）
荆利娜（首都医科大学附属北京天坛医院）
李敬伟（南京大学医学院附属鼓楼医院）
李淑娟（首都医科大学附属北京朝阳医院）
刘志忠（中国康复研究中心北京博爱医院）
马青峰（首都医科大学宣武医院）
秦海强（首都医科大学附属北京天坛医院）
孙　欣（吉林大学白求恩第一医院）
王春雪（首都医科大学附属北京天坛医院）
巫嘉陵（天津市环湖医院）
杨　宝（首都医科大学附属北京天坛医院）
杨　杰（成都医学院第一附属医院）
张　婧（首都医科大学附属北京天坛医院）
张　宁（首都医科大学附属北京天坛医院）
郑华光（首都医科大学附属北京天坛医院）

序

缺血性脑卒中是神经科最常见的疾病之一，神经科医师对缺血性脑卒中的认识超过任何一个其他神经系统疾病，也从临床实践中积累了丰富的临床经验。然而，诊疗缺血性脑卒中时，依靠既往知识和个体经验的积累并不能给患者最好的治疗。

在过去的几十年，全球脑卒中研究者进行了艰难的探索，对缺血性脑卒中的认识不断加深，并取得了丰硕的成果。例如，既往缺血性脑卒中急性期没有有效的特异性治疗，而20世纪90年代中期，NINDS试验结果的公布，静脉溶栓治疗开始进入临床，开辟了人类治疗缺血性脑卒中的新篇章。但是，起初的静脉溶栓治疗严格控制在3 h时间窗内，受益人群很少，之后进行的多项临床试验让再灌注治疗得到发展，2008年静脉溶栓时间窗扩大到4.5 h，2015年静脉溶栓扩展为数小时内的动脉取栓，而2017年DAWN试验和2018年1月DEFUSE 3试验的公布，动脉取栓再次扩展到16～24 h，越来越多的患者可以从再灌注治疗中获益。与此类似，近年来病因学分析、卒中影像学、卒中单元、抗栓治疗、降脂治疗、康复治疗、介入治疗和手术治疗等也取得了长足的进步，正确应用这些手段，缺血性脑卒中的死亡率和残疾率将会大大降低。

为了让更多的神经科医生了解卒中诊疗的新进展，由国内多家著名医院的青年专家携手完成了这部手册。这些年轻医生紧跟国际卒中发展动态，对美国最新发布的“2018年AHA/ASA急性缺血性卒中早期管理指南”的内容进行了全方位解读，也分析了今年5月刚发表的极具有临床指导价值的几个大型试验结果。这部手册实用性也非常强，提供了一些溶栓和抗栓治疗工具，帮助医生在实践中落实指南。希望这部手册的出版，能为临床医生打开一扇窗户，让我国医生更快地学习国际上最新的医学知识，让更多患者分享医学快速发展带来的成果。

王拥军

前 言

随着人类文明的不断发展，人们的医疗健康水平不断提高，人均预期寿命从 1990 年的 65.1 岁增长到 2016 年的 72.5 岁。与此同时，全球大多数国家的疾病模式发生了根本的改变，以脑血管疾病、心血管疾病、恶性肿瘤、慢性呼吸系统疾病等为代表的慢性非传染性疾病已经取代传染病成为人类健康的主要威胁。根据 2016 年全球疾病负担研究报告，当年脑血管病导致 552.8 万人死亡，约占总死亡人数的 10%，成为全球第二大死亡原因。虽然社会经济的发展和医疗水平的进步，脑血管病年龄标化死亡率逐渐下降，但是由于社会老龄化等原因，每年因脑血管病死亡的人数还在不断增加（表 1）。在所有脑血管病中，缺血性卒中的发病率和患病率明显高于出血性卒中，新发和既往脑血管病患者中，缺血性脑卒中分别占 69.9%和 84.4%，人类与缺血性卒中的斗争仍长期存在。

表 1　1990—2016 年脑血管病死亡人数与标化死亡率变化情况*

	死亡人数（万）			年龄标化死亡率（/10 万）		
	1990 年	2016 年	增长%	1990 年	2016 年	增长%
总死亡人数	4653.8	5469.9	17.5	1200.0	832.7	−30.6
非传染性疾病	2695.0	3953.0	46.7	819.5	614.1	−25.1
脑血管疾病	431.2	552.8	28.2	135.6	86.5	−36.2
缺血性卒中	196.1	269.0	37.2	66.2	43.4	−34.4

* 数据摘自 Global Burden of Disease Study 2016

缺血性卒中的早期治疗，没有一个明确的时间截点，主要包括患者在急诊科的急救以及住院后在卒中单元内的综合管理，每一过程都需要系统化多学科成员的协同工作，但是神经科医生在这个团队中占主导地位，所选择的治疗决策与患者的死亡或残疾预后密切相关。在过去的二十多年间，以再灌注治疗为代表的缺血性卒中治疗手段得到了快速发展（图 1）。1995 年 NINDS 试验结果的公布，开启了 rt-PA 在发病 3 h 内静脉溶栓治疗的时代。2008 年 ECASSⅢ 试验的公布，将 rt-PA 静脉溶栓治疗的时间窗从发病后 3 h 扩展到 4.5 h。2015 年 MR CLEAN、SWIFT-PRIME、EXTEND-IA、ESCAPE、REVASCAT 试验的公布，开启了发病数小时内动脉机械取栓的新时代，而 2017 年 DAWN 试验和 2018 年 DEFUSE 3 试验的公布，机械取栓的时间窗从数小时扩展到 16～24 h。另外，近年来抗栓治疗、危险因素控制、卒中单元、远程医疗等也取得了长足的进步，国内外缺血性卒中治疗指南定期进行更新。美国 AHA/ASA 于 2018 年发布了最新的急性缺血性卒中早期管理指南，包含了众多新的管理脑血管病的研究成果，更新了许多治疗方案，吸引了国内外医师的广泛关注。更多的药物、手术治疗手段为临床医师提供更多选择的同时，也对医生提出了更高的要求，临床医师需要在合适的时间给予合适的治疗，患者才能受益，不合时机的治疗反而存在潜在的危害。为此，本书在现有国内外指南基

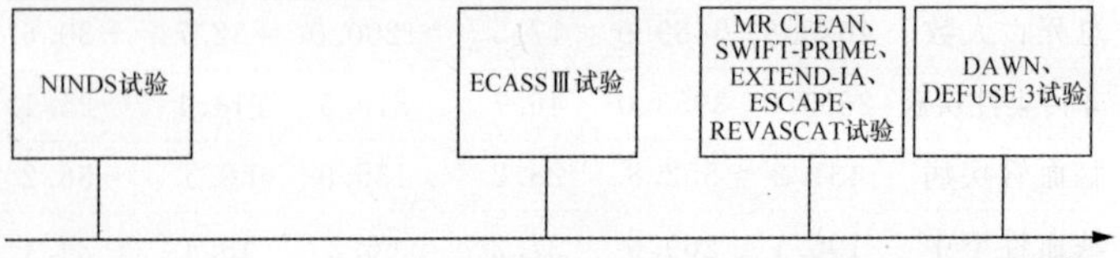

图 1 大型的缺血性卒中再灌注治疗临床试验

础上，详细解释现有治疗手段的利弊，并提供了大量的表格、图片、流程图等临床工具指导临床医师如何启动某项治疗，在治疗过程中如何监测，以及什么情况下更改或停用这些治疗措施，旨在帮助临床医师学习和合理利用现有的治疗手段，提高我国治疗缺血性卒中的医疗质量。

本书的编者汇集了众多国内相关领域的优秀学者，来自于北京、上海、广州、成都、南京、长春等地知名医院的临床专家参与了编写。他们拥有丰富的临床经验，也密切跟踪国内外医疗发展动态，对脑血管病的诊治有深刻的体会。为了展示最新的研究成果，全体编者认真查阅文献，在较短时间内对非常庞大的信息进行整理，筛选出理解和管理缺血性脑卒中的必要知识。同时，出版社编辑在最短时间内对本书内容进行了编辑和加工，保证了此书按时高质量的出版，对编者和编辑们认真负责的态度表示感谢。

目前我们生活在一个电子化时代，通过网络可以方便检索到大量知识，许多人减少了传统书籍的阅读。但网络上的信息多是碎片化的，繁杂无序，我们的目的是提供给读者相互关联的医学知识和经验的总结，读者可以从此书中获得系统的知识。

由于脑血管病的临床试验、临床指南和临床工具众多，在短时间内对大量数据整理存在很大难度，书中难免存在瑕疵和不妥之处，敬请读者不吝赐教和指正。但此书对现有缺血性卒中治疗方法的深度解析，以及呈现的完整性、系统性和实用性，相信能为读者带来不一样的体验。

目　　录

第一章　急诊临床评估

一、急诊绿色通道的启动

时间就是大脑，急性缺血性脑卒中患者的每一分钟都至关重要。早期干预措施的效果及安全性均依赖于患者接受治疗的时间，急诊医生需要尽可能地减少就诊-治疗（door to needle，DTN）时间。缺血性脑卒中超早期患者无法进行全面而详细的临床评价。急诊部门需要有效的流程与通道以管理脑卒中患者，这包括接诊、识别、评估和治疗疑似卒中患者，因此需要启动缺血性脑卒中的急诊绿色通道[1]。

脑卒中急诊绿色通道各流程的目标时间

1. 患者到达急诊→急诊科医师接诊时间的目标值在 10 min 以内
2. 患者到达急诊→卒中团队接诊时间的目标值在 15 min 以内
3. 患者到达急诊→初始 CT 检查时间的目标值在 25 min 以内
4. 患者到达急诊→CT 判读时间的目标值在 45 min 以内
5. 患者到达急诊→应用药物时间的目标值在 60 min 以内
6. 患者到达急诊→入住卒中单元时间的目标值在 3 h 以内

脑卒中急诊绿色通道需要在尽可能减少 DNT 时间的基础上，完成以下目标：①稳定患者的生命体征；②迅速诊断脑卒中，初步确定卒中分型及可能的发病机制；③利用辅助检查和临床表现决定最佳的治疗策略；④评估并预

防脑卒中恶化、复发和并发症的可能。脑卒中急诊绿色通道需要包括一系列相互协作的医疗团队，其中包括救护人员和急诊科、神经内科、神经外科、神经介入科、神经影像科医师及相关护理人员。

二、急诊分诊与首次评估

到达急诊的患者可能由家属或路人送来，或120急救转来，或由其他医院转来。分诊时要识别疑似脑卒中的患者。脑卒中主要有以下7个警告信号[2]：

- 身体一侧或双侧，出现上肢、下肢或面部的无力、麻木或瘫痪。
- 单眼或双眼突发视物模糊，或视力下降，或视物成双。
- 双眼向一侧凝视。
- 言语表达困难或理解困难。
- 头晕目眩、失去平衡，或任何意外摔倒，或步态不稳。
- 头痛（通常是严重且忽然发作），或头痛的方式意外改变。
- 意识障碍或抽搐。

无论疑似脑卒中的急诊患者其神经功能缺损的严重程度如何，在分诊时的重要程度应与急性心肌梗死或严重创伤的患者相同，放到急诊分级的优先等级。目前可以使用的脑卒中筛查工具有FAST量表、洛杉矶院前卒中筛查（Los Angeles Prehospital Stroke Screen，LAPSS）[3]或辛辛那提院前卒中量表（Cincinnati Prehospital Stroke Scale，CPSS）[3]。

FAST 量表（即面、臂、语言检查）

- F——face（面部）。要求患者做笑脸或示齿，观察是否有不对称的笑脸，或者面部有明显的不对称
- A——arm（上肢）。患者坐位，抬举上臂 90°，观察患者是否有一侧上肢下垂，或者某侧上肢下垂得快
- S——speech（语言）。嘱患者说一个简单的句子，观察患者是否有新的语言障碍：口吃、语言含混、找词困难或命名不能
- T——Time（时间）。①如果以上 3 项有任何一项不能完成，而且是在短时间内出现，考虑脑卒中的可能；②抓紧时间，及早就诊

洛杉矶院前卒中筛查（LAPSS）

项目	标准	是	不详	否
1	年龄大于 45 岁			
2	以前有癫痫发作史			
3	症状持续小于 24 h			
4	病前不乘坐轮椅或卧床			

如果均为“是”或“不详”，继续下面

5 血糖在 60～400 mg/dl（3.3～22.2 mmol/L）之间

是______ 否______

6 下面 3 个项目中有明显的不对称

- 微笑或露齿：正常____ 右侧面部下垂____ 左侧面部下垂____
- 抓握：正常____ 右侧力弱____ 左侧力弱____ 不能抓握____
- 上肢力量：正常____ 缓慢下垂____ 迅速下落____

根据上述检查，患者______________________________

[例如，仅有单侧力弱（非双侧）]

说明：

①如果条目 1～6 的检查结果均为“是”或“不详”，为可疑脑卒中患者，应通知医院。

②如果结果为“否”，采取适宜治疗（注意：即使未符合 LAPSS 标准，仍可能是脑卒中患者）。

③在 LAPSS 中，所有项目均为“是”或“否”，敏感度为 93%，特异度为 97%。

辛辛那提院前卒中评分（CPSS）

寻找下列体征（有任何一个异常表现则强烈提示卒中）： • 口角歪斜（令患者示齿或微笑） -正常：两侧面部运动对称 -异常：一侧面部运动不如另一侧 • 上肢无力（令患者闭眼，向前伸直维持 10 s） -正常：两上肢运动一致或无移动 -异常：一侧上肢无移动，另一侧下落 • 言语异常（令患者重复一句话，例如“吃葡萄不吐葡萄皮”或“辛辛那提的天是蓝色的”） -正常：用词正确，发音不含糊 -异常：用词错误，发音含糊或不能讲 该量表中，任意一个异常表现预测脑卒中的敏感度是 66%，特异度是 87%，其中预测前循环卒中的敏感度是 88%

三、急诊科医师的临床评估

对于疑似缺血性脑卒中的患者，需要立即稳定气道、呼吸和循环（airway，breathing and circulation，ABC）。此后应迅速地收集患者病史、评价患者的神经功能缺损与可能的并发症。总体目标为不仅应识别出可能的卒中患者，还应排除假性卒中（出现卒中样症状的疾病）[1]、识别其他需要立即干预的合并情况，并判断卒中的可能原因而进行早期二级预防。在充分评价的基础上应尽早进入卒中绿色通道和（或）通知卒中团队。

假性卒中的临床特征

心因性疾病	无脑神经受损表现，非血管分布区的神经系统表现，不同体检结果不一致
癫痫发作	发作病史，目击到癫痫发作，发作后表现
低血糖	糖尿病史，低血糖、意识水平下降
伴先兆偏头痛	类似事件史，先兆、头痛
高血压脑病	头痛、谵妄、严重高血压、皮质盲、脑水肿、痫性发作
Wernicke 脑病	酗酒、共济失调、眼外肌麻痹、意识错乱
中枢神经系统脓肿	药物滥用、心内膜炎、医用植入装置病史伴发热
中枢神经系统肿瘤	渐进发展的症状，其他原发性肿瘤，以癫痫发作起病
药物中毒	锂盐、苯妥英、卡马西平等

(一) 收集病史

1. 卒中发生的确切时间

对于发病时间的确认是患者病史中最重要的一条。发病时间是指患者的基线状态或没有出现症状的时间。确定发病时间需要询问患者、旁观者，或通过急救系统人员的首次评估。对于发病现场有目击者，或者神志清楚、能够准确表达的患者，症状出现时间相对容易获得。对于无法提供这一信息或醒后出现卒中症状的患者，发作时间被认为是患者最后清醒或没有症状或最后看起来“正常”的时间。医师需要仔细询问以确定可能的症状发作时间点，这样可为那些最初被判定为“发病时间不明”或“超出时间窗”的患者带来治疗机会。“醒后”卒中的患者应确定一个时间点，例如当时其独自去浴室或厨房的时间、入睡前最后正常的时间、固定穿衣的时间。有些患者在出现目前症状之前，就已经出现类似的症状，但是症状较轻或者症状缓解，因此患者未予重视，从而设定错误的发病时间。因此需要对病史进行详细的询问，对于神经系统功能缺损持续存在的患者，要以出现相应较轻症状的时间为发病时间，而不是目前发现较重症状的时间；而对于神经系统症状完全缓解的患者，症状出现的时间应重新设定，从而治疗时间需重新计算。尽管患者临床表现为短暂性脑缺血发作的症状，但是目前研究发现短暂的神经功能缺损持续时间越长，弥散加权像和表观弥散像上出现与神经解剖相符合的局部病灶的可能性就越大，而这种情况是否会增加溶栓治疗后出血转化的风险仍不明确。

2. 其他相关病史

急诊科医师还需要收集其他病史信息，包括与神经系统症状发展相关的情况，以及提示其他可能病因的证据。患者的既往史、临床症状和体征可以帮助医师明确患者的症状是否由其他病因导致。询问患者是否有动脉粥样硬化和心源性疾病的危险因素十分重要，这会提示患者存在发生脑卒中的风险。其他相关信息还包括药物（特别是抗凝药物）使用史、偏头痛、癫痫、感染、外伤或妊娠等。这些信息对于决定急性缺血性脑卒中患者的治疗干预方案十分重要。

如果患者由于意识障碍、失语、构音障碍等原因无法提供病史，需要向旁观者或家庭目击者询问患者的发病时间与既往病史。以意识障碍起病的患者常是后循环卒中，治疗干预方案与前循环卒中有所不同。既往史的采集对于判断患者意识障碍的病因十分重要，呼吸系统、心血管系统、肝病以及药物、毒物、外伤史都可能导致急性意识障碍，这就要求急诊科医师尽可能全面地收集相关临床信息。

（二）常规体格检查和神经科检查

对气道、呼吸和循环评估完毕，并且对血压、心率、血氧饱和度及体温等重要生命体征测量完成后，应进行更为详细的体格检查。体格检查包括常规体格检查和神经科检查，可由急诊科医师和（或）神经内科医师进行。

1. 常规体格检查

对于疑似急性缺血性脑卒中的患者，常规体格检查容易被临床医师所忽略。然而，常规体格检查对于发现引起患者症状的其他可能病因、存在的并发症或其他可能影响治疗选择的因素十分重要。因此，需要有重点地进行常规体格检查。

对于意识障碍尤其是昏迷的患者，眼球的位置、不自主眼球运动、瞳孔大小及反射、其他脑神经损害、双侧病理征的阳性，对于确定后循环卒中的诊断具有重要的参考价值。

常规体格检查的重点

- 头面部检查，可能会发现外伤或癫痫活动的征象
- 颈部听诊，可能会发现颈动脉杂音
- 触诊、视诊、听诊，可能会发现充血性心力衰竭的征象
- 胸部听诊，可能会发现心脏杂音、心律失常及肺部啰音
- 对皮肤的一般检查，可能会发现由凝血障碍、血小板功能异常引起的出血斑、外伤征象或栓塞损伤（Janeway 损伤，Osler 结节）
- 双侧上肢血压测量，双侧血压的不一致可能提示主动脉夹层、心源性栓塞导致的周围动脉栓塞、锁骨下动脉狭窄

2. 神经科查体与卒中量表/得分

首次神经科查体应简明而全面，重点查体内容包括：意识水平、意识内容、语言等高级皮质功能，眼球运动、瞳孔反射、眼球震颤、面舌瘫等脑神经查体，以及感觉、运动、共济系统查体。若首次病史与简单的查体提示存在卒中，需要完成卒中评分。卒中评分需要采用标准化的神经系统检查量表，以确保及时并规范地完成主要的神经系统检查项目。目前临床常用的正规卒中量表有美国国立卫

生研究院卒中量表（National Institutes of Health Stroke Scale，NIHSS）[3]。NIHSS评分可以完成病情的快速评估，帮助量化神经功能缺损程度、发现闭塞血管位置，并可预测早期的预后，帮助选择适于患者的干预措施，发现可能的并发症。对于特殊情况患者的NIHSS评分可以参考表1-1。

美国国立卫生研究院卒中量表（NIHSS）

项目	评分标准
1a. 意识水平 即使不能全面评价（如气管插管、语言障碍、气管创伤及绷带包扎等），检查者也必须选择1个反应。只在患者对有害刺激无反应时（不是反射）才能记录3分	0＝清醒，反应灵敏 1＝嗜睡，轻微刺激能唤醒，可回答问题，执行指令 2＝昏睡或反应迟钝，需反复刺激、强烈或疼痛刺激才有非刻板的反应 3＝昏迷，仅有反射性活动或自发性反应或完全无反应、软瘫、无反射
1b. 意识水平提问 月份、年龄。仅对初次回答评分。失语和昏迷者不能理解问题记2分，因气管插管、气管创伤、严重构音障碍、语言障碍或其他任何原因不能完成者（非失语所致）记1分。可书面回答	0＝两项均正确 1＝一项正确 2＝两项均不正确
1c. 意识水平指令 睁闭眼，非瘫痪侧握拳松开。仅对最初反应评分，有明确努力但未完成的也给分。若对指令无反应，用动作示意，然后记录评分。对创伤、截肢或其他生理缺陷者，应予适当的指令	0＝两项均正确 1＝一项正确 2＝两项均不正确

续

项目	评分标准
2. 凝视 只测试水平眼球运动。对随意或反射性眼球运动记分。若眼球偏斜能被随意或反射性活动纠正，记1分。若为孤立的周围性眼肌麻痹记1分。对失语者，凝视是可以测试的。对眼球创伤、绷带包扎、盲人或有其他视力、视野障碍者，由检查者选择一种反射性运动来测试，确定眼球的联系，然后从一侧向另一侧运动，偶尔能发现部分性凝视麻痹	0＝正常 1＝部分凝视麻痹（单眼或双眼凝视异常，但无强迫凝视或完全凝视麻痹） 2＝强迫凝视或完全凝视麻痹（不能被头眼反射克服）
3. 视野 用手指数或视威胁方法检测上、下象限视野。若能看到侧面的手指，记录正常。若单眼盲或眼球摘除，检查另一只眼。明确的非对称盲（包括象限盲），记1分。若全盲（任何原因）记3分。如果有单侧忽略记1分，结果用于回答问题11	0＝无视野缺损 1＝部分偏盲 2＝完全偏盲 3＝双侧偏盲（包括皮质盲）
4. 面瘫	0＝正常 1＝轻微（微笑时鼻唇沟变平、不对称） 2＝部分（下面部完全或几乎完全瘫痪） 3＝完全（单或双侧瘫痪，上下面部缺乏运动）

续

项目	评分标准
5 和 6. 上下肢运动 置肢体于合适的位置：坐位时上肢平举 90°，仰卧时上抬 45°，掌心向下，下肢卧位抬高 30°；若上肢在 10 s 内，下肢在 5 s 内下落，记 1～4 分。对失语者用语言或动作鼓励，不用有害刺激。依次检查每个肢体，从非瘫痪侧上肢开始	**上肢：** 0＝无下落，置肢体于 90°（或 45°）坚持 10 s 1＝能抬起但不能坚持 10 s，下落时不撞击床或其他支持物 2＝试图抵抗重力，但不能维持坐位 90°或仰卧位 45° 3＝不能抵抗重力，肢体快速下落 4＝无运动 9＝截肢或关节融合，解释： 5a-左上肢；5b-右上肢 **下肢：** 0＝无下落，于要求位置坚持 5 s 1＝5 s 末下落，不撞击床 2＝5 s 内下落到床上，可部分抵抗重力 3＝立即下落到床上，不能抵抗重力 4＝无运动 9＝截肢或关节融合，解释： 6a-左下肢；6b-右下肢
7. 共济失调 目的是发现一侧小脑病变。检查时睁眼，若有视力障碍，应确保检查在无视野缺损中进行。进行双侧指鼻试验、跟膝胫试验，共济失调与无力明显不呈比例时记分。若患者不能理解或肢体瘫痪不记分。盲人用伸展的上肢摸鼻。若为截肢或关节融合记 9 分，并解释	0＝无共济失调 1＝一个肢体有 2＝两个肢体有 如有共济失调： 右上肢　1-有，2-无，9-截肢或关节融合，解释： 左上肢　1-有，2-无，9-截肢或关节融合，解释： 右下肢　1-有，2-无，9-截肢或关节融合，解释： 左下肢　1-有，2-无，9-截肢或关节融合，解释：

续

项目	评分标准
8. 感觉 检查对针刺的感觉和表情，或意识障碍及失语者对有害刺激的躲避。只对与脑卒中有关的感觉缺失评分。偏身感觉丧失者需要精确检查，应测试身体多处［上肢（不包括手）、下肢、躯干、面部］确定有无偏身感觉缺失。严重或完全的感觉缺失记 2 分。昏睡或失语者记 1 或 0 分。脑干卒中双侧感觉缺失记 2 分。无反应或四肢瘫痪者记 2 分。昏迷患者（1a＝3）记 2 分	0 ＝正常 1＝轻-中度感觉障碍（患者感觉针刺不尖锐或迟钝，或针刺感缺失但有触觉） 2＝重度-完全感觉缺失（面、上肢、下肢无触觉）
9. 语言 命名、阅读测试。若视觉缺损干扰测试，可让患者识别放在手上的物品，重复和发音。气管插管者手写回答。昏迷者记 3 分。给恍惚或不合作者选择一个记分，但 3 分仅给不能说话且不能执行任何指令者	0＝正常 1＝轻-中度失语：流利程度和理解能力部分下降，但表达无明显受限 2＝严重失语，交流是通过患者破碎的语言表达，听者需推理、询问、猜测，交流困难 3＝不能说话或者完全失语，无言语或听力理解能力
10. 构音障碍 读或重复表上的单词。若有严重的失语，评估自发语言时发音的清晰度。若因气管插管或其他物理障碍不能讲话，记 9 分。同时注明原因。不要告诉患者为什么做测试	0 ＝正常 1＝轻-中度，至少有些发音不清，虽有困难但能被理解 2＝言语不清，不能被理解，但无失语或与失语不成比例，或失音 9 ＝气管插管或其他物理障碍，解释：

续

项目	评分标准
11. 忽视 若患者严重视觉缺失影响双侧视觉的同时检查，皮肤刺激正常，记为正常。若失语，但确实表现为对双侧的注意，记分正常。视空间忽视或疾病失认也可认为是异常的证据	0＝正常 1＝视、触、听、空间觉或个人的忽视；或对一种感觉的双侧同时刺激忽视 2＝严重的偏侧忽视或一种以上的偏侧忽视；不认识自己的手；只能对一侧空间定位

第 9 和第 10 项检查项目需结合以下 4 张检查用图

①图片描述卡

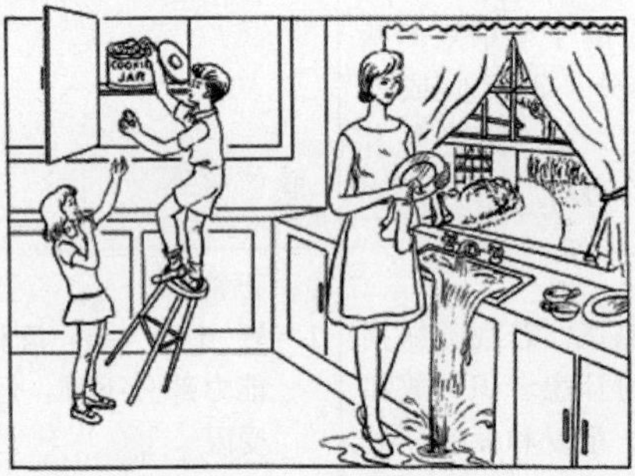

②命名识别卡

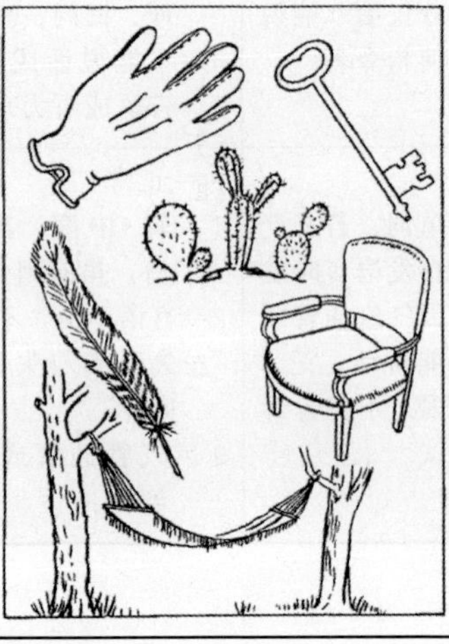

续

③识读检查图。此项检查要求患者读出以下句子：

- 知道
- 下楼梯
- 回家做饭
- 在学校复习
- 发表精彩演讲

④识读检查图。对于构音检查而言，则需患者读出以下单词：

- 妈妈
- 大地
- 飞机
- 丝绸
- 按时开工
- 吃葡萄不吐葡萄皮

注：①溶栓时检测时间点：溶栓前，溶栓后 2 h，溶栓后 24 h，溶栓后 7 天，溶栓后 90 天。

②NIHSS 评分范围为 0～42 分，分级如下：

0～1 分：正常或近乎正常；

2～4 分：轻度卒中/小卒中；

5～15 分：中度卒中；

16～20 分：中-重度卒中；

21～42 分：重度卒中。

③NIHSS 评分的意义

-NIHSS 评分用于评估卒中患者的神经功能缺损程度

-基线评估可以评估卒中严重程度，治疗后可以定期评估治疗效果

-基线评估＞16 分的患者很有可能死亡，而＜6 分的患者很可能恢复良好；每增加 1 分，预后良好的可能性降低 17%

-当溶栓后 24 h 的 NIHSS 评分较基线增加≥4 分，提示早期神经功能恶化

-评分越高，神经受损越严重

表 1-1　特殊患者的 NIHSS 评分

内容	昏迷患者（分）	失语患者（分）	失明患者（分）	气管插管患者（分）	截肢患者（分）	木僵患者（分）
1a	3					
1b 提问	2	不能理解问题的失语者记 2 分。		1		
1c 指令	2	若患者对指令无反应，检查者要给予演示（打手势），然后根据遵从了几个指令打分			给予一个合适的单一步骤指令	
2 凝视	根据头眼反射。若患者的共轭性眼球偏斜能被头眼反射克服，记 1 分，否则记 2 分	可建立目光接触，绕床走。如果患者不能主动凝视，做头眼反射	根据头眼反射			
3 视野	根据视威胁。若能正确地看向有手指活动的那一侧或被动眨眼，记为正常，否则记为 3 分		若单眼盲，则以正常眼的视野计分。若全盲，3 分			

续表

内容	昏迷患者（分）	失语患者（分）	失明患者（分）	气管插管患者（分）	截肢患者（分）	木僵患者（分）
4 面瘫	3	根据疼痛刺激时表情的对称性评分				
5a 左上肢	4	用声音或手势引导，不用疼痛刺激			9 或 un	
5b 右上肢	4	用声音或手势引导，不用疼痛刺激			9 或 un	
6a 左下肢	4	用声音或手势引导，不用疼痛刺激			9 或 un	
6b 右下肢	4	用声音或手势引导，不用疼痛刺激			9 或 un	
7 协调	0	若患者不能理解，记为 0 分。如果肢体最初被检查者被动移动，失语患者经常正确完成检查	以伸展的上臂来碰触鼻头的方式进行测试			

续表

内容	昏迷患者（分）	失语患者（分）	失明患者（分）	气管插管患者（分）	截肢患者（分）	木僵患者（分）
8 感觉	2	根据疼痛刺激时躲避反应评分				观察疼痛刺激后的退缩反应
9 语言	3	让患者看图说话，命名卡片上的物体，读语句表上的句子。用所有提供的材料决定选 1 分还是 2 分。轻微失语记 1 分。估计患者漏掉了超过 2/3 命名物体和句子或执行了非常少和简单的一步指令者，记 2 分				

续表

内容	昏迷患者（分）	失语患者（分）	失明患者（分）	气管插管患者（分）	截肢患者（分）	木僵患者（分）
10 构音	2	根据其自发言语和让他们重复你大声读出的单词，根据其发音的清晰度评分		9 或 un		
11 忽视	2	如确实注意到双侧，记分正常	如双侧皮肤刺激正常，记为正常			

注：空白处按照患者具体情况评分。un：直接不计分

（1）NIHSS 评分原则

- 最具重现性的反应都是第一反应。
- 在任何项目上对患者不许辅导，除非有特别说明。
- 有些项目只有绝对存在时才能打分。举例来说，偏瘫患者的共济失调应记为“无”。
- 最重要的是，记录患者所做的，而不是你认为患者可以做的，即使结果看起来矛盾。一个合格的检查者可以对患者的功能水平形成印象，但这种印象一定不能影响打分。
- 患者的分数应该在检查后立即记录，最好每一个项目随着量表的检查而打分。
- “同一”原则：多次随访注意保持“同一”评价标准。
- 对于无法评价的项目，请记录评分为“9”，计算机统计学处理时将之自动按缺省值处理。

（2）NIHSS 评分的局限性

- 最具重现性的反应都是第一反应。需要注意的是以第一反应为准，会高估严重程度。
- 患者存在痴呆或认知功能障碍、多次卒中、既往周围性面瘫，均有可能高估严重程度。
- 不能涵盖所有的脑梗死表现，虽然含有椎基底动脉系统检查项目（如共济失调），但对后循环缺血评估仍不足，不少后循环缺血/梗死的患者以头痛、眩晕、恶心为主要症状，虽然此时 NIHSS 评分为 0 分，但病情却可能较为严重
- 该评分偏向于左半球，即对于相同的梗死体积，右半球梗死的 NIHSS 评分会小于左半球。NIHSS 评分的半球偏侧性会导致同等梗死体积大小的右侧半球梗死患者因为 NIHSS 评分达不到溶栓治疗的分值而给予较为保守的治疗方法，这可能会使这些患者的预后较

相同梗死体积的左侧半球梗死患者差

- NIHSS 可能不适用于脑小血管病，缺少对认知减退及步态异常评价的项目

总之，急诊的临床评估（病史、常规体格检查与神经科检查）是整个急性缺血性脑卒中评价过程的基石。卒中量表，如 NIHSS，可为判断卒中的严重性、预测预后提供重要的信息，并可影响急性期治疗决策。

四、急诊辅助检查[4]

对可疑缺血性脑卒中的患者，应常规紧急进行多项检查，主要是为了排除其他重要的诊断（特别是颅内出血），并评价严重的合并疾病，从而有助于选择治疗方案，探查卒中的急性内科或神经系统并发症。

（一）影像学检查

所有疑似急性脑卒中的患者到达医院后应进行神经影像学评估。在大多数情况下，计算机断层显像（computed tomography，CT）平扫就可以为急诊评估提供必要的信息，是急诊疑似脑卒中患者首选的神经影像学检查。建立完善的急诊转运体系，使得至少 50% 的可能需要阿替普酶静脉溶栓或机械取栓的患者能够在急诊室接诊后 20 min 内接受头颅影像学检查。

除了进行临床试验，对于醒后卒中或发作时间窗不明的患者不使用影像学检查筛选进行阿替普酶静脉溶栓治疗的患者。

对于符合血管内治疗的急性缺血性脑卒中患者，推荐在进行初始影像学检查期间进行非侵入性颅内血管检查，但不应延迟静脉溶栓治疗，即应在非侵入性血管检查之前

进行静脉溶栓治疗，随后尽早进行非侵入性颅内血管影像学检查。对于无肾功能不全病史并怀疑有颅内大血管闭塞且适合血管内治疗的患者，可在检测肌酐前先进行CT血管造影（CT angiography，CTA）检查。

对于可能需要进行机械取栓的患者，除了颅内血管影像外，颈动脉颅外段和椎动脉影像可为患者的筛选和血管内治疗提供有用的信息。

对于前循环大动脉闭塞的急性缺血性脑卒中患者，如果最后看起来正常的时间在6～24 h以内，需要进行CT灌注成像（CT perfusion，CTP）、磁共振成像（magnetic resonance imaging，MRI）的弥散或灌注成像，帮助筛选适合机械取栓的患者。

（二）实验室检查

所有患者均需进行的实验室检查包括血糖（静脉溶栓治疗前唯一必须进行的检查）、电解质、肾功能、全血细胞计数（包括血小板计数）、心肌标志物、凝血酶原时间（prothrombintime，PT）、国际标准化比值（international normalized ratio，INR）和活化部分凝血活酶时间（activated partial thromboplastin time，APTT）。以上检查，只有血糖是静脉溶栓开始之前必须进行的检查。

（三）其他检查

1. 基线心电图检查（但不应延误静脉溶栓）。

2. X线胸片在无急性肺部疾病、心脏疾病或者肺部血管疾病证据的情况下用于超急性期卒中患者的评估，有效性尚不明确。如果进行X线胸片的评估，不应延误静脉溶栓治疗。

（方瑞乐）

参考文献

[1] Jauch EC，Saver JL，Adams HP，et al. Guidelines for the early management of patients with acute ischemic stroke：a guideline for healthcare professionals from the American Heart Association/American Stroke Association. Stroke，2013，44（3）：870-947.

[2] 中华医学会神经病学分会，中华医学会神经病学分会脑血管病学组. 中国急性缺血性脑卒中诊治指南 2014. 中华神经科杂志，2015，48（4）：246-257.

[3] 王拥军，张婧. 脑血管病临床手册系列：脑血管病量表手册. 北京：人民卫生出版社，2009.

[4] Powers WJ，Rabinstein AA，Ackerson T，et al. 2018 Guidelines for the early management of patients with acute ischemic stroke：a guideline for healthcare professionals from the American Heart Association/American Stroke Association. Stroke，2018，49（3）：e46-e110.

第二章 影像学检查

一、脑血管的解剖定位

缺血性脑卒中的病变累及范围沿脑血管分布，识别脑血管分布区有助于疾病的诊断与鉴别诊断。大脑前动脉（anterior cerebral artery，ACA）皮质支供应大脑半球内侧前 2/3、大脑凸面中线旁前 2/3、胼胝体前部、基底节内侧部分和内囊前肢。大脑中动脉（middle cerebral artery，MCA）皮质支供应大部分大脑半球凸面，除了额顶叶中线旁（ACA 供血区）、顶叶后下部分及枕叶（大脑后动脉供血区）。豆纹动脉包括内侧豆纹动脉和外侧豆纹动脉，内侧豆纹动脉发自 ACA 的 A1 段，供应基底节内侧部分和内囊前肢，外侧豆纹动脉起自 MCA 的 M1 段，供应基底节大部分。大脑后动脉（posterior cerebral artery，PCA）皮质支供应枕叶、颞叶下内侧部分及胼胝体压部，PCA 穿支供应中脑、丘脑。脉络膜前动脉起自颈内动脉（internal carotid artery，ICA）C7 段，供应海马、内囊后肢及侧脑室体后部。小脑上动脉（superior cerebellar artery，SCA）供应小脑半球上部、小脑上蚓部及大部分白质，小脑前下动脉（anterior inferior cerebellar artery，AICA）供应小脑半球前部、小脑中脚及小脑绒球，小脑后下动脉（posterior inferior cerebellar artery，PICA）供应小脑半球后下部、小脑下蚓部（图 2-1）。

当脑梗死发生在两条主要动脉供血区的交界区，称为

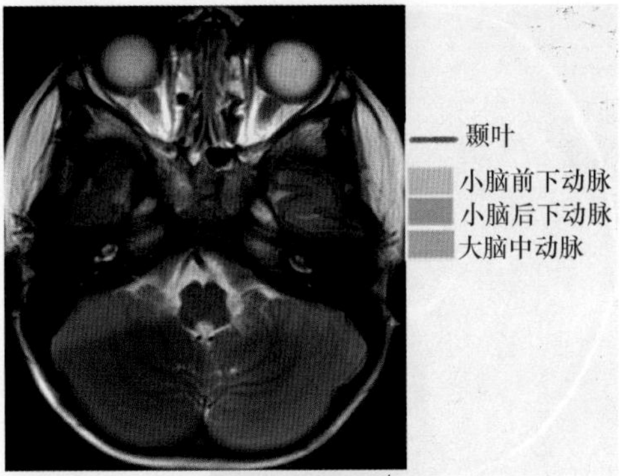

A

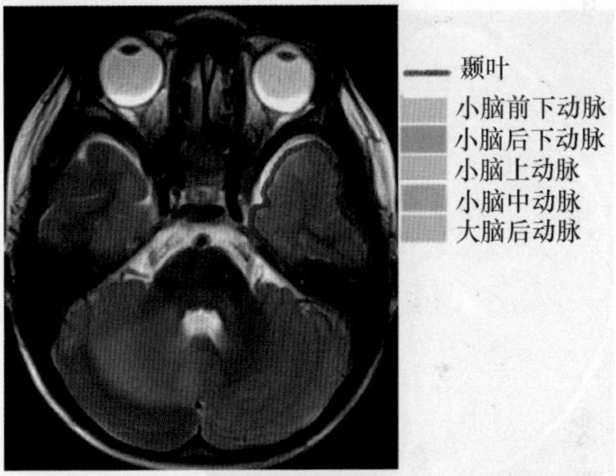

B

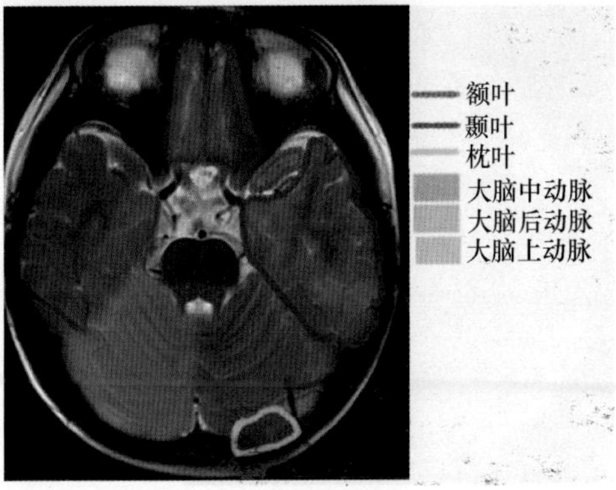

C

图 2-1　轴位磁共振成像（MRI）自下至上层面，显示颅内动脉供血区（A～F）。

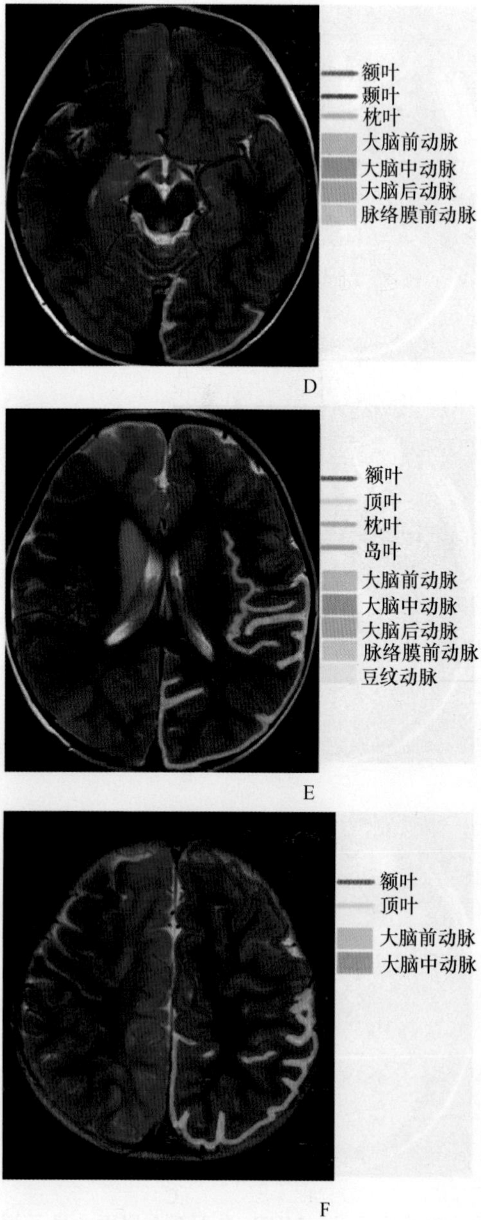
额叶
颞叶
枕叶
大脑前动脉
大脑中动脉
大脑后动脉
脉络膜前动脉
D
额叶
顶叶
枕叶
岛叶
大脑前动脉
大脑中动脉
大脑后动脉
脉络膜前动脉
豆纹动脉
E
额叶
顶叶
大脑前动脉
大脑中动脉
F

图 2-1 （续）

分水岭区梗死。分水岭区包含两种类型：外分水岭（又称皮质分水岭）和内分水岭（又称皮质下分水岭）。外分水岭包括：①额叶皮质，ACA 与 MCA 交界区；②枕叶皮质，MCA 与 PCA 交界区；③旁正中白质，ACA 与 MCA 交界区。内分水岭包括豆纹动脉与 MCA 交界区、豆纹动脉与 ACA 交界区、Heubner 返动脉与 ACA 交界区、脉络膜前动脉与 MCA 交界区、脉络膜前动脉与 PCA 交界区（图 2-2）。

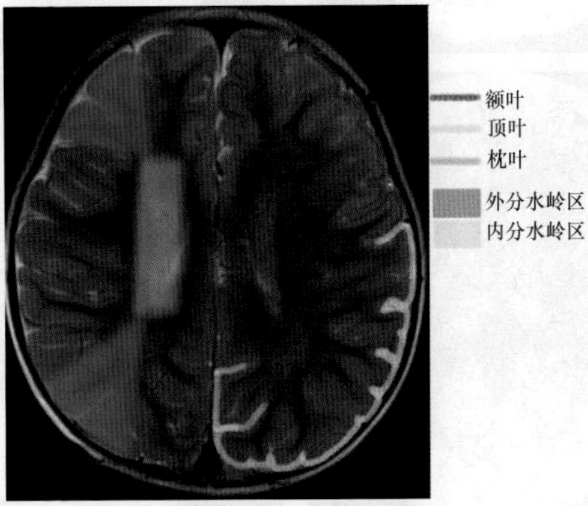

图 2-2　内、外分水岭区分布图

二、急性缺血性脑卒中的计算机断层显像（CT）早期征象

- 超急性期脑梗死（0～6 h）的 CT 平扫（noncontrast CT，NCCT）多没有明确的低密度区。仔细观察，常可发现患侧脑沟变浅或闭塞的征象，调整窗宽和窗位至窄窗，窄窗的窗宽 8～20 Hu，窗位 30～35 Hu，有助于病变显示（图 2-3）。
- 缺血性脑卒中的早期征象：灰白质分界消失，脑沟裂变浅（图 2-3 和图 2-4）。

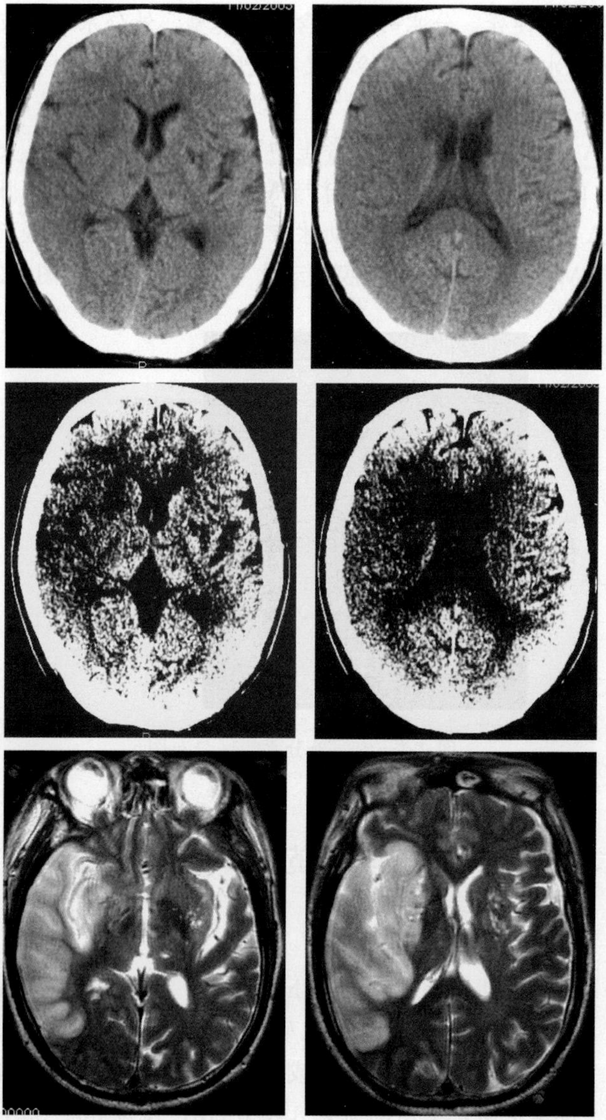

图 2-3 患者男性，51 岁，发病 4 h 行 NCCT（上排），发现右侧 MCA 供血区灰白质界限不清，脑沟裂变浅。调整窗宽、窗位（窗宽＝10 Hu，窗位＝32 Hu）后（中排），发现右侧 MCA 供血区低密度梗死灶。2 天后磁共振 T2 加权像（MR T2WI）检查（下排），证实上述 CT 改变

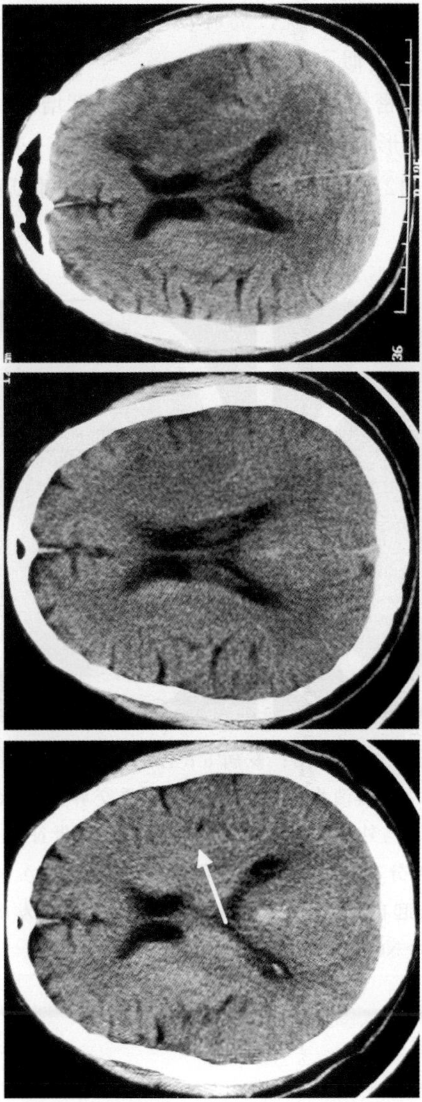

图 2-4　患者男性，63 岁，发病 3 h（左）、10 h（中）及 15 天（右）行 NCCT 检查。发病 3 h 行 NCCT 可见左侧额叶盖部脑皮质肿胀，脑沟变浅；与右侧相比，左侧岛叶皮质密度减低（箭头示）。发病 10 h 病变呈略低密度，15 天时病变呈低密度，较前者显示更加明显

- 岛带征（insular ribbon sign）：指患侧壳核与岛叶之间的界限模糊，呈阳性改变。岛带征是 MCA 分布区皮质梗死的特征性表现，岛叶皮质的密度轻微下降，与白质密度相近似（图 2-5）。
- 大脑中动脉致密征：患侧 MCA 水平段密度增高，为血管栓塞或血栓形成所致（图 2-6），CT 值为 77～89 Hu；正常动脉为 42～53 Hu，动脉粥样硬化钙化斑块为 114～321 Hu。

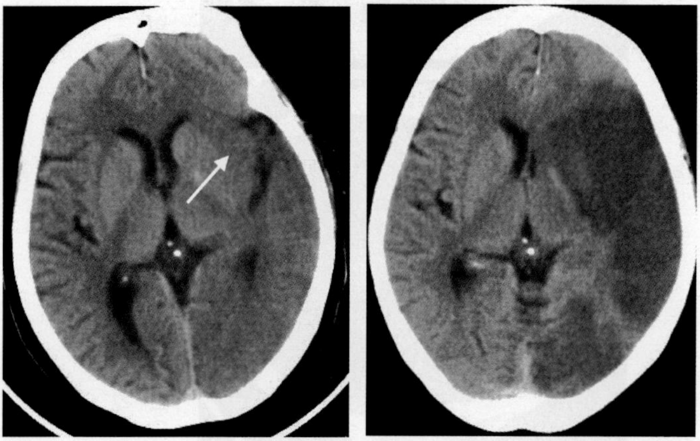

图 2-5 患者女性，37 岁。**左图：**发病 5 h 行 NCCT 可见左侧颞顶枕部皮质明显肿胀，脑沟消失，皮质下的灰白质交界区显示不清。左侧岛叶密度减低，与外囊分界不清，提示出现“岛带征”（箭头示）。左枕叶（PCA 分布区）和左颞顶部（MCA 分布区）同时受累，提示左侧 PCA 起自同侧 ICA，血管闭塞发生在 ICA 发出 PCA 之前。**右图：**3 天后 NCCT 见上述区域大面积梗死灶

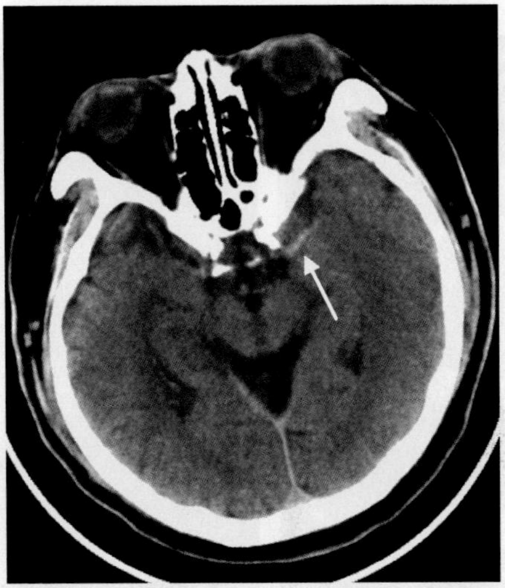

图 2-6　大脑中动脉致密征。NCCT 见左侧 MCA 水平段密度增高（箭头示），提示血栓形成

三、急性缺血性脑卒中的磁共振成像（MRI）早期征象

- T2 加权成像（T2 weighted image，T2WI）或弥散加权成像（diffuse weighing imaging，DWI）（b=0）：超急性期脑梗死为细胞毒性水肿时期，在 T2WI 和 DWI（b=0）上没有异常信号增高的表现（图 2-7）；急性期由于血管源性水肿，T2WI 呈高信号（表 2-1）。DWI（b=0）相当于 T2WI。
- DWI（b=1000）：超急性期和急性期脑梗死在 DWI（b=1000）均为高信号强度改变，表观弥散系数（apparent diffusion coefficient，ADC）图均为低信号强度改变（图 2-7，表 2-1）[1]。

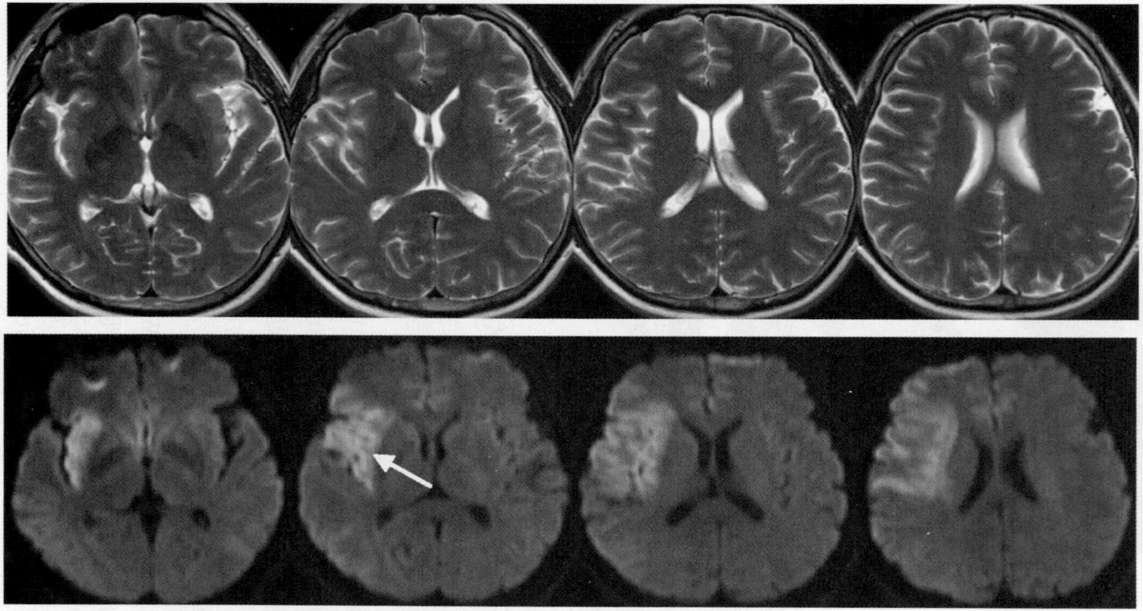

图 2-7 患者男性，49 岁，言语不清并左侧肢体无力 3.5 h。**A 排** T2WI 未见异常信号，**B 排** DWI（b=1000）示右侧额岛顶叶病变呈片状高信号（箭头示），**C 排** ADC 病变呈低信号影（箭头示），提示病变弥散受限

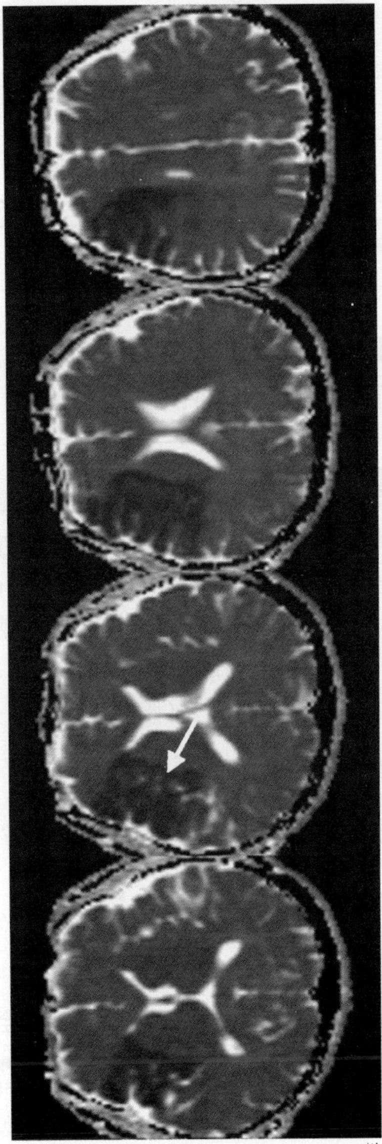

C排

图 2-7（续）

表 2-1 超急性期和急性期脑梗死的 DWI 异常表现及病理基础

	超急性期（0～6 h）	急性期（>6 h）
DWI（b=0）/T2WI	等信号强度	高信号强度
DWI（b=1000）	高信号强度	高信号强度
表观弥散系数（ADC）	低信号强度	低信号强度
病理基础	细胞毒性水肿	血管源性水肿

注：b 值代表扩散敏感系数

四、急性缺血性脑卒中的 CT 血管造影（CTA）/磁共振血管造影（MRA）评价

（一）血管狭窄的测量方法

血管狭窄的测量方法主要有：①北美症状性颈动脉内膜切除术试验法（North American Symptomatic Carotid Endarterectomy Trial，NASCET）；②欧洲颈动脉外科试验法（European Carotid Surgery Trial，ECST）；③颈总动脉法（common carotid，CC）（图 2-8）。

（二）狭窄程度分级

NASCET 法是最常用的血管狭窄测量方法。利用 NASCET 法将颈动脉狭窄的程度分为正常、轻度（<50%）、中度（50%～69%）、重度（70%～99%）和闭塞（100%）。

（三）CTA 或 MRA 大血管的脑梗死溶栓分级

CTA 或 MRA 的脑梗死溶栓（thrombolysis in cerebral infarction，TICI）分级为：0 级，血管闭塞，无前向血流通过闭塞段（图 2-9）；1 级，严重狭窄，有前向血流，但远端无血管分支显示（图 2-10）；2 级，非严重狭

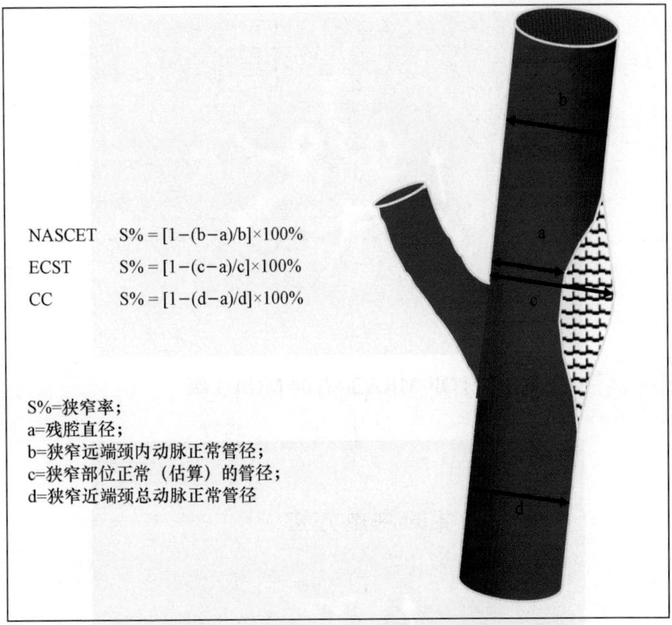

图 2-8　血管狭窄程度的测量方法

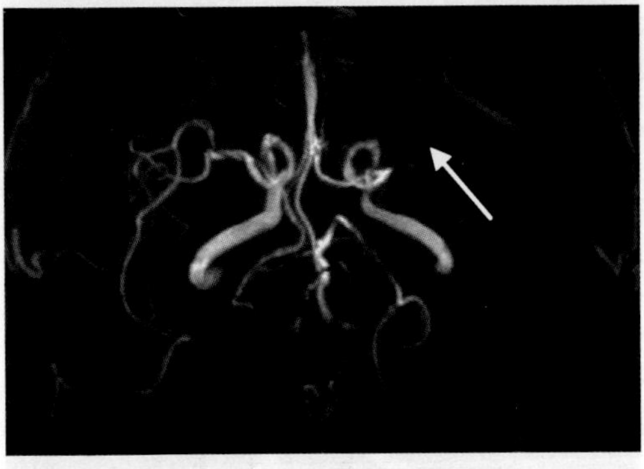

图 2-9　TOF MRA 示左侧 MCA 0 级

窄，有前向血流，远端可见部分血管分支显示（图 2-11）；3 级，无狭窄或非严重狭窄，前向血流通畅，远端血管分支显示正常（图 2-12）。

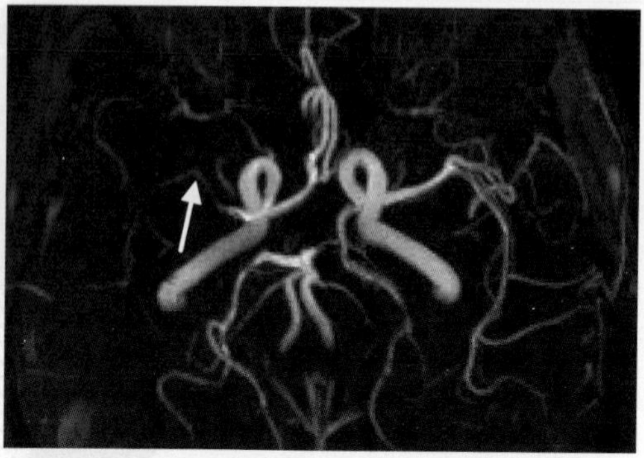

图 2-10 TOF MRA 示右侧 MCA 1 级

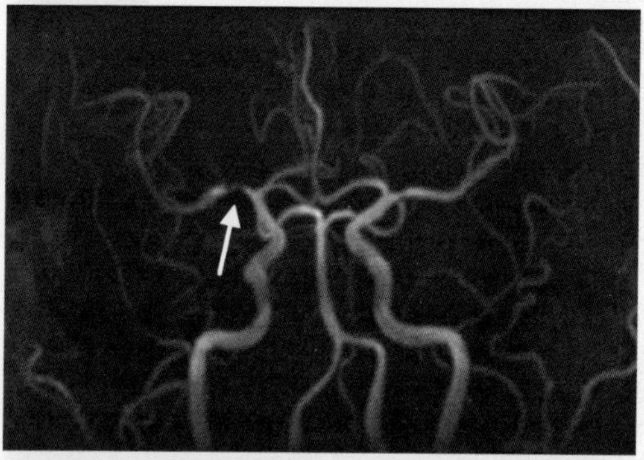

图 2-11 TOF MRA 示右侧 MCA 2 级

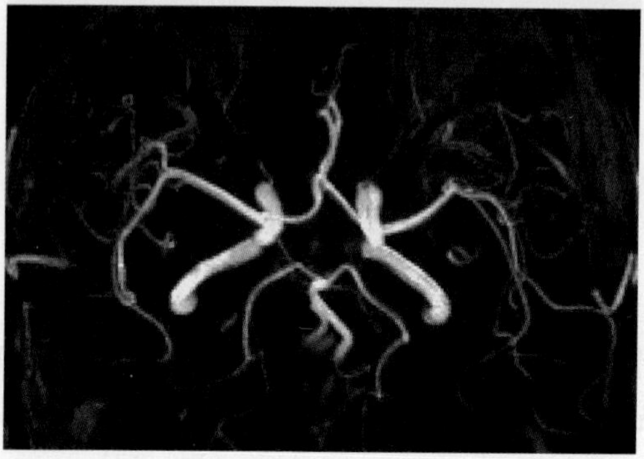

图 2-12 TOF MRA 示正常脑血管（3 级）

五、急性缺血性脑卒中的灌注评价

从脑血流量（cerebral blood flow，CBF）变化过程看，脑血流的下降到急性脑梗死的发生经历了 3 个时期：首先，由于脑灌注压下降引起脑局部血流动力学的异常改变；其次，脑循环储备力失代偿性低灌注，造成神经元功能的改变；最后，由于 CBF 下降超过脑代谢储备力，发生不可逆转的神经元形态学改变，即脑梗死。有学者将前 2 个时期称为脑梗死前期脑局部缺血[2]。脑血管病常有较长的潜伏期，而短暂性脑缺血发作以及临床出现的异常征象又是一个十分明显的预警信号，将脑梗死发生以后的超早期影像学研究提前到脑梗死前期的影像学研究具有重要的临床价值。

（一）脑低灌注影像学分期

根据脑局部微循环的变化程度及灌注成像表现，将脑梗死前期的脑局部低灌注分为 2 期 4 个亚期。

- **Ⅰ期：**脑血流动力学发生异常变化，脑灌注压在一定范围内波动时，机体可以通过小动脉和毛细血管平滑肌的代偿性扩张或收缩来维持脑血流的相对稳定。①$Ⅰ_1$期：脑血流速度发生变化，脑局部微血管尚无代偿性扩张。灌注成像见达峰时间（time-to-peak，TTP）延长，平均通过时间（mean transit time，MTT）、局部脑血流量（regional cerebral blood flow，rCBF）和局部脑血容量（regional cerebral blood volume，rCBV）正常。②$Ⅰ_2$期：脑局部微血管代偿性扩张。灌注成像见 TTP 和 MTT 延长，rCBF 正常或轻度下降，rCBV 正常或升高（图 2-13）。

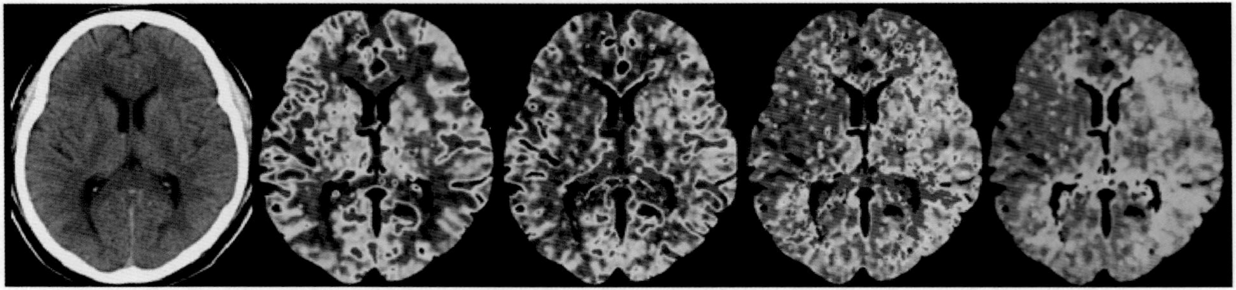

图 2-13 从左至右分别为 NCCT 及 CT 灌注成像 rCBF、rCBV、MTT 和 TTP 参数图。NCCT 未见明显异常。CT 灌注成像上，左侧 MCA 分布区显示为 rCBF 正常，rCBV 略升高，MTT 和 TTP 延长，符合脑梗死前期局部低灌注 I_2 期改变

- **Ⅱ期：**脑循环储备力失代偿，rCBF 达电衰竭阈值以下，神经元的功能出现异常，机体通过脑代谢储备力来维持神经元代谢的稳定。①$Ⅱ_1$ 期：rCBF 下降，由于缺血造成局部星形细胞足板肿胀，并开始压迫局部微血管。灌注成像见 TTP、MTT 延长以及 rCBF 下降，rCBV 基本正常或轻度下降（图 2-14）。②$Ⅱ_2$ 期：星形细胞足板明显肿胀，并造成脑局部微血管受压变窄或闭塞，局部微循环障碍。灌注成像见 TTP、MTT 延长，rCBF 和 rCBV 下降。

（二）脑低灌注影像学分期的病理生理基础

当脑灌注压在一定范围内波动时，机体可通过小动脉和毛细血管平滑肌的代偿性扩张或收缩来维持脑血流相对稳定。这种小动脉和毛细血管平滑肌的代偿性扩张或收缩称为 Bayliss 效应。脑血管通过 Bayliss 效应维持脑血流正常稳定的能力称为脑循环储备力（cerebral circulation reserve，CCR）。当 CBF 下降到一定程度时，神经元对氧和葡萄糖的摄取率增加，以维持细胞代谢的正常和稳定，这种能力称为脑代谢储备力。研究证实，CBF 减少时首先出现脑电功能障碍（电衰竭），随着 CBF 进一步减少并持续一段时间，则出现代谢改变甚至膜结构改变（膜衰竭）。此时，在分子水平出现一个时间依赖性缺血瀑布（瀑布效应），特点为脑组织缺血缺氧，造成自由基的产生、兴奋性氨基酸的释放，并且在血小板活性因子、乳酸中毒、脑水肿等作用下，神经元代谢紊乱，大量离子流入细胞内，特别是钙离子的内流使细胞超载、线粒体钙离子沉着，发生不可逆性神经元死亡，即脑梗死（图 2-15，表 2-2）。

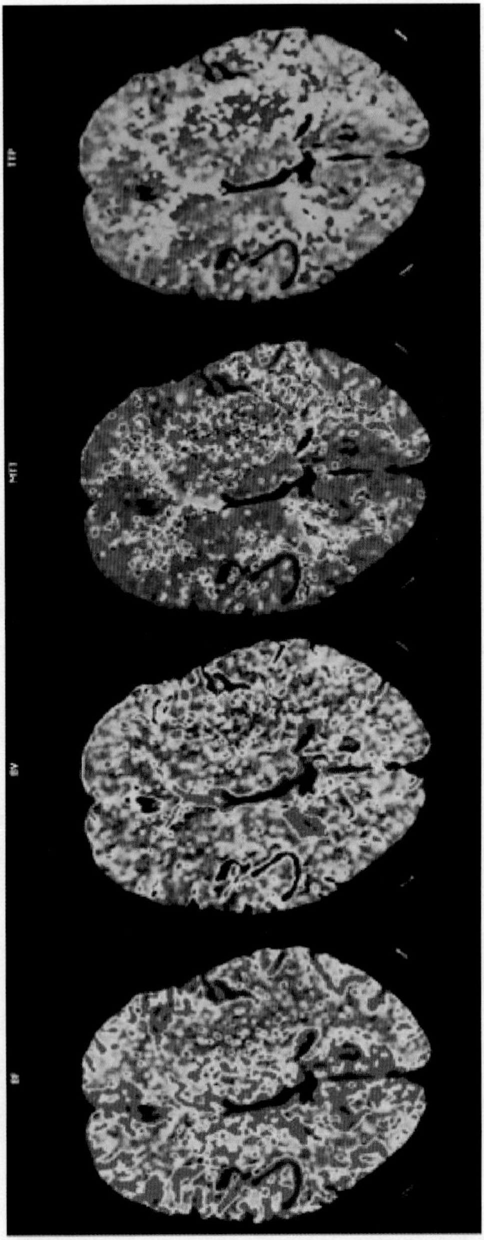

图 2-14　缺血性脑梗死前期Ⅱ$_1$期 CT 灌注成像表现，自左向右依次为 rCBF、rCBV、MTT 和 TTP 参数图，可见左颞叶 rCBF 减低，rCBV 正常，MTT 及 TTP 延长

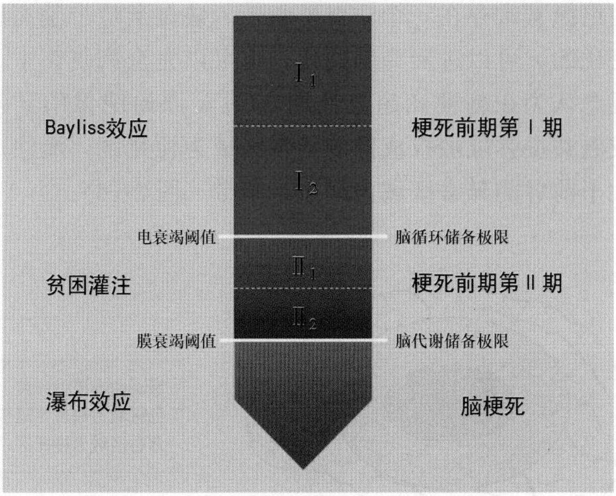

图 2-15 脑梗死前期局部低灌注的病理生理学基础

表 2-2 脑梗死前期局部低灌注改变的分期

分期	脑血流状态	CT 灌注成像表现
$Ⅰ_1$	rCBF 在电衰竭阈值之上	TTP 延长，MTT、rCBF 和 rCBV 正常
$Ⅰ_2$	rCBF 在电衰竭阈值之上	TTP 和 MTT 延长，rCBF 正常或轻微下降，rCBV 正常或升高
$Ⅱ_1$	rCBF 在电衰竭和膜衰竭阈值之间	TTP 和 MTT 延长，rCBF 下降，rCBV 正常或轻微下降
$Ⅱ_2$	rCBF 在电衰竭和膜衰竭阈值之间	TTP 和 MTT 延长，rCBF 和 rCBV 下降

（三）缺血半暗带评估

脑梗死是一种不可逆性损伤。当 rCBF 下降到膜衰竭阈值之下数分钟，脑组织就发生不可逆的损害。脑梗死邻近的组织常常存在一个缺血半暗带。缺血半暗带是高度动态变化的，可以进展为脑梗死，也可以完全恢复正常。传统观念认为在脑梗死超急性期，CTA 原始图像的异常区域或磁共振弥散加权成像的异常区域为梗死区，灌注成像上大于前者的异常区域为缺血半暗带（图 2-16）。

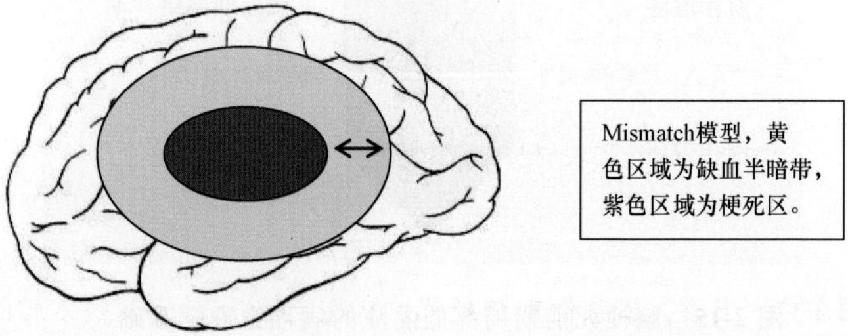

Mismatch模型，黄色区域为缺血半暗带，紫色区域为梗死区。

图 2-16 传统缺血半暗带模型

1. 传统缺血半暗带模型

在传统缺血半暗带模型中，缺血半暗带为 CTP 异常区域大于 CTA 原始图像异常区域的部分，或者为 MRI 灌注加权成像（perfusion weighted imaging，PWI）异常区域大于 DWI 异常区域的部分（图 2-17）。

2. 新的缺血半暗带模型

目前认为传统缺血半暗带模型扩大了缺血半暗带范围，新的缺血半暗带模型认为在缺血半暗带外侧还有良性灌注不足（图 2-18），但是目前影像学方法尚不能将两者区分开。

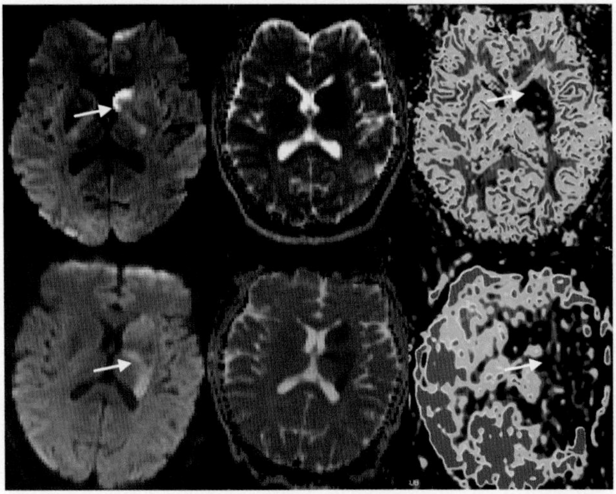

图 2-17 **上排，**超急性期脑梗死。从左至右分别为发病 3 h 的 DWI、ADC 和灌注参数图。DWI 上病灶大小与灌注图像上显示的异常区域大小相当（箭头示），MRI 检查提示不存在缺血半暗带。**下排，**超急性期脑梗死。从左至右分别为发病 3 h 的 DWI、ADC 和灌注参数图。灌注图像中异常区域明显大于 DWI 上的异常区域（箭头示），MRI 检查提示存在缺血半暗带

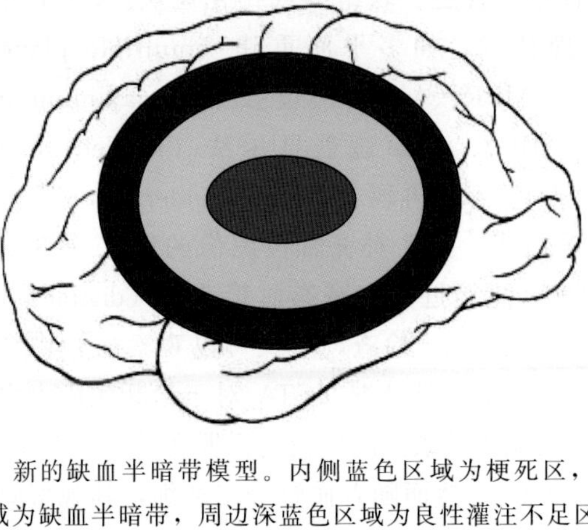

图 2-18 新的缺血半暗带模型。内侧蓝色区域为梗死区，中间浅蓝色区域为缺血半暗带，周边深蓝色区域为良性灌注不足区

六、CT 检查对缺血性脑卒中诊断的应用价值

（一）CT 平扫

由于应用广泛、检查时间短、检查费用较低，以及可准确检出蛛网膜下腔出血和脑实质出血等优点，CT 平扫（NCCT）已经成为急性缺血性脑卒中的一线影像学检查方法。大量研究证明，NCCT 检出超急性期脑梗死病灶的能力与 MRI 的 T2WI 检出能力相当，可以检出 6 h 内（超急性期）的脑缺血灶。更为重要的是，CT 检查不仅能发现超急性期脑梗死病灶，还能对静脉或动脉溶栓治疗及其预后评估提供重要信息。在脑卒中临床实践中，CT 最常用于检出脑梗死和排除脑出血。此外，NCCT 还有助于提示由于动脉再灌注损伤而出现的脑出血性转化。

（二）CTA

CTA 可以精确显示血管腔的直径，可以最大限度地区分血管壁、管腔、软组织或钙化斑块。CTA 可使用多种后处理技术，如多平面重建（multiple plane reconstruction，MPR）、最大密度投影（maximum intensity project，MIP）、表面遮盖显示法（shaded surface display，SSD）、容积再现（volume rendering，VR）以及仿真内镜等技术，用于补充轴位图像的信息。CTA 检查较 MRA 真实，更接近数字减影血管造影（digital subtraction angiography，DSA）检查，不仅可以观察血管内情况，而且可同时观察血管外情况。CTA 对于诊断颅内大血管狭窄及闭塞的准确率及敏感度均较高，据文献报道与 DSA 的符合率达到 99%，然而随着血管分支渐细，其观察效果渐不理想。CTA 通过观察血管情况，为进一步的临床治疗提供

非常有意义的帮助，可根据血管狭窄部位指导血管内检查及治疗。同时，若 CTA 显示为阴性，则可避免进一步行创伤性常规血管造影检查。CTA 与 CTP 结合可更准确地估计脑组织潜在缺血情况，从而为脑梗死早期治疗提供帮助。

（三）CTP

CTP 对颅内疾病特别是脑血管疾病的诊断有重要价值，其可快速评价脑梗死和脑出血患者的病灶周围和全脑血流情况，从而指导脑卒中患者的治疗。对脑血管畸形、脑动脉瘤术前与术后的脑组织血流灌注情况进行评价，可用于观察手术效果。

七、MRI 检查对缺血性脑卒中诊断的应用价值

（一）快速自旋回波-T2WI

快速自旋回波（fast spin echo，FSE）-T2WI 是急性脑梗死检查中最常用到的 MRI 序列，但不能发现超急性期（6 h 内）脑梗死，对急性期至慢性期的脑梗死显示范围准确，呈长 T1 长 T2 异常信号表现，大范围梗死可见沿血管分布区呈楔形改变（图 2-19）。对于急性期和慢性期病灶增强扫描可出现脑回状强化。

由于急性脑出血和急性脑缺血的临床表现很相似，而两者的治疗方法完全不同，因此，除外脑出血在急性缺血性卒中的影像学检查中至关重要。常规自旋回波（spin echo，SE）序列对超急性期脑内血肿缺乏敏感性，对急性脑出血可能造成假阴性结果，因此在评价急性脑卒中时，常规 MRI 并不是首选的影像学检查。

小脑半球梗死在 MRI 检查时，由于没有后颅凹伪影，且矢状位、冠状位可清楚观察病灶的形态，优于 CT 检查。对于脑内小的梗死灶，MRI 检查也优于 CT 检查。

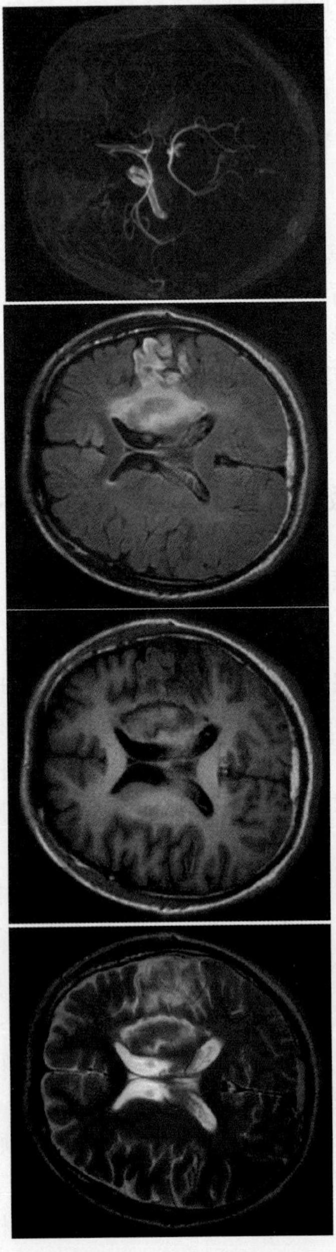

图 2-19 图中从左至右依次为 T2WI、T1 加权成像（T1WI）、液体衰减反转恢复（FLAIR）序列、MRA。左侧额颞、基底神经节区不规则形斑片状 T2WI 高信号、T1WI 低信号影，边界不清楚，内部信号不均匀；FLAIR 显示病灶更清楚；MRA 显示左侧颈内动脉、大脑中动脉闭塞

（二）磁敏感加权成像

磁敏感加权成像（susceptibility weighted imaging，SWI）有别于传统的T1WI和T2WI，SWI强调的是不同组织和物质的磁敏感差异，对于显示静脉血、出血（血红蛋白不同时期的降解成分）等极其敏感。作为一项新兴技术，SWI具有充分显示血管畸形和微小出血的能力，在诊断脑血管畸形、出血、血栓形成等脑血管疾病中具有重要的应用价值。由于SWI对出血灶高度敏感，急性缺血性脑卒中时可用于排除出血性卒中，评价微出血灶、溶栓治疗后有无出血性转化等（图2-20）。需要指出的是在“2018年AHA/ASA急性缺血性卒中早期管理指南”中不建议在静脉溶栓治疗前常规做MRI以排除脑微出血[3]。

（三）FLAIR序列

FLAIR序列可抑制自由水信号，对脑梗死的早期诊断较T2WI显示更为清楚。由于脑脊液信号在FLAIR序列上可被完全抑制呈低信号影，因此，皮质及脑室旁缺血灶对比显示清楚，同时可观察到早期脑梗死的脑动脉异常信号影表现。对于脑实质内新出现的病灶显示清楚，而陈旧性病灶在FLAIR序列上表现为低信号影。血管周围间隙同样表现为低信号影，对病变的诊断显示明确。对于因脑脊液干扰而常规T2WI诊断困难的病灶，需行FLAIR检查，避免漏诊。另外，对于蛛网膜下腔出血，在FLAIR像上可清楚地观察到脑沟内出血灶。

（四）DWI

1990年，Moseley等[4]通过急性脑缺血动物实验证实，在脑缺血发作30 min后，缺血脑组织的表观弥散系

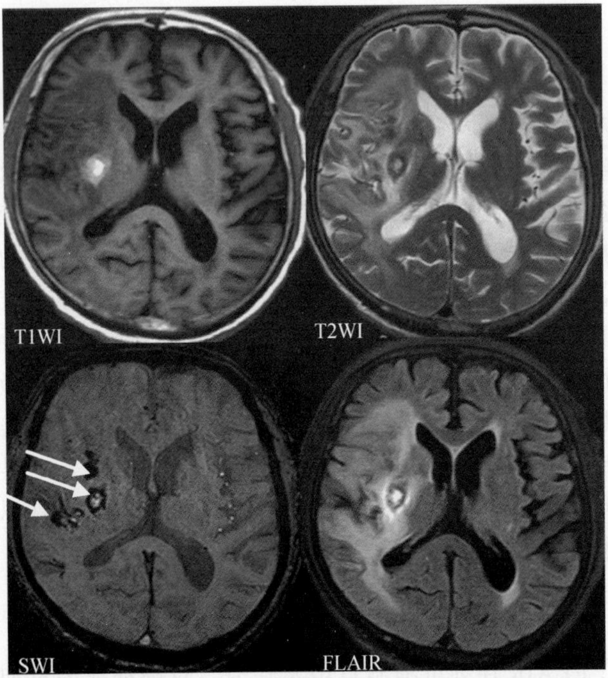

图 2-20　右侧大脑中动脉供血区梗死灶，T1WI 呈低信号影，T2WI 呈高信号影，FLALR 对病变显示更加清晰。病变内见出血转化，四个序列中 SWI 最敏感（白色箭头）

数（ADC）下降至正常水平的 30%～50%，此时 T2WI 和 FLAIR 都不能显示脑缺血。虽然缺血时水分子弥散改变的机制尚不明了，一般认为，缺血区的 ADC 下降与缺血脑组织内细胞膜钠钾泵功能失调，造成细胞内和组织间水分子的再分配有关，水分子由可自由弥散的细胞间隙转移至弥散受限的细胞内。

DWI 是进行水分子弥散测量的唯一方法，可反映细胞内外的水分子转移与跨膜运动，并可通过施加 b 值计算出 ADC，显示弥散差异。DWI 可发现 6 h 内脑梗死病灶，明显早于常规 FSE 序列。DWI 通常应用平面回波成像（echo planar image，EPI）序列，成像速度快，适合急症不配合患者。此序列对急性脑梗死病灶检查敏感，显示清楚，但同样会存在更多假阳性病灶的检出，因此不可单独应用此序列做出急性脑梗死的诊断，避免误诊。DWI 发现病灶体积随时间变化，与病灶周围水肿增加及梗死灶范围本身增加都有关系。

（五）MRA

MRA 通过无创性血管成像来显示脑血管，增强 MRA 可显示小血管，有助于观察脑血管情况，指导临床进一步的检查和治疗，并估计预后。

（六）PWI

PWI 又称为动态磁敏感增强扫描，通过静脉内团注磁共振造影剂钆-DTPA，使用 MR 快速成像技术对造影剂首次通过脑组织进行实时成像，可以显示出脑灌注的情况。在正常脑组织中，顺磁性的钆造影剂只局限在血管内，不会通过血脑屏障渗到或漏到血管外。血管内的造影剂可以使血液的弛豫时间缩短（T1），还可通过顺磁性产生局部微小梯度场，造成局部磁场不均匀，T2 时间缩短，T2 信号下降。在一定范围内，上述变化的程度与像素内的造影剂浓度成正比。使用动态 T2 加权扫描可以观察到造影剂首次通过脑组织时信号下降的程度和造影剂流出后脑组织信号的恢复情况，得出时间-信号强度曲线，并计算出 rCBV。如果能够估算动脉输入函数，则可以计算出 MTT，根据公式 rCBF＝rCBV/MTT，计算出 rCBF。

PWI 利用 EPI 技术得到 T2 加权图像，进一步根据时间-信号强度曲线得到造影剂浓度-时间曲线。具体图像分析和数据处理是将注射造影剂前 10 次的 PWI 图像平均，再与增强后 50 次的 PWI 图像相减，得到脑血流灌注图（图 2-21）。患侧与健侧对比，计算出 rCBV、rCBF、MTT、TTP 等参数，推断早期脑梗死，同时与 DWI 结合推断脑梗死的预后情况。

（七）动脉质子自旋标记灌注成像

动脉质子自旋标记灌注成像（arterial spin labeling，ASL）的临床应用范围与 CTP 和磁共振 PWI 类似，但不需要注射造影剂。ASL 图像的信噪比较差，仅有单一的 CBF 参数，因此仅适合于大面积脑缺血（包括脑梗死前期脑局部低灌注和脑梗死超急性期）患者的检查。

八、缺血性脑血管病的比较检查学

对于急性脑血管病患者，影像学检查首选 CT，观察有无出血，同时观察脑血管的密度变化，使用窄窗技术帮助观察有无缺血病灶出现，脑沟、池有无变窄情况出现，进一步行 CTA 及 CTP 检查，根据不同情况提供临床治疗的影像学依据。同时也可行 MRI 检查，除常规 FSE 序列外，需 FLAIR 序列区分新旧病灶，需进行 DWI 及 PWI 检查，比较二者病灶是否一致，推断“脑缺血半暗带”而估计预后，并指导临床治疗。MRA 检查可观察脑大血管情况，增强 MRA 可进一步观察较细分支的情况。2017 年美国放射学会提出了“脑血管病适宜性标准”[5]，详见表 2-3 和表 2-4，根据不同的发病时间选择最合适的检查方法。总之，CT、MR 检查技术的不断进步为缺血性脑血管病的检查和治疗提供了更加准确的影像依据。

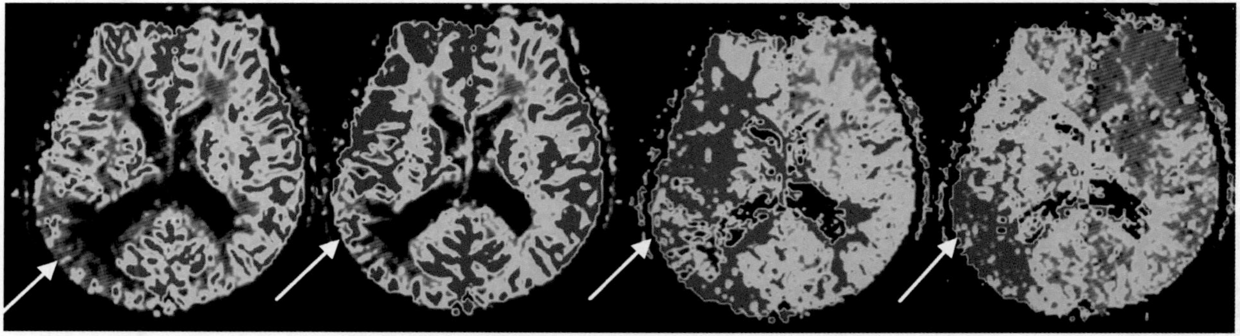

图 2-21 磁共振 PWI，自左向右依次为 rCBF、rCBV、MTT、TTP 参数图。可见病灶区域内 rCBF 下降、rCBV 部分下降、MTT 延长、TTP 延长（箭头示）

表 2-3 脑血管病适宜性标准：新发局灶神经症状，发病时间＜6 h

检查方法	级别	说明	相对辐射水平
头部 NCCT	9	应考虑对脑实质扫描与头颈部 CTA 或 MRA。NCCT 是评估出血和大面积梗死的一线检查方法。对于急性梗死，MR 比 CT 更敏感	☢☢☢
头部 MR 平扫	8	应考虑对脑实质扫描与头颈部 CTA 或 MRA。可用于对碘造影剂有禁忌证的患者。NCCT 是评估出血和大面积梗死的一线检查方法。对于急性梗死，MR 比 CT 更敏感。	○
头部 MR 平扫＋增强	8	NCCT 是评估出血和大面积梗死的一线检查方法。MR 增强检查有助于确定梗死时期，评价肿瘤、感染	○
非增强头颈部 MRA	8	可与头部 MR 一起完成，头颈部 MRA 首选头部非增强 MRA 与颈部增强 MRA。可用于肾衰竭或对碘造影剂过敏时	○
非增强与增强头颈部 MRA	8	可与头部 MR 一起完成，头颈部 MRA 首选头部非增强 MRA 与颈部增强 MRA	○
头颈部 CTA	8	可在头部 NCCT 后完成	☢☢☢
头部 CTP	6		☢☢☢
头部 MR PWI	5		○
头颈部 DSA	5		☢☢☢
头部 CT 增强	3		☢☢☢

续表

检查方法	级别	说明	相对辐射水平
头部 CT 平扫+增强	3		☢☢☢
颈动脉超声	2		○

注：①级别 1、2、3 通常不适宜，级别 4、5、6 可能适宜，级别 7、8、9 通常适宜
②MR：磁共振；DSA：数字减影血管造影
③相对辐射水平：○指无辐射，☢☢☢指成人有效剂量估计范围 1～10 mSv，儿童有效剂量估计范围 0.3～3 mSv

表 2-4　脑血管病适宜性标准：新发局灶神经症状，发病时间>6 h

检查方法	级别	说明	相对辐射水平
头部 MR 平扫	8	应考虑对脑实质扫描与头颈部 CTA 或 MRA。NCCT 是评估出血和大面积梗死的一线检查方法。对于急性梗死，MR 比 CT 更敏感	○
头部 MR 平扫+增强	8	应考虑对脑实质扫描与头颈部 CTA 或 MRA。NCCT 是评估出血和大面积梗死的一线检查方法。对于急性梗死，MR 比 CT 更敏感	○
非增强头颈部 MRA	8	可与头部 MR 一起完成，头颈部 MRA 首选头部非增强 MRA 与颈部增强 MRA。可用于肾衰竭或对碘造影剂过敏时	○
非增强与增强头颈部 MRA	8	可与头部 MR 一起完成，头颈部 MRA 首选头部非增强 MRA 与颈部增强 MRA	○

续表

检查方法	级别	说明	相对辐射水平
NCCT	8	NCCT 是评估出血和大面积梗死的一线检查方法。对于急性梗死，MR 比 CT 更敏感	☢☢☢
头颈部 CTA	8	可在头部 NCCT 后完成	☢☢☢
头颈部 DSA	6		☢☢☢
头部 CTP	5		☢☢☢
头部 MR PWI	5		○
头部 CT 增强	3		☢☢☢
头部 CT 平扫＋增强	3		☢☢☢
颈动脉超声	2		○

注：级别 1、2、3 通常不适宜，级别 4、5、6 可能适宜，级别 7、8、9 通常适宜

（荆利娜）

参考文献

[1] 高培毅. 脑血管病影像学手册. 北京：人民卫生出版社，2009.

[2] 高培毅，林燕. 脑梗死前期脑局部低灌注的 CT 灌注成像表现及分期. 中华放射学杂志，2003，10：882-886.

[3] Powers WJ，Rabinstein AA，Ackerson T，et al. 2018 Guidelines for the early management of patients with acute ischemic stroke：a guideline for healthcare professionals from the American Heart Association/American Stroke Association. Stroke，2018，49 (3)：e46-e110.

[4] Moseley ME，Kucharczyk J，Mintorovitch J，et al. Diffusion-weighted MR imaging of acute stroke：correlation with T2-

weighted and magnetic susceptibility-enhanced MR imaging in cats. AJNR Am J Neuroradiol，1990，11（3）：423-429.

[5] Expert Panel on Neurologic Imaging，Salmela MB，Mortazavi S，et al. ACR Appropriateness Criteria® Cerebrovascular Disease. J Am Coll Radiol，2017，14：S34-S61.

第三章　实验室检查

在急性缺血性卒中诊疗期间，进行必要的实验室检查可以帮助鉴别假性卒中、监测药物的不良反应等。同时，药物基因组学等技术的发展，有利于患者的个体化药物选择，受到临床医师的关注。

一、急诊评估和治疗相关的实验室检查

（一）血糖相关检查

血糖监测和控制在缺血性脑卒中的诊疗过程中具有重要地位，贯穿患者的整个诊疗过程。

1. 血糖

【参考区间】

葡萄糖氧化酶法：3.3～5.6 mmol/L；邻甲苯胺法：3.9～6.4 mmol/L。

一般临床实验室设定的危急值范围：当血糖≤2.8 mmol/L 或≥30 mmol/L，实验室向临床报告危急值[1]。

【临床意义】

缺血性卒中静脉溶栓之前唯一必备的化验项目就是血糖，血糖检测有利于鉴别假性卒中。另外，入院后 24 h 内高血糖的急性缺血性卒中（acute ischemic stroke，AIS）患者，其结局较正常血糖者更差，血糖的检验对于判断患者的预后有一定帮助[2]。

2. 糖化血红蛋白（hemoglobinA1c，HbA1c）

糖化血红蛋白是人体血液中葡萄糖与血红蛋白β链N末端缬氨酸残基以共价键结合的稳定化合物。HbA1c是糖化血红蛋白的主要组成成分，占糖化血红蛋白的60%。目前临床定量测定及应用的是HbA1c结果。

【参考区间】

HbA1c 4%～6%

【临床意义】

糖化血红蛋白（HbA1c）可以反映测定前120天的平均血糖水平。在缺血性卒中急性期，由于应激反应会使血糖发生变化，因此糖化血红蛋白可能比血糖检测更为准确，糖化血红蛋白的个体生物学变异小于2%[3]。

（二）肌钙蛋白

肌钙蛋白（troponin，Tn）存在于骨骼肌和心肌的收缩蛋白的细丝中，心肌肌钙蛋白（cardiac troponin，cTn）仅存在于心肌细胞中，其中心肌肌钙蛋白I（cTnI）和心肌肌钙蛋白T（cTnT）用于急性心肌梗死的诊断及监测。

对于急性缺血性卒中患者，推荐进行基线肌钙蛋白的测定，但是不应该延误静脉溶栓。

1. 心肌肌钙蛋白T（cTnT）

【参考区间】

cTnT＜0.017 μg/L（时间分辨免疫荧光法）

【临床意义】

用于心肌梗死的诊断以及具有相对死亡风险的急性冠状动脉综合征患者的危险分层，推荐的判断值为0.030 μg/L。

2. 心肌肌钙蛋白I（cTnI）

【参考区间】

cTnI＜0.023 μg/L（时间分辨免疫荧光法）

【临床意义】

cTnI 和 cTnT 的结果具有一致性和可比性，对于急性心肌梗死的诊断价值是一致的。

二、溶栓、抗血小板及抗凝治疗相关的实验室检查

在溶栓、抗凝、抗血小板治疗过程中，进行凝血和血小板功能相关的检查有助于监测药物效果，降低出血概率。但这些检查结果在临床中广泛应用的性价比还有待进一步研究，在临床上应该进行个体化选择。

（一）溶栓治疗相关的实验室检查

1. 纤维蛋白原（fibrinogen，FIB）

【参考区间】

2～4 g/L

【临床意义】

（1）增高：见于糖尿病和糖尿病酸中毒、动脉硬化症、动脉血栓栓塞（急性心肌梗死急性期）、急性传染病、结缔组织病、急性肾炎和尿毒症、放射治疗后、灼伤、骨髓病、休克、外科大手术后、月经期、妊娠晚期和妊娠高血压疾病、轻型肝炎、败血症、急性感染和恶性肿瘤、亚急性细菌性心内膜炎、心包炎、心肌梗死、血栓性静脉炎等。剧烈运动后纤维蛋白原可增加。

（2）降低：见于先天性纤维蛋白原缺乏症、异常纤维蛋白原血症、新生儿、早产儿、弥散性血管内凝血（disseminated intravascular coagulation，DIC）和原发性纤维蛋白溶解症、重症肝炎、肝硬化、肝损伤（如氯仿、磷、微生物毒素中毒、急性黄色肝萎缩）、恶性肿瘤、严重结核病、烧伤、纤维蛋白原溶解活性增高等，也见于降纤药

物治疗（如抗栓酶、去纤酶）和溶栓治疗［重组组织型纤溶酶原激活剂（recombinant tissue-type plasminogen activator，rt-PA）、尿激酶（urokinase，UK）］。

2. D-二聚体（D-dimer）

【参考区间】

无统一的国际化标准，不同试剂差别较大。

【临床意义】

D-二聚体来源于纤溶酶溶解的交联纤维蛋白凝块，主要反映纤维蛋白溶解功能。D-二聚体的临床检测主要应用于静脉血栓栓塞、深静脉血栓形成和肺栓塞的诊断。

3. 纤维蛋白（原）降解产物［fibrin（-ogen）degradation products，FDP］

【参考区间】

0～10 mg/L

【临床意义】

原发性和继发性纤维蛋白溶解活性增高时，血中纤维蛋白（原）降解产物含量升高，可出现明显的沉淀峰。纤维蛋白（原）降解产物主要反映纤维蛋白溶解功能。临床上 FDP 是多种血栓性疾病的参考指标，并被列为 DIC 的实验室诊断常规指标之一。

（1）增高：①原发性纤维蛋白溶解功能亢进；②继发性纤维蛋白溶解功能亢进，如高凝状态、DIC、肾疾病、器官移植排斥反应、溶栓治疗等；③血管栓塞性疾病，如肺栓塞、心肌梗死、闭塞性脑血管病、深静脉血栓等；④白血病化疗诱导期后、出血性血小板增多症、尿毒症、肝疾病或各种肿瘤；⑤妊娠后期凝血因子Ⅷ减少，非可溶性纤维蛋白难于形成，而纤维蛋白复合物极易被纤溶酶水解，此外孕期部分静脉回流不畅，从而引起静脉内皮释放活化素增多，使纤维蛋白原降解产物增高。

(2) 降低：①纤溶酶原活化素释放异常，患者内皮细胞释放纤溶酶原活化素的反应低下。②纤溶酶原异常，患者血浆中纤溶酶的活力仅为正常人的 20%～40%。③α_2抗纤溶酶增多。

4. 组织型纤溶酶原激活剂活性（tissue plasminogen activator，t-PA:A）检测

【参考区间】

0.3～0.6 活化单位/毫升

【临床意义】

组织型纤溶酶原激活剂（t-PA）检测广泛应用于溶栓治疗的监测中，一般静脉注射 t-PA 1～20 min 后，血浆 t-PA 活性达到参考值的 2～3 倍为最佳。

(1) 增高：提示纤溶活性亢进，见于原发性和继发性纤维蛋白溶解症（如 DIC），也见于应用纤溶酶原激活剂类药物。

(2) 降低：提示纤溶活性减弱，见于高凝状态和血栓性疾病。也见于高脂血症、手术损伤和口服避孕药。

5. 纤溶酶原激活物抑制剂活性（plasminogen activator inhibitor activity，PAI:A）检测

【参考区间】

0.1～1 抑制单位/毫升

【临床意义】

目前，纤溶酶原激活物抑制剂（PAI）的检测主要是为了观察 PAI 与 t-PA 的比例，了解机体的潜在纤溶活性。因此，PAI 和 t-PA 应同时检测，单测 PAI 意义不大。

6. 纤溶酶原活性（plasminogen activity，PLG:A）检测

【参考区间】

75%～140%

【临床意义】

(1) 增高：表示纤溶活性减低，见于血栓前状态和血栓性疾病

(2) 减低：表示纤溶活性增高，见于原发性和继发性纤维蛋白溶解症、先天性纤溶酶原（PLG）缺乏症。

在溶栓治疗时，因使用的溶栓酶类不同，在治疗开始阶段 PLG 含量和活性的减低，不一定是纤溶活性增高的标志，应同时进行 FDP 的测定，以了解机体真正的纤溶状态。

7. α_2-抗纤溶酶活性（α_2-antiplasmin activity，α_2-AP:A）检测

【参考区间】

0.8～1.2 抑制单位/毫升

【临床意义】

α_2-抗纤溶酶（α_2-AP）检测具有鉴别诊断的价值。

(1) 增高：见于静脉、动脉血栓形成，及恶性肿瘤、分娩后等。

(2) 降低：见于肝病、DIC、手术后、先天性 α_2-AP 缺乏症。

(二) 血栓弹力图

血栓弹力图（thromboelastogram，TEG）是反映血液凝固动态变化的指标。当血液标本呈液态时，通过传感器反映出的信号是一条直线，当血液开始凝固时，因纤维蛋白黏附性而产生阻力，随着纤维蛋白增加，阻力不断增大，信号也随之变化，从而形成特有的血栓弹力图。

【参考区间】

枸橼酸抗凝全血以高岭土为激活剂的参考值

R（min）	5～10
K（min）	1～3
Angle（deg）	53～72
MA（mm）	50～70
CI	－3～＋3
G（kd/sc）	4.5～11.0
Ly30（%）	0～7.5
EPL（%）	0～15

【临床意义】

（1）血栓性疾病：肾病综合征、尿毒症、冠状动脉粥样硬化性心脏病（冠心病）、心绞痛、心肌梗死、脑梗死、动静脉血栓形成等，R值及K值明显减少，而MA值增大。

（2）血小板异常性疾病：原发性和继发性血小板减少症，R和K值增大，而MA值降低。血小板功能异常性疾病则MA值明显降低。

（3）凝血因子缺陷性疾病：血友病类出血性疾病，R值及K值显著增加，而MA值降低。

（4）纤溶亢进性疾病：原发性纤维蛋白溶解症、DIC的继发性纤溶亢进等。在突发纤溶时，血栓弹力图可显示纤溶的强度和速度。

（5）TEG能够整体评价患者的血凝状态，使用TEG肝素酶对照试验，可以判断患者肝素使用、残留和鱼精蛋白中和的情况。

(三) 血小板功能相关的实验室检查

血小板计数是临床上简单而实用的检查方法。除此之外，一些新的血小板功能检查方法对于选择不同的抗血小板药物有潜在的重要价值。

1. 血小板计数

【参考区间】

(125～350) $\times 10^9$/L

【临床意义】

血小板参与了急性缺血性脑卒中的发生、发展过程，并对缺血性脑卒中的病情严重程度有一定影响。

2. 血小板聚集试验

正常血小板具有彼此粘连聚集的功能。试验时向富含血小板的血浆中加入诱导剂（如腺苷二磷酸、花生四烯酸、胶原、肾上腺素、瑞斯托霉素等），然后放入专用仪器内，在恒温和不断搅拌的条件下，血小板聚集，血浆浊度变化，透光度增加，通过测定其透光度变化，描绘出聚集图像来反映血小板的聚集水平。血小板聚集试验要建立在血小板计数正常的基础上。

【参考区间】

血小板聚集率为52%～84%（诱导剂：腺苷二磷酸、花生四烯酸、胶原）。

因仪器原理、操作方法以及不同地区人群存在较大差异，每个实验室应该建立自己的参考区间。

【临床意义】

(1) 聚集率增高（>84%）：反映血小板聚集功能增强。见于高凝状态、血栓前状态和血栓性疾病，如心肌梗死、心绞痛、糖尿病、脑血管病变、妊娠高血压疾病、静脉血栓形成、肺梗死、口服避孕药、晚期妊娠、高脂血症、抗原-抗体复合物反应、人工心脏和瓣膜移植术等。

(2) 聚集率降低(<52%):反映血小板聚集功能下降。见于获得性血小板功能减低,如尿毒症、肝硬化、骨髓增生异常综合征、原发性血小板减少性紫癜、急性白血病、服用抗血小板药物、低(无)纤维蛋白原血症等;也见于遗传性血小板功能缺陷,如血小板无力症、巨血小板综合征。不同血小板功能缺陷病对各种诱导剂的反应不同。

(四) 抗凝治疗相关的实验室检查

1. 凝血酶原时间(prothrombin time,PT)

【参考区间】

PT:11~15 s

因仪器原理、操作方法以及不同地区人群存在较大差异,每个实验室应该建立自己的参考区间。

【临床意义】

PT 为测定外源性凝血系统常用的筛选试验。

(1) 延长:PT 超过正常对照 3 s 以上即为延长。主要见于:①先天性凝血因子Ⅱ、Ⅴ、Ⅶ、Ⅹ减少及纤维蛋白原的缺乏(低或无纤维蛋白原血症);②获得性凝血因子缺乏,如 DIC、原发性纤溶亢进症、肝病的阻塞性黄疸和维生素 K 缺乏;③血循环中抗凝物质增多等。

(2) 缩短:见于高凝状态(DIC 早期)及血栓性疾病,如心肌梗死、脑血栓形成、深静脉血栓及多发性骨髓瘤等。

2. 国际标准化比值(international normalized ratio,INR)

【参考区间】

INR 参考值因国际敏感度指数(international sensitivity index，ISI）而异。

【临床意义】

INR是监测口服抗凝剂的首选指标，国人的INR值以2.0～2.5为宜。一般不要>3.0，也不要<1.5。

3. 活化部分凝血活酶时间（activated partial thromboplastin time，APTT）

【参考区间】

不同方法及试剂的检测结果有较大差异，测定值与正常对照值比较延长超过10 s以上为异常。

【临床意义】

活化部分凝血活酶时间（APTT）是一个敏感而可靠的反映内源性凝血系统的筛选试验，也是监测肝素的首选指标。

（1）延长：凝血因子Ⅻ、Ⅺ、Ⅸ、Ⅷ、Ⅹ、Ⅴ、Ⅱ、激肽释放酶原（PK）、高分子量激肽原（HMWK）和纤维蛋白原（尤其Ⅷ、Ⅸ、Ⅺ因子）缺乏。①Ⅷ、Ⅸ、Ⅺ、Ⅶ因子明显减少，如A型和B型血友病、Ⅺ因子缺乏症；②严重的凝血酶原、FIB及Ⅴ、Ⅹa因子缺乏，如肝病、阻塞性黄疸、新生儿出血病、吸收不良综合征、应用肝素、口服抗凝药、纤维蛋白缺乏症等；③纤溶亢进使纤维蛋白原降解增加；④循环抗凝物质增加，如肝素增多。

（2）缩短：①高凝状态，见于DIC的高凝期；②血栓前状态及血栓性疾病，如心肌梗死、脑血管病变、糖尿病伴血管病变、肺栓塞、深静脉血栓形成、妊娠高血压疾病、肾病综合征。

4. 凝血酶时间（thrombin time，TT）

【参考区间】

16～18 s

【临床意义】

TT是在共同凝血途径中，凝血酶使纤维蛋白原转变为纤维蛋白所需的时间，反映血浆中是否有足够量的纤维蛋白原以及纤维蛋白原结构是否符合人体正常的凝血需求。

(1) 延长（超过正常对照 3 s 以上）：①血浆纤维蛋白原含量减低或结构异常；②临床应用肝素，或在肝病、肾病、系统性红斑狼疮时肝素样抗凝物质增多；③纤溶系统功能亢进。

(2) 缩短：无临床意义，较多的是技术原因，如血样有微小凝块、标本在 4℃环境中放置过久、血液中有 Ca^{2+} 存在、血液呈酸性、组织液混入血浆等。某些异常蛋白血症或巨球蛋白血症时也可缩短。

(3) 在使用链激酶、尿激酶进行溶栓治疗时，由于 FDP 能使 TT 延长，可用 TT 作为纤溶系统的监测指标，以控制在正常值的 3～5 倍。

5. 蛇毒凝血时间（ecarin coagulation time，ECT）

ECT 检测可直接测定直接凝血酶抑制剂的活性。ECT 是一种特异性检测凝血酶生成的方法，检测的激活剂为蛇毒，其可特异性活化凝血素成为不稳定的凝血酶前体。

【参考区间】

需要各实验室建立。

【临床意义】

ECT 与达比加群血药浓度呈线性正相关。服用达比加群酯 150 mg 每日 2 次，谷值时测定（前次剂量 10～16 h 后），ECT 延长的第 90 位百分位数大于 103 s（3 倍于正常值上限），出血风险升高。

6. 抗凝血酶（antithrombin，AT）检测

【参考区间】

83％～128％

【临床意义】

AT是主要的生理性血浆抗凝物质，是临床评价高凝状态良好的指标，尤其对凝血酶的灭活能力占所有抗凝蛋白的70%～80%。AT缺乏与血栓疾病的高发风险相关。在DIC疑难诊断时，AT水平下降具有诊断价值；而急性白血病时，AT水平下降可看作是DIC发生的危险信号。在抗凝治疗中，如怀疑肝素治疗抵抗，可用AT检测来确定。AT替代治疗时，也应首选AT检测进行监测。

（1）增高：见于血友病、白血病和AA等疾病的急性出血期以及口服抗凝药治疗过程中。

（2）降低：AT缺乏是发生静脉血栓与肺栓塞的常见原因之一，见于先天性和获得性AT缺乏症。获得性AT缺乏一般因合成障碍（如肝受损）或消耗过度（DIC、脓毒血症、深静脉血栓、急性早幼粒细胞白血病等）所致，见于血栓前状态、血栓性疾病和肝疾病、肾病综合征等。

7. 蛋白C（protein C，PC）活性检测

蛋白C是维生素K依赖性蛋白，作为酶原存在于血浆中。当体内有血栓调节蛋白存在时，蛋白C被凝血酶激活。蛋白C还可在体外被从铜斑蝮蛇蛇毒中提炼的蛋白激活。蛋白C缺乏与静脉血栓的反复形成相关，特别是年轻人。获得性的蛋白C缺乏与肝病、口服抗凝药和DIC相关。

【参考区间】

100.24%±13.18%

【临床意义】

目前认为蛋白C检测是易栓症诊断必不可少的指标，可作为寻找静脉或动脉血栓的病因、诊断高凝状态的存在、确定肝病和维生素K缺乏对凝血与抗凝蛋白的影响，以及先天性蛋白C缺乏症分类的重要依据。

（1）增高：见于冠心病、糖尿病、肾病综合征、妊娠后期及炎症和其他疾病的急性期。

（2）降低：见于先天性蛋白C缺乏和获得性蛋白C缺乏，获得性蛋白C缺乏见于DIC、肝功能不全、手术后、口服双香豆素抗凝剂、呼吸窘迫综合征等。

8. 蛋白S（protein S，PS）活性检测

蛋白S是一种维生素K依赖性酶原，是活化蛋白C的辅助因子，辅助活化蛋白C的抗凝和促纤溶作用。蛋白S、蛋白C、蛋白C抑制物和血栓调节蛋白共同组成机体内重要的抗凝系统——蛋白C抗凝系统，在血液凝固和纤溶过程起着重要的平衡作用。蛋白S以两种形式存在于血浆：游离蛋白S和与补体结合的蛋白S。一般认为只有游离蛋白S才具有抗凝活性。当患者有血栓事件或血栓形成时要进行蛋白C和蛋白S检测，特别是当患者为青壮年和（或）没有其他引起血栓形成的明显原因时。

【参考区间】

55%～145%

【临床意义】

蛋白S活性检测属于生理性抗凝因子的检查。由于单纯的蛋白S或蛋白C缺乏引起的血栓性疾病并不多见，所以采用蛋白S和蛋白C同时进行检测，以及与其他一些有关血液高凝状态的检查一起进行，用于筛查凝血因子活性是否正常。许多常见疾病，如肝病、肾病、心脑血管疾病等，都会影响血液中蛋白S的含量，因此测定血浆中蛋白S对上述疾病的预防、诊断、观察病情及判断预后都有重要价值。

蛋白S降低见于先天性或获得性的蛋白S缺乏症。蛋白S缺乏与静脉血栓栓塞（venous thromboembolism，VTE）高度相关，是VTE的高危因素，特别是年轻的VTE患者。活性降低提示存在相关抗凝血因子水平异常，可能为易栓症。蛋白S缺乏在正常人群中占0.003%，在血栓形成患者中占 5%～8%，①遗传性蛋白 S 缺乏症患者可出现深部静脉血栓和动脉血栓；②获得性缺乏可在妊娠期、口服抗凝药、口服避孕药、肝病、新生儿以及其他临床情况下发生。

（五）抗凝药物的实验室监测

1. 普通肝素（unfractionated heparin，UFH）的监测

（1）血小板计数：用药前及用药后每周 1～2 次，若低于 50×10^9/L 需停药。

（2）APTT 对血浆肝素的浓度很敏感，是监测肝素抗凝的首选检查指标。通常在应用肝素 6 h 后检测 APTT。一般在肝素治疗期间，APTT 应维持在正常对照的 1.5～3.0 倍为宜，可取得最佳抗凝效果而出血风险最小，APTT 达到正常对照的 1.5 倍时称为肝素起效阈值。

（3）AT：主要用于较大剂量和持续应用肝素时的监测。由于有 AT 消耗性减少的情况存在，若在 AT 水平尚未恢复时停用肝素，有诱发血栓形成的危险。

（4）通过抗Ⅹa 活性进行 UFH 水平监测，提供剂量参考。

2. 低分子量肝素（low molecular weight heparin，LMWH）的监测

（1）血小板计数：用药前及用药后每周 1～2 次，若低于 50×10^9/L 需停药。

（2）常规治疗剂量无需进行 APTT、AT 等监测。

（3）特殊情况需进行 LMWH 监测，测定抗 Xa 活性：①严重肾衰竭患者，以防药物蓄积及药物过量；②难于确定 LMWH 剂量时，如肾衰竭、肥胖、妊娠、婴幼儿、有出血倾向者，可通过检测抗Ⅹa 活性，提供剂量参考；③有意外出血时，抗Ⅹa 活性检测可提供鉴别线索。

3. 新型口服抗凝剂（new oral anticoagulant，NOAC）的监测

NOAC可特异性抑制凝血瀑布中起核心或限速作用的单一凝血因子，如利伐沙班、阿哌沙班和依度沙班是Ⅹa因子抑制剂，而达比加群是Ⅱa因子抑制剂。

NOAC治疗过程中，不需要常规抗凝监测，但在重要器官严重出血（如颅内出血）、怀疑服药过量、需要急诊手术或操作等情况时，应进行相关的实验室监测。

（1）利伐沙班：可测定Ⅹa因子活性或凝血酶原时间（PT）来评估利伐沙班的抗凝作用和出血风险，测定时应注明利伐沙班的末次给药时间和采样时间。不建议采用INR和APTT监测利伐沙班的抗凝作用。

- 建议采用Neoplastin Plus法测定PT评估利伐沙班的抗凝作用：该方法使用的检验试剂国际敏感度指数（ISI）比较高，与血浆利伐沙班的浓度相关性好，呈剂量依赖性。
- 抗Ⅹa因子活性测定：抗Ⅹa因子对浓度＞30 μg/L的利伐沙班可以准确定量。如果有临床指征，建议采用显色底物法抗Ⅹa因子活性测定。经利伐沙班血浆校准后的抗Ⅹa因子，能准确反映治疗范围利伐沙班的药物浓度，相关性强，敏感度优于PT，也是推荐首选的检测方法。目前已有一些中心开展了此类检测，但尚无有效的参考值范围指导临床。

（2）达比加群

- APTT可提供达比加群的定性评估：APTT与达比加群的血药浓度呈正相关。有研究显示，达比加群在峰浓度时，APTT＜35 s是脑梗死的独立预测因素。服用达比加群酯150 mg每日2次，在谷值时测定

（前次剂量 10～16 h 后），APTT 延长的第 90 百分位值＞80 s，提示出血风险升高。

- 凝血酶时间（TT）与达比加群的药物浓度呈线性相关，是可以直接评价达比加群抗凝效果的指标。在达比加群正常给药浓度下，TT 测定可达 8～12 倍升高，过于敏感，且不同实验室无法进行标准化。
- 稀释凝血酶时间（dilution thrombin time，dTT）：在对测试样本进行标准稀释后，dTT 有效避免了传统 TT 分析方法过于敏感的缺陷。利用冻干达比加群标准品进行校准是目前用于明确达比加群治疗患者的凝血时间的优选方法。dTT 与达比加群的血药浓度呈线性相关，服用达比加群酯 150 mg 每日 2 次，谷值时测定（前次剂量 10～16 h 后），以 dTT 测定的达比加群血浆浓度约为 200 ng/ml。建议各实验室建立自己的参考范围。
- PT 和 INR 不适合监测达比加群的抗凝作用。

（3）NOAC 抗凝效果的实验室监测[4]：见表 3-1。

三、药物基因组学在临床中的应用

（一）亚甲基四氢叶酸还原酶的基因多态性与叶酸代谢和高同型半胱氨酸血症

亚甲基四氢叶酸还原酶（5,10-methylenetetrahydrofolate reductase，MTHFR）基因检测是检测 MTHFR 的活性状态，正常的 MTHFR 活性才能维持叶酸甲硫氨酸循环的有效性，保证 DNA 的合成和甲基化正常进行。

MTHFR 基因位于 1 号染色体 1p36.3 位置，具有多态性，存在 3 种基因型：CC 型（野生型）、CT 型（杂合突变型）、TT 型（纯合突变型）。CC 型代表酶活性 100％，CT 型代表酶活性 65％，TT 型代表酶活性 30％。

表 3-1 NOAC 抗凝效果的实验室监测

	达比加群	阿哌沙班	依度沙班	利伐沙班
血浆峰浓度	服药后 2 h	服药后 1～4 h	服药后 1～2 h	服药后 2～4 h
血浆谷浓度	服药后 12～24 h	服药后 12～24 h	服药后 12～24 h	服药后 16～24 h
PT	不适用	不适用	延长，但与出血风险关系未知。	延长可提示高出血风险，但需确定当地正常界值。
INR	不适用	不适用	不适用	不适用
APTT	谷值时＞2×ULN 提示高出血风险	不适用	延长，但与出血风险关系未知。	不适用
dTT	谷值时＞200 mg/L 或≥65 s 提示高风险	不适用	不适用	不适用
抗 Xa 活性测定	不适用	尚无数据	可定量，但无出血或栓塞的界值	可定量，但无出血或栓塞的界值
ECT	谷值时＞3×ULN 提示高出血风险	无影响	无影响	无影响

PT：凝血酶原时间；INR：国际标准化比值；APTT：活化部分凝血活酶时间；dTT：稀释凝血酶时间；ULN：正常值上限；ECT：蛇毒凝血时间

MTHFR C667T 基因突变可使酶活性急剧下降，导致 5-甲基四氢叶酸生成障碍，引起 DNA 合成和甲基化异常、高同型半胱氨酸血症，导致多种遗传性疾病的发生。

（二）CYP2C19 亚型基因多态性检测

CYP2C19 是细胞色素 P450（cytochrome P450，CYP）酶系的重要一员，是体内药物代谢的主要酶系。根据对药物代谢能力的差异将人群分为：超快代谢（ultra metabolism，UM）、快代谢（extensive metabolism，EM）、中等代谢（intermediated metabolism，IM）、慢代谢（poor metabolism，PM）四种类型。通过 CYP2C19 代谢的药物（如氯吡咯雷、质子泵抑制剂、抗惊厥药等）随患者基因型不同，其疗效和不良反应也有明显不同。43%的中国介入治疗患者，常规剂量的氯吡格雷不能达到预期治疗效果，更有15%没有效果甚至死亡。在中国人中，CYP2C19 等位基因主要是*1、*2、*3 型，其中*2、*3 型等位基因编码的酶无活性，由此导致的慢代谢在中国人中的发生率约为 14.3%（表 3-2）。

表 3-2　CYP2C19 基因型对氯吡格雷药效的影响

基因型	代谢速率	中国人频率	氯吡格雷药效
*1/*1（636GG，681GG）	快代谢	42.4%	野生型对氯吡格雷药物代谢无影响，常规剂量即可。
*1/*2（636GG，681GA） *1/*3（636GA，681GG）	中等代谢	43.4%	杂合突变型，高血栓风险患者可增加剂量
*2/*2（636GG，681AA） *2/*3（636GA，681GA） *3/*3（636AA，681GG）	慢代谢	14.3%	双突变型，风险增加，易发生心血管事件，考虑换药

CYP2C19 基因突变所导致的弱代谢个体，其栓塞重新形成的风险增加，心脑血管事件的风险增加，病死率升高。对于 CYP2C19 基因突变的个体，需要增加氯吡格雷的剂量（负荷剂量为 300 mg 或 600 mg），以达到阻断血小板聚集的效果。因此，进行 CYP2C19 基因突变的检测对于实现氯吡格雷的个性化用药，降低心血管疾病的病死率具有重要的临床意义。携带 1 或 2 个 CYP2C19 风险等位基因的患者，其心血管死亡、心肌梗死、脑卒中或支架内血栓形成的风险均显著增加。服药前进行基因检测能够确定患者是否适用氯吡格雷，并合理调整用量，预防心血管事件的发生[5]。

（三）他汀类药物的基因检测

他汀类药物是目前应用最广泛的降脂药物之一，通过有效降低血脂、稳定血管内斑块，对抑制心脑血管疾病的发生有显著作用。随着他汀类药物的广泛使用，研究者发现不同个体对他汀类药物的反应存在很大差异，这种差异与阴离子转运多肽 1B1 亚型有关。阴离子转运多肽 1B1 亚型是一种重要的肝特异性转运体，由 SLCO1B1 基因编码。SLCO1B1 基因突变引起编码的阴离子转运多肽活性减弱，表现为肝摄取药物的能力降低，引起他汀类药物的血药浓度上升，增加横纹肌溶解症或肌病的发生风险。通过检测 SLCO1B1 基因 * 1b 及 * 5（388A/G、521T/C）位点，可评估他汀类药物的不良反应程度，为临床安全使用他汀类药物提供依据，实现患者个体化用药（表 3-3）。

（四）载脂蛋白 E 的基因多态性检测

载脂蛋白 E（apolipoprotein E，ApoE）在脂质代谢中发挥重要作用。编码 ApoE 的基因有 3 个等位基因，分别为 E2、E3 和 E4。其中 E3 型为野生型，占人群的

78%，属于常见基因型；E2 型个体的冠心病风险降低，但易患黄斑变性及Ⅲ类高脂血症；E4 型个体罹患老年痴呆症、冠心病、脑梗死、视网膜色素变性等疾病的风险增加。他汀类药物对 E4 型的疗效往往不佳，而对 E2/E2、E2/E3 型的降脂作用最强（表 3-4）。ApoE 基因检测有助于判断患者使用他汀类药物后的效果。

表 3-3　SLCO1B1 基因型对他汀类药物不良反应及使用剂量的影响

基因型	检测位点		风险提示	用药提示
	SLCO1B1*1b	SLCO1B1*5		
*1a/*1a	388A/A	521T/T	正常横纹肌溶解症或肌病风险	考虑使用较大剂量他汀类药物
*1a/*1b	388A/G	521T/T		
*1b/*1b	388G/G	521T/T		
*1a/*5	388A/A	521T/C	中度横纹肌溶解症或肌病风险	考虑使用中等剂量他汀类药物
*1a/*15	388A/G	521T/C		
*1b/*15	388G/G	521T/C		
*5/*5	388A/A	521C/C	高度横纹肌溶解症或肌病风险	考虑使用较低剂量他汀类药物
*5/*15	388A/G	521C/C		
*15/*15	388G/G	521C/C		

表 3-4　ApoE 基因型检测对他汀类药物的疗效提示

基因型	风险提示	他汀类药物疗效提示
E2/E2、E2/E3	黄斑变性、Ⅲ类高脂血症的风险较大	疗效较好
E2/E4、E3/E3	无明显倾向性	疗效正常
E3/E4、E4/E4	冠心病、心肌梗死、脑梗死、老年痴呆的风险增加，宜低脂、低盐、低糖，忌烟酒	疗效较差

（刘志忠　陈　蕾　董　娜　刘　媛　王　屹）

参考文献

[1] 中华人民共和国卫生部. 医疗机构便携式血糖检测仪管理和临床操作规范（试行）. 2010.

[2] Powers WJ, Rabinstein AA, Ackerson T, et al. 2018 Guidelines for the early management of patients with acute ischemic stroke: a guideline for healthcare professionals from the American Heart Association/American Stroke Association. Stroke, 2018, 49 (3): e46-e110.

[3] 中华人民共和国卫生行业标准. WST461-2015 糖化血红蛋白检测.

[4] Heidbuchel H, Verhamme P, Alings M, et al. Updated European Heart Rhythm Association practical guide on the use of non-vitamin K antagonist anticoagulants in patients with non-valvular atrial fibrillation. Europace, 2015, 17 (10): 1467-1507. doi:10.1093/europace/euv309.

[5] Yang Y, Lewis JP, Hulot JS, et al. The pharmacogenetic control of antiplatelet response: candidate genes and CYP2C19. Expert Opinion on Drug Metabolism & Toxicology, 2015, 11 (10): 1599-1617. doi:10.1517/17425255.2015.1068757.

第四章　一般支持治疗

脑卒中患者经常会有部分功能丧失，一般支持治疗的原则是加强护理，对症治疗，预防并发症的发生，并对已发生的并发症进行恰当治疗。急性期一般支持治疗的主要目标是：①保证生命体征平稳；②保证充足的营养支持；③预防深静脉血栓、肺及泌尿系统并发症；④防止褥疮的发生；⑤预防关节的僵硬、疼痛或挛缩。

一、脑卒中急性期的一般支持治疗

呼吸	1. 对于急性脑卒中患者，应早期快速评估气道和呼吸[1] 2. 有意识障碍或延髓麻痹而影响气道功能的急性缺血性脑卒中患者，建议给予气道支持（气管插管或切开）及辅助通气[2] 3. 不建议无低氧血症的急性缺血性脑卒中患者常规吸氧[2] 4. 除非考虑气体栓塞，否则不建议急性缺血性脑卒中患者接受高压氧治疗[2-3] 5. 血氧饱和度低于 94%的患者，建议吸氧以保持氧饱和度＞94%[2]
血压	1. 低血压和低血容量应予以纠正，以维持足够的全身灌注来保证脏器功能[2,4] 2. 急性缺血性脑卒中患者，如有其他合并症（例如，共存的急性冠状动脉事件、急性心力衰竭、主动脉夹层、溶栓后症状性脑出血或者子痫前期/子痫）而需要早期降压治疗，将血压降低 15%可能是安全的[2] 3. 对于血压＞140/90 mmHg、神经功能稳定的患者，除非有明确的禁忌证，在住院期间启动或重新启动降压

续

	治疗是安全的，对于改善长期血压控制也是合理的[2] 4. 对于血压≥220/120 mmHg、未接受静脉阿替普酶或血管内治疗，并且没有合并症需要紧急降压治疗的患者，在急性缺血性脑卒中最初的48～72 h内启动或重新启动降压治疗的获益尚不确定。卒中发病后最初24 h内血压降低15%可能是合理的[2] 5. 存在颅内外动脉重度狭窄或闭塞的患者，应避免快速或过度的降压，这将会加重现有的缺血或导致脑缺血[1] 6. 对于接受静脉阿替普酶或血管内治疗的患者，其血压管理见本书相关章节
心律	1. 急性期患者建议进行心脏监测，以筛查心房颤动和其他可能需要紧急干预的严重心律失常。至少最初24 h应该监测[5] 2. 对于窦性心律的反复短暂性脑缺血发作（TIA）的患者，不应使用抗凝药[5]
体温	1. 体温升高是急性缺血性脑卒中的常见并发症，并与不良预后相关[6-7] 2. 所有的脑卒中患者应在72 h内监测体温，至少每4 h一次[8] 3. 体温＞38℃时应给予处理。发热的脑卒中患者应使用退热药降低体温，并寻找原因，如存在感染应给予抗生素治疗[2] 4. 体温正常的急性缺血性脑卒中患者，不建议为了改善功能结局和预后而常规预防性应用退热药[6] 5. 亚低温治疗的疗效有待进一步研究证实[2]

二、吞咽困难的筛查和营养支持

吞咽困难是急性脑卒中患者的常见并发症（37%～78%），是吸入性肺炎的危险因素，并与高死亡率和不良预后有关。因此，应及早对脑卒中患者进行早期吞咽功能筛查，来识别预后不良的高危患者，并对存在吞咽困难的患者给予营养支持。

脑卒中患者的吞咽困难筛查和营养支持

- 吞咽困难筛查应在入院 24 h 内完成（包括静脉溶栓和血管内介入治疗的患者），并且在患者开始进食、饮水或者口服药物之前完成[9]
- 发病急性期，患者的临床状态处于变化之中，因此应密切观察患者吞咽功能方面的变化，必要时可以反复进行评估[9]
- 应由言语-语言治疗师或其他受过训练的医疗保健提供者进行吞咽困难筛查[2]
- 对于怀疑误吸的患者，用功能性仪器评估（如纤维内镜评估、吞咽造影）是合理的，以确定误吸是否存在，明确吞咽困难的生理学原因，并指导治疗[2]
- 急性缺血性脑卒中，肠内营养应该在入院 7 天内开始[2]
- 对于吞咽困难的患者，卒中早期（最初 7 天内）给予鼻胃管饮食。当预期较长时间（＞2～3 周）不能安全吞咽时，放置经皮胃造口导管是合理的[2]
- 对于营养不良或有营养不良风险的患者，给予营养补充剂是合理的[2,10]
- 不能保证经口摄入足够营养和液体的脑卒中患者，应向营养师寻求专业的营养状况评价、建议和指导[11]

三、脑卒中急性期并发症的预防

脑卒中急性期的患者由于神经功能的缺失，常常会出现一些并发症，包括肺炎、排尿障碍、尿路感染、深静脉血栓及情感障碍等。对于并发症的发生，要在卒中早期给予预防及恰当的治疗（卒中并发症的处理将在第十三章详细讨论）。

脑卒中患者并发症的预防

肺炎	1. 早期评估和处理吞咽困难和误吸问题，对意识障碍患者应特别注意预防肺炎[12] 2. 疑有肺炎的发热患者应给予抗生素治疗，但不推荐预防性使用抗生素[12]
排尿障碍，尿路感染	1. 建议对排尿障碍进行早期评估和康复治疗[12] 2. 不应常规留置膀胱导尿管，因为导尿管有引起尿路感染的风险[2] 3. 如果留置导尿管，应每天评估排尿功能，并尽早拔除导尿管[1] 4. 尿失禁者应尽量避免留置导尿管，可定时使用便盆或便壶，白天每 2 h 一次，晚上每 4 h 一次[12] 5. 尿潴留患者应测定膀胱残余尿，排尿时可在耻骨上施压加强排尿。必要时可间歇性导尿或留置导尿[12] 6. 有尿路感染者应给予抗生素治疗，但不推荐预防性使用抗生素[12]
深静脉血栓的预防	1. 对于无禁忌证的不能活动的脑卒中患者，建议 48 h 内进行下肢静脉超声的筛查，除了常规治疗（阿司匹林和补液）外，建议在入院 3 天内开始使用间歇充气加压（intermittent pneumatic compression，IPC），以减少深静脉血栓形成的风险[2,15] 2. 不能活动的急性缺血性脑卒中患者，预防剂量皮下肝素（普通肝素或低分子量肝素）的获益尚不明确[2]
卒中后抑郁筛查	1. 抑郁的发生和病变位置没有关系[13] 2. 建议用结构化抑郁问卷常规筛查卒中后抑郁[2,16] 3. 无禁忌证的卒中后抑郁患者应该抗抑郁治疗，并密切监测以验证疗效[2]
压疮的预防	1. 常规预防性使用抗生素未显示获益[2] 2. 住院治疗和住院康复期间，建议使用客观风险量表（如 Braden 量表）常规评估皮肤[2,17] 3. 建议尽量减少或消除皮肤摩擦，尽量减少皮肤压力，提供适当的支持表面，以避免过度潮湿，并保持足够的营养和水分，以防止皮肤破损。定时翻身，保持良好的皮肤卫生，并使用专门的床垫、轮椅垫和座位，直到恢复活动能力[2]

续

康复	1. 建议对卒中患者进行早期康复评价[14] 2. 卧床者应注意良姿位摆放，防止关节挛缩、疼痛等[14] 3. 卒中后在病情稳定的情况下应尽早开始坐、站、走等活动[14] 4. 应重视语言、运动和心理等多方面的康复训练，目的是尽量恢复日常生活自理能力[12]

（孙 欣）

参考文献

[1] Casaubon，Leanne K，Boulanger，et al. Canadian stroke best practice recommendations：hyperacute stroke care guidelines，update 2015. Int J Stroke，2015，10（6）：924-940.

[2] Powers WJ，Rabinstein AA，Ackerson T，et al. 2018 guidelines for the early management of patients with acute ischemic stroke：aguideline for healthcare professionals from the American Heart Association/American Stroke Association. Stroke，2018，49（3）：e46-e110.

[3] Bennett MH，Weibel S，Wasiak J，et al. Hyperbaric oxygen therapy for acute ischaemic stroke. Cochrane Database Syst Rev，2014：CD004954.

[4] Wohlfahrt P，Krajcoviechova A，Jozifova M，et al. Low blood pressure during the acute period of ischemic stroke is associated with decreased survival. J Hypertens，2015，33：339-345.

[5] Royal College of Physicians. National Clinical Guideline for Stroke [EB/OL]. http://guideline. ssnap. org/2016StrokeGuideline/index. html.

[6] Ntaios G，Dziedzic T，Michel P，et al. European Stroke Organisation（ESO）guidelines for the management of temperature in patients with acute ischemic stroke. Int J Stroke，2015，10（6）：941-949.

[7] Saxena M, Young P, Pilcher D, et al. Early temperature and mortality in critically ill patients with acute neurological diseases: trauma and stroke differ from infection. Intensive Care Med, 2015, 41: 823-832.

[8] National Stroke Foundation. Clinical guidelines for stroke management 2017 [EB/OL]. https://informme.org.au/en/Guidelines/Clinical-Guidelines-for-Stroke-Management-2017.

[9] Scottish Intercollegiate Guidelines Network. Management of patients with stroke: identification and management of dysphagia [EB/OL]. http://www.sign.ac.uk/sign-119-management-of-patients-with-stroke-identification-and-management-of-dysphagia.html.

[10] Gariballa Salah. Poor nutritional status on admission predicts poor outcomes after stroke observational data from the FOOD trial. Stroke, 2003, 34 (6): 1450.

[11] Gomes F, Hookway C, Weekes CE. Royal College of Physicians Intercollegiate Stroke Working Party evidence-based guidelines for the nutritional support of patients who have had a stroke. J Hum Nutr Diet, 2014, 27: 107-121.

[12] 中华医学会神经病学分会，中华医学会神经病学分会脑血管病学组. 中国急性缺血性脑卒中诊治指南 2014. 中华神经科杂志，2015，48 (4)：246-257.

[13] Heart Stroke Foundation Canada, Canadian Stroke Best Practices Committees. Canadian stroke best practice recommendations: mood, cognition and fatigue following stroke practice guidelines, update 2015. Int J Stroke, 2015, 10 (7): 1130-1140.

[14] 中华医学会神经病学分会，中华医学会神经病学分会神经康复学组，中华医学会神经病学分会脑血管病学组. 2017 中国脑卒中早期康复治疗指南. 中华神经科杂志，2017，50 (6)：405-412.

[15] Dennis M, Sandercock P, Graham C, et al. The Clots in Legs Or sTockings after Strokes (CLOTS) 3 trial: a random-

ised controlled trial to determine whether or not intermittent pneumatic compression reduces the risk of post-stroke deep vein thrombosis and to estimate its cost-effectiveness. Health Technol Assess, 2013, 19 (79): 1-90.

[16] Towfighi A, Ovbiagele B, El Husseini N, et al. Poststroke depression: ascientific statement for healthcare professionals from the American Heart Association/American Stroke Association. Stroke, 2017, 48 (2): e30-e43.

[17] Winstein CJ, Stein J, Arena R, et al. Guidelines for adult stroke rehabilitation and recovery: a guideline for healthcare professionals from the American Heart Association/American Stroke Association. Stroke, 2016, 47 (6): e98-e169.

第五章 静脉溶栓治疗

当前，重组组织型纤溶酶原激活剂（rt-PA）仍然是唯一被国际认可的急性缺血性卒中患者静脉溶栓治疗药物。自美国国立神经疾病和卒中研究所（National Institute of Neurological Disorders and Stroke，NINDS）试验首次证实符合溶栓适应证的急性缺血性卒中（AIS）患者发病 3 h 内静脉 rt-PA 溶栓是安全有效的，随后一系列关于 rt-PA 的多中心随机对照、登记研究进一步证实了其降低卒中患者致残和致死率的疗效[1-3]。尽管 rt-PA 溶栓的有效性已被无数研究和临床实践证实，但是全球范围内能够在时间窗内到达有救治能力医院的患者比例仍然很低。在我国，AIS 患者静脉溶栓治疗率仅有 2.4%，而美国静脉溶栓治疗率也仅占卒中患者的 3%～5%。随着研究的进展和指南的更新，rt-PA 用于静脉溶栓治疗有适应证逐渐扩大、禁忌证相对缩小的趋势。本章将结合“2018 年 AHA/ASA 急性缺血性卒中早期管理指南”对 rt-PA 的治疗和最新进展进行详细阐述。

一、rt-PA 静脉溶栓治疗的适应证和禁忌证

（一）rt-PA 静脉溶栓治疗 AIS 患者的适应证

3 h 内	对于发病或距最后看起来正常或最后处于基线状态 3 h 内的缺血性卒中患者，推荐使用静脉 rt-PA 0.9 mg/kg，最大剂量 90 mg，其中 10% 团注 1 min，剩余量 60 min 用完
年龄	对于年龄≥18 岁且符合其他标准的患者，3 h 内进行静脉 rt-PA 溶栓对于年龄≤80 岁和＞80 岁的患者同样适用
严重程度	静脉 rt-PA 可用于发病 3 h 内的严重缺血性卒中患者。尽管发生出血性转化的风险增加，但仍然证明静脉溶栓能使严重缺血性卒中患者临床获益
	静脉 rt-PA 可用于发病 3 h 内的轻度、致残性缺血性卒中患者。在临床医师看来，不应将轻度但致残的卒中患者排除在 rt-PA 静脉溶栓治疗之外，因为此类患者的临床获益已被证实
3～4.5 h	对于发病或距最后看起来正常 3～4.5 h 的缺血性卒中患者，推荐进行 rt-PA 静脉溶栓治疗（0.9 mg/kg，最大剂量 90 mg，其中 10%团注 1 min，剩余量 60 min 用完）
	对于年龄≤80 岁、无糖尿病史和卒中病史、NIHSS 评分≤25 分、未服用口服抗凝剂，且影像学显示缺血灶不超过 1/3 大脑中动脉供血区的患者，推荐在 3～4.5 h 内进行 rt-PA 静脉溶栓治疗
紧迫性	在上述时间窗内，应尽快实施 rt-PA 静脉溶栓治疗，因为治疗时间与预后密切相关
血压	对使用降压药后血压安全降低（＜185/110 mmHg）的患者，且医师在开始静脉 rt-PA 前评估了血压的稳定性，推荐进行 rt-PA 静脉溶栓治疗

血糖	对于初始血糖水平＞50 mg/dl且其他标准均符合的患者，推荐静脉rt-PA。
CT	对于CT平扫早期表现为轻至中度缺血性改变（除外明显低密度）的患者，推荐静脉rt-PA治疗
既往抗血小板治疗	对于在卒中前服用抗血小板单药治疗的患者，推荐静脉rt-PA治疗，因为有证据显示rt-PA治疗的获益超过了小幅增加的症状性脑出血风险
	对于发病前服用双联抗血小板药物治疗的患者（如阿司匹林和氯吡格雷），推荐进行rt-PA静脉溶栓治疗，因为有证据显示rt-PA治疗的获益超过了可能增加的症状性脑出血风险
终末期肾病	行血液透析而活化部分凝血活酶时间（APTT）正常的终末期肾病患者，推荐静脉rt-PA治疗。但对那些APTT升高的患者，出血并发症的风险可能增加

（二）rt-PA静脉溶栓治疗AIS患者的禁忌证

发病时间	对于发病时间不明和（或）未察觉到发病，以及距最后被发现处于基线状态＞3或4.5 h的缺血性脑卒中患者，不推荐静脉rt-PA治疗
	对于醒后卒中且距最后被发现处于基线状态＞3或4.5 h的缺血性脑卒中患者，不推荐静脉rt-PA治疗
CT	对于CT显示急性颅内出血的患者，不应静脉rt-PA治疗
	缺少足够的证据界定CT低密度的严重程度或范围对rt-PA治疗效果的影响。然而，不推荐对头颅CT显示大面积明显低密度的患者静脉rt-PA治疗。严重的低密度代表了不可逆转的损伤，这些患者rt-PA静脉溶栓的预后不良
3个月内的缺血性卒中	对于3月内发生过缺血性卒中的AIS患者，进行rt-PA静脉溶栓治疗可能是有害的

3个月内的严重颅脑外伤	静脉 rt-PA 禁用于近期（3个月内）有严重颅脑外伤的 AIS 患者
	考虑到严重颅脑外伤增加出血性并发症的可能，颅脑外伤急性期发生的外伤后院内梗死不应进行静脉 rt-PA 治疗
3个月内的颅内/椎管内手术	对于3个月内有颅内/椎管内手术史的 AIS 患者，静脉 rt-PA 可能是有害的
脑出血病史	对有颅内出血病史的患者进行静脉 rt-PA 可能是有害的
蛛网膜下腔出血	静脉 rt-PA 禁用于症状和体征符合蛛网膜下腔出血的患者
胃肠道恶性肿瘤或21天内胃肠道出血	有胃肠道恶性肿瘤或21天内有胃肠道出血的缺血性卒中患者应被视为高危，静脉 rt-PA 治疗可能是有害的
凝血功能障碍	对于血小板＜100 000/mm^3、INR＞1.7、APTT＞40 s 或 PT＞15 s 的急性缺血性卒中患者，静脉 rt-PA 的安全性和有效性尚不清楚，不应静脉 rt-PA 治疗
低分子量肝素	对24 h 内接受治疗剂量低分子量肝素的患者，不应进行静脉 rt-PA 治疗
凝血酶抑制剂或Ⅹa 因子抑制剂	对服用直接凝血酶抑制剂或Ⅹa 因子抑制剂的患者，静脉 rt-PA 的应用尚未明确，可能是有害的。rt-PA 静脉溶栓不应该用于服用直接凝血酶抑制剂或Ⅹa 因子抑制剂的患者，除非其 APTT、INR、血小板计数、蛇毒凝血时间、凝血酶时间或者Ⅹa 因子活性测定等实验室检查是正常的，或者48 h 以上没有接受这些药物（假设肾代谢功能正常）。（当 APTT、INR、蛇毒凝血时间、凝血酶时间或Ⅹa 因子活性测定等实验室检查是正常的，或者患者48 h 以上没有服用以上抗凝药，且肾功能正常时，可以考虑进行 rt-PA 静脉溶栓。）

糖蛋白Ⅱb/Ⅲa受体拮抗剂	除了临床试验，抗血小板糖蛋白Ⅱb/Ⅲa受体拮抗剂不应与静脉rt-PA同时使用
感染性心内膜炎	对于症状符合感染性心内膜炎的AIS患者，不应进行静脉rt-PA治疗，因为会增加颅内出血的风险
主动脉弓夹层	对确定或怀疑主动脉弓夹层的AIS患者，静脉rt-PA可能是有害的，不应使用
轴内颅内肿瘤	对于伴有轴内颅内肿瘤的AIS患者，静脉rt-PA可能是有害的

（三）rt-PA静脉溶栓治疗AIS患者的其他建议

延长至3～4.5 h的时间窗	对于＞80岁且发病3～4.5 h的患者，静脉rt-PA是安全的，并且可以和年轻患者一样有效
	对于服用华法林且INR≤1.7的患者，在发病3～4.5 h，静脉rt-PA是安全的且可能获益
	对于既往有卒中和糖尿病病史、发病3～4.5 h的AIS患者，静脉rt-PA可能与0～3 h内的治疗效果一样，可能是一个合理的选择
严重性 0～3 h时间窗	可以考虑对发病3 h内的非致残的轻型缺血性卒中患者进行溶栓治疗，应权衡治疗风险和获益，而且需要更多的研究进一步明确风险获益比
严重性 3～4.5 h时间窗	对于其他条件均符合的发病3～4.5 h内的轻型卒中患者，静脉rt-PA与发病在0～3 h内的效果一样，可能是合理的选择。应该权衡治疗风险和获益
	对于严重卒中（NIHSS评分＞25分）患者，发病3～4.5 h进行rt-PA静脉溶栓的获益不明确

原有残疾	原有残疾似乎不会独立增加 rt-PA 静脉溶栓后的症状性脑出血风险，但可能与更低的神经功能改善和更高的死亡率相关。对原有残疾［改良 Rankin 量表（mRS）评分≥2 分］患者进行 rt-PA 静脉溶栓治疗可能是合理的，但在治疗决策时应考虑相关因素，包括生活质量、社会支持、居住地点、照料需求、患者和家庭的选择，以及治疗目标
原有痴呆	有痴呆病史者可能从静脉 rt-PA 中获益。个体化因素如预期寿命和发病前功能水平，对于明确 rt-PA 能否带来临床获益是重要的
早期改善	对于存在早期神经功能改善但仍残存中度神经功能缺损症状，且可能致残的中重度 AIS 患者，静脉 rt-PA 是合理的
发病时癫痫发作	对于发病时癫痫发作的患者，如有证据提示残余缺损症状继发于卒中而非发作后现象，静脉 rt-PA 是合理的
血糖	对于初始血糖水平＜50 mg/dl 或＞400 mg/dl 的 AIS 患者，如果其他条件均符合，血糖水平经纠正后，静脉 rt-PA 治疗可能是合理的
凝血障碍	对于具有潜在出血素质或凝血障碍病史的 AIS 患者，静脉 rt-PA 治疗的安全性和有效性尚不明确。可根据个体情况决定治疗
	对于使用华法林且 INR≤1.7 和（或）PT＜15 s 的患者，静脉 rt-PA 可能是合理的
硬膜穿刺	对于在 7 天内进行过腰椎硬膜穿刺的 AIS 患者，可以考虑静脉 rt-PA 治疗
动脉穿刺	对于在 7 天内进行过不可压迫处动脉穿刺的 AIS 患者，静脉 rt-PA 治疗的安全性和有效性尚不确定

近期重大外伤	对近期（14天内）有除头部之外严重外伤的AIS患者，权衡因外伤引起的出血风险与卒中严重程度及致残可能，经慎重考虑，可以静脉rt-PA治疗
近期重大手术	对14天内接受过重大手术的AIS患者，可以考虑静脉rt-PA治疗，需权衡手术部位出血风险增加与改善神经功能缺损的预期获益
消化道和泌尿道出血	对于既往消化道/泌尿道出血的患者，文献报道rt-PA静脉溶栓治疗的出血风险低。对此类患者静脉rt-PA治疗可能是合理的。（注意：不建议在胃肠道出血事件后21天内使用rt-PA，见禁忌证）
月经	对于月经期发生缺血性卒中且既往无月经过多的患者，静脉rt-PA可能适合。应告知女性患者静脉rt-PA可能增加月经量
	对于有近期或活动性月经过多史而没有严重贫血或低血压的患者，静脉rt-PA治疗的潜在获益可能超过严重的出血风险，可以考虑静脉rt-PA溶栓治疗
	对于有近期或活动性阴道出血史而有明显贫血的患者，在rt-PA静脉溶栓治疗决策前，可能需要请妇科医生紧急会诊
颅外颈动脉夹层	对于已知或怀疑与颅外颈动脉夹层相关的AIS患者，在4.5 h内静脉rt-PA治疗是安全的并且很可能是推荐的
颅内动脉夹层	对于已知或怀疑AIS与颅内动脉夹层相关，静脉rt-PA的有效性和出血性风险未知、尚不确定、未经证实
未破裂颅内动脉瘤	对于有小或中等大小（＜10 mm）未破裂且未处理的颅内动脉瘤的AIS患者，静脉rt-PA治疗是合理的并且很可能是推荐的
	对于有巨大的未破裂且未处理的颅内动脉瘤的AIS患者，静脉rt-PA的有效性和风险未经证实

颅内血管畸形	对于具有未破裂和未处理的颅内血管畸形的AIS患者，静脉 rt-PA 的有效性和风险未经证实
	这类患者颅内出血的风险增加。对于神经功能缺损严重且残疾和死亡风险高的此类卒中患者，如果这些风险超过继发于溶栓的颅内出血风险，可考虑静脉 rt-PA 治疗
脑微出血	对于既往 MRI 显示少量脑微出血灶（1～10个）而其他条件均符合的患者，静脉 rt-PA 溶栓是合理的
	对于既往 MRI 显示大量脑微出血灶（>10 个）而其他条件均符合的患者，静脉 rt-PA 溶栓可能与症状性颅内出血风险增加有关，治疗的获益尚不明确。如果有实质性获益可能，那么治疗可能是合理的
轴外颅内肿瘤	对于有轴外颅内肿瘤的 AIS 患者，很可能推荐静脉 rt-PA 治疗
急性心肌梗死	对于同时发生 AIS 和急性心肌梗死的患者，合理的治疗方法是首先使用卒中治疗剂量的 rt-PA，随后进行经皮冠状动脉血管成形术和支架置入术（如有适应证）
近期心肌梗死	对于最近 3 个月内有心肌梗死病史的 AIS 患者，如果为非 ST 抬高型心肌梗死，静脉 rt-PA 治疗缺血性卒中是合理的
	对于最近 3 个月内有心肌梗死病史的 AIS 患者，如果为累及右壁或下壁心肌的 ST 段抬高型心肌梗死，静脉 rt-PA 治疗缺血性卒中是合理的
	如果是累及左前壁心肌的 ST 段抬高型心肌梗死，静脉 rt-PA 治疗缺血性卒中也是合理的

其他心脏疾病	对于合并急性心包炎的可能导致严重残疾的严重 AIS 患者，静脉 rt-PA 治疗可能是合理的。在这种情况下，建议请心脏病专家紧急会诊
	对于可能导致轻度残疾的中度 AIS 患者，如合并急性心包炎，rt－PA 静脉溶栓治疗的净获益不确定
	对于可能导致严重残疾的严重 AIS 患者，如合并左心房或左心室血栓，静脉 rt－PA 治疗可能是合理的。
	对于可能导致轻度残疾的中度 AIS 患者，如合并左心房或左心室血栓，rt－PA 静脉溶栓治疗的净获益不确定
	对于可能导致严重残疾的严重 AIS 患者，如合并心脏黏液瘤，静脉 rt-PA 治疗可能是合理的
	对于可能导致严重残疾的严重 AIS 患者，如合并乳头状纤维肉瘤，静脉 rt-PA 治疗可能是合理的
手术后卒中	如果 AIS 是心脏或脑血管造影术的并发症，静脉 rt-PA 治疗是合理的，参考普通的筛选标准
系统性恶性肿瘤	目前对恶性肿瘤患者静脉 rt-PA 治疗的安全性和有效性未经证实。如果不存在其他禁忌证如凝血功能异常、近期手术或系统性出血，且预期寿命合理（＞6 个月），那么患有系统性恶性肿瘤的患者可能从静脉溶栓治疗中获益
妊娠	在妊娠期间，如果预期治疗中度或重度卒中的获益超过子宫出血增加的风险，可考虑静脉 rt-PA 治疗
	产后早期（＜分娩后 14 天）静脉 rt-PA 治疗的安全性和有效性尚未证实

眼科状况	对于有糖尿病性出血性视网膜病变或其他眼科出血性病史的 AIS 患者，静脉 rt-PA 治疗是合理的，但应权衡视力丧失的风险增加与神经功能缺损症状改善带来的预期获益
镰状红细胞病	对于有镰状细胞病的 AIS 患者，静脉 rt-PA 可能是有益的
非法药物滥用	临床医生应该意识到，非法药物滥用（illicit drug use）可能是卒中发生的促进因素。对于与非法药物滥用相关的 AIS 患者，排除其他禁忌证，rt-PA 静脉溶栓治疗是合理的
假性卒中	假性卒中（stroke mimics）人群出现症状性颅内出血的风险很低，因此，相较于延迟治疗以完善更多检查明确诊断，很可能优先推荐静脉 rt-PA 治疗

二、rt-PA 静脉溶栓治疗的阐述

（一）静脉溶栓时间窗

1. 发病 3 h 内

对发病时间在 3 h 内的患者，推荐 rt-PA 静脉溶栓治疗（0.9 mg/kg，最大剂量 90 mg，60 min 内输完，其中 10%于 1 min 内首先团注）。临床医生应根据 rt-PA 静脉溶栓的适应证和禁忌证，决定患者是否适合静脉溶栓。对于有神经缺损症状的成年卒中患者，不论年龄和严重程度如何，静脉 rt-PA 溶栓的获益均得到充分的证实。

2. 发病 4.5 h 内

ECASS-Ⅲ试验专门评估了发病 3～4.5 h 内行静脉 rt-PA 溶栓治疗的有效性[4]，另有多个试验评估了在不同时间窗内静脉 rt-PA 溶栓治疗的效果，支持在症状出现 4.5 h 内静脉溶栓的价值（表 5-1）。ECASS-Ⅲ 排除了 80 岁及以上、服用华法林、同时合并有糖尿病和既往缺血性卒中病

表 5-1　rt-PA 静脉溶栓试验和观察性研究

作者	年代	重点内容	有效性	安全性	主要意义
Thomas G	1992	发病时间＜90 min 的 AIS 患者，rt-PA 剂量从 0.35～1.08 mg/kg，无空白对照组（n=74）	2 h 主要神经功能改善（定义为较基线 NIHSS 减少≥4 分）和 rt-PA 无量效关系。在 0.35～0.85 mg/kg 剂量组，24 h 主要神经功能改善和 rt-PA 有量效关系趋势	出血和 rt-PA 剂量具有量效关系，＜0.95 mg/kg 无颅内出血和其他出血并发症。3 例 0.95 mg/kg 和仅有的 1 例 1.08 mg/kg 因出血并发症而选择较低剂量	剂量爬坡试验
Clarke E，Haley Jr.	1992	发病 90～180 min 的 AIS 患者，rt-PA 剂量分为 3 组：0.6 mg/kg、0.85 mg/kg、0.95 mg/kg，无空白对照组（n=20）	24 h 主要神经功能改善为 15%	≥0.85 mg/kg 组的致死性颅内出血发生率为 17%（95% CI：3%～44%）	剂量爬坡试验
NINDS 协作组	1995	NINDS/Part 1	治疗组 47% *vs.* 对照组 27%（OR=2.3，95%CI=1.3～4.6），P＜0.001	治疗组 6%（8/144）*vs.* 对照组 0（0/147）	发病时间＜3 h，给予 rt-PA 0.9 mg/kg 静脉溶栓治疗，有效且安全
	1995	NINDS/Part 2	治疗组 39% *vs.* 对照组 26%（OR=1.7，95%CI=1.1～2.6），P=0.019	治疗组 7%（12/168）*vs.* 对照组 1%（2/165）	

续表

作者	年代	重点内容	有效性	安全性	主要意义
Werner Hacke	1995	ECASS	在某些亚组（中至重度神经功能缺损，同时基线 CT 未显示较大面积的低密度）获益	严重的脑实质出血比例增加	发病＜6 h，给予 rt-PA 静脉溶栓治疗采用 1.1 mg/kg 剂量
Werner Hacke	1998	ECASS Ⅱ	mRS 0～1 分：治疗组 40.3% *vs.* 对照组 36.6%，P=0.277；mRS 0～2 分：治疗组 54.3% *vs.* 对照组 46.0%，P=0.024	脑实质出血：治疗组 11.8% *vs.* 对照组 3.1%	发病＜6 h，给予 rt-PA 静脉溶栓治疗采用 0.9 mg/kg 剂量
Werner Hacke	2008	ECASSⅢ	mRS 0～1 分：治疗组 52.4% *vs.* 对照组 45.2%，OR=1.34（1.02～1.76），P=0.04	症状性颅内出血：治疗组 2.4%（10/418）*vs.* 对照组 0.2%（1/403），OR=9.85（1.26～77.32），P=0.008	发病 3～4.5 h，给予 rt-PA 溶栓治疗采用 0.9 mg/kg 剂量，溶栓有效和安全

注：OR，比值比；95%CI，95%可信区间；mRS，改良 RANKIN 量表

史以及严重卒中的患者（NIHSS 评分>25），认为在这些病例中颅内出血的风险过高。然而，仔细分析已发表数据，发现该试验的排除标准在实践中可能是不合理的。

3. 超时间窗/发病时间不明的多模式影像指导下 rt-PA 静脉溶栓

2010 年溶栓汇总分析显示，时间窗>4.5 h 的 rt-PA 静脉溶栓治疗风险超过获益，是否能应用多模式神经影像指导延长溶栓治疗时间窗仍存争议[5]。EPITHET 研究[6]和 DEFUSE 研究[7]均纳入发病 3～6 h 的 AIS 患者，MRI 灌注加权成像（PWI）和弥散加权成像（DWI）不匹配有助于筛选时间窗外适合溶栓的患者。对比汇总分析结果发现，超时间窗与标准时间窗内治疗的患者，经多模式影像筛选后预后良好的比例更高，脑出血发生率低于常规静脉溶栓患者。欧洲 5 个卒中中心的前瞻性登记数据汇总分析发现，多模式影像学筛选的>3 h 进行溶栓治疗的患者，其安全性和有效性与标准时间窗内溶栓的患者类似[8]。此外，20%～25%的患者卒中是在睡眠中发生，发病时间不确切。对发病时间不明的 AIS 患者，应用 DWI/FLAIR 错配模型，信号强度比值<1.15 时能较好地判断发病时间是否在 4.5 h 内。

当前随着多模式影像的应用，血管再通治疗的时间窗概念正逐渐被组织窗取代，特别是最近两大血管内治疗研究 DAWN 和 DEFUSE-3 试验结果的公布，为超时间窗患者血管再通治疗提供了强有力的循证医学证据。但是“2018 年 AHA/ASA 急性缺血性卒中早期管理指南”并不推荐对发病时间不明或者距最后看起来正常的时间>3 或 4.5 h 或醒后卒中患者应用静脉 rt-PA 溶栓治疗。2018 年 5 月欧洲卒中组织大会（ESOC）公布的 WAKE-UP 研究则表明，依赖 MRI DWI/FLAIR 错配的发病时间不明或醒后卒中患者，静脉 rt-PA 治疗能有效改善预后。然而，另一个依赖影像错配（DWI/PWI）的 ECASS-4：

ExTEND研究则未能证明发病时间在4.5～9 h的超时间窗患者静脉rt-PA治疗的有效性和安全性。因此，超时间窗的静脉溶栓证据仍然不足。如何寻找最佳组织时间窗应是非大血管闭塞静脉溶栓研究的努力方向。

（二）年龄

年龄是卒中发生的重要危险因素，也与卒中预后密切相关。在美国“跟着指南走（get with the guidelines，GWTG)”项目中，年龄大于80岁和大于90岁时院内死亡率分别增加1倍和2倍。在高龄患者应用静脉t-PA溶栓出现症状性脑出血的危险也增加。然而，一项纳入6项随机对照研究的meta分析显示3 h内溶栓对大于或小于80岁人群的获益是相当的[9]。“2018年AHA/ASA急性缺血性卒中早期管理指南”推荐对于发病3 h内年龄超过80岁的AIS患者进行静脉溶栓，对于发病时间在3～4.5 h的80岁以上患者，静脉t-PA同样有效，并且是安全的。

（三）卒中严重程度

1. 轻型卒中

尽管提前终止的PRISMS（NCT020172226）研究结果分析并未能充分证明rt-PA对轻型卒中治疗的优势，但是在既往研究中均提示了轻型卒中溶栓的安全性。ECASS Ⅲ亚组分析显示当按照基线NIHSS评分进行分层时，卒中严重程度与获益或安全性（症状性颅内出血或死亡）没有显著的交互作用[4]。SITS-ISTR研究数据显示，对于发病0～3 h和3～4.5 h进行治疗的轻型卒中患者，良好的功能预后（90天mRS评分0～1分）和症状性颅内出血的风险相似或相同[10]。GWTG注册研究同样显示，在发病0～3 h和3～4.5 h进行溶栓治疗的轻型卒中患者，功能转归良好与死亡和症状性颅内出血的风险均相同[11]。基于这些研究证据，“2018 年 AHA/ASA 急性缺血性卒中早期管理指南”仍然推荐对于其他条件都符合的轻型卒中患者应用静脉 rt-PA，但是要充分评估获益和风险，特别是发病在 3～4.5 h 内[12]。

2. 症状严重者或快速缓解者

对于严重卒中患者，建议发病 3 h 内静脉 rt-PA 溶栓治疗。虽然出血风险增加，但仍可获益。有的中重度 AIS 患者出现早期症状改善但仍有神经功能缺损，建议静脉 rt-PA 治疗。发病至治疗时间是影响预后的主要因素，不推荐为了观察症状是否改善而延迟静脉 rt-PA 治疗。

（四）rt-PA 应用剂量

NINDS 研究选择 rt-PA 溶栓的剂量为 0.9 mg/kg，主要是依据两个前瞻性开放性剂量爬坡试验（表 5-1），在剂量低于 0.95 mg/kg 时，症状性颅内出血的发生率相当。1995 年发表的 ECASS Ⅰ 试验增加了治疗组 rt-PA 剂量，在发病时间＜6 h 内给予 1.1 mg/kg 剂量的 rt-PA 溶栓治疗，结果显示治疗组严重脑实质出血的比例增加。因此，由于上述这些研究结果，奠定了当前 rt-PA 的标准剂量，也是治疗的最大剂量为 0.9 mg/kg（最大剂量 90 mg）。低剂量 rt-PA 静脉溶栓的临床试验证据最早来自日本研究。有关度替普酶（Duteplase）的 3 个小型随机对照研究发现，度替普酶剂量 20 mIU（相当于 0.6 mg/kg 剂量的 rt-PA）与 30 mIU（相当于 0.9 mg/kg 剂量的 rt-PA）相比较，疗效（血管再通率和临床结局）相当，均优于安慰剂。基于此结果，日本开展了 J-ACT 单臂研究，采用了 NINDS 研究的治疗组和对照组作为外对照，结果显示低剂量（0.6 mg/kg，日本人）和标准剂量（0.9 mg/kg，美国）的疗效和安全性相当。随后的一系列观察性研究，得出的结果并不一致（绝大多数为亚洲国家）（表 5-2）。当前

表 5-2 低剂量 rt-PA 溶栓试验和观察性研究

年代	研究名称	研究设计	对照组来源	有效性			安全性		
				定义	低剂量	标准剂量	定义	低剂量	标准剂量
2006	J-ACT	单臂研究，前瞻性	NINDS 研究	mRS 0～1	36.9%	39%	sICH/ECASSⅡ	5.8%	6.4%
2010	J-MARS	市场后监测	SIS-MOST 研究	mRS 0～1	39.0%	39.0%	sICH/ECASSⅡ	4.4%	4.6%
2010	台湾 TTT-AIS	前瞻性观察性	同期内部对照	mRS 0～2	58.8%	48.7%	sICH/ECASSⅡ	2.6%	8.0%
2010	新加坡溶栓登记	单中心历史性队列	同期内部对照	mRS 0～1	35%	59%	sICH/ECASSⅡ	14.6%	1.2%
2010	越南溶栓登记	前瞻性观察性	同期内部对照	mRS 0～1	56.3%	34.2%		2.1%	5.5%
2010	上海	单中心回顾性观察性	同期内部对照	mRS 0～1	38%	51.1%	sICH/ECASSⅡ	3.7%)	3.9%

续表

年代	研究名称	研究设计	对照组来源	有效性			安全性		
				定义	低剂量	标准剂量	定义	低剂量	标准剂量
2012	台湾	双中心回顾性研究	同期内部对照	mRS 0～1	41.1%	38.4%	sICH/ECASSⅡ	10.5%	5.1%
2013	上海	单中心观察性	同期内部对照	mRS 0～1	51.5%	57.1%	sICH/NINDS	9.1%	10.5%
2014	中国溶栓登记	前瞻性观察性	同期内部对照	mRS 0～1	41.89%	53.83%	sICH/ECASSⅢ	0	3.10%
2014	台湾 TTT-AIS Ⅱ	前瞻性观察性	同期内部对照	mRS 0～1	38.4%	33.8%	sICH/ECASSⅡ	5.52%	4.98%
2015	韩国溶栓登记	前瞻性观察性	同期内部对照	mRS 0～1	32.4%	35.3%	sICH/NINDS	8.4%	6.4%
2016	ENCHANT-ED	RCT/非劣效性	同期随机对照	mRS 2～6	53.2%	51.1%	sICH/SIS-MOST	1.0%	2.1%

sICH：症状性颅内出血；RCT：随机对照试验

唯一的低剂量和标准剂量 rt-PA 比较的随机对照研究——ENCHANTED 试验，结果并未能证实低剂量 rt-PA 疗效非劣于标准剂量 rt-PA。由此，低剂量和标准剂量之争暂告一段落，对时间窗内 AIS 患者仍采用标准剂量 rt-PA 溶栓治疗。

(五) 脑微出血

MRI 含铁血黄素敏感序列显示约 1/4 静脉 rt-PA 溶栓治疗的 AIS 患者伴有无症状性脑微出血（cerebral microbleeding，CMB）。基线 CMB 与应用 rt-PA 溶栓后发生症状性颅内出血（symptomatic intracerebral hemorrhage，sICH）风险间的关系一直存在争议。基线 CMB 相关研究的 meta 分析显示，sICH 在基线 CMB 患者中更为常见。CMB>10 个的患者，sICH 的发生率为 40%，但是这仅仅基于 15 例患者的 6 个事件，且 CMB>10 个的患者仅占样本量的 0.8%。对 4 项提供 3～6 个月功能转归资料的研究进行汇总分析显示，与不存在 CMB 的患者相比，CMB 患者与 rt-PA 溶栓后的不良预后相关（OR=1.58，95% CI=1.18～2.14，$P=0.002$）[7]。因此，CMB 会增加静脉溶栓后颅内出血的风险和不良预后的可能性，但是尚不清楚这些负面影响是否会完全抵消溶栓治疗带来的获益，也不清楚是否 CMB 的位置和数量对预后有不同影响。这些问题亟待进一步研究。

基于上述研究，“2018 年 AHA/ASA 急性缺血性卒中早期管理指南”推荐对既往 MRI 显示少量 CMB（1～10 个）而其他标准都符合的患者，静脉溶栓是合理的。对于既往 MRI 显示大量 CMB（>10 个）而其他标准都符合的患者，静脉溶栓可能与 sICH 风险增加相关，且临床获益不明确；如果有显著的潜在获益，静脉溶栓可能是合理的。

（六）既往伴有抗栓药物的应用

1. 既往伴抗血小板药物的应用

国外数据显示30%～50%的卒中患者常常伴有抗血小板药的使用。抗血小板药物既可以增加rt-PA血管开通效果，同时也可能会增加颅内出血的风险。CLOTBUST试验二次分析显示卒中前应用抗血小板药物的患者与未应用抗血小板药物的患者相比，溶栓后大脑中动脉闭塞再通率并无明显区别[15]。在另一个大型多中心登记研究中，卒中前应用双联抗血小板药物与未使用抗血小板药物相比，rt-PA溶栓后症状性脑出血的风险增加，但是良好结局类似[16]。最新的ENCHANTED研究亚组分析显示，尽管应用抗血小板药物的患者溶栓后出血风险增高，但是卒中前应用抗血小板药物与没有应用抗血小板药物相比，接受低剂量rt-PA治疗比接受标准剂量rt-PA治疗的良好转归有增高的趋势[17]。

2. 既往伴抗凝药物的应用

指南推荐对于发病3 h内凝血功能INR≤1.7或PT≤15 s的AIS患者rt-PA静脉溶栓是安全的。两个大型登记研究显示服用华法林患者的sICH风险增高，但校正卒中严重程度、老年、合并疾病等因素后，INR达标的患者服用华法林并不独立增加sICH风险[18-19]。与普通肝素相比，低分子量肝素延长APTT不明显，作用时间更长，因此24 h内使用过低分子量肝素的患者不适合静脉溶栓治疗，可能增加溶栓后出血风险。

新型口服抗凝剂已成为非瓣膜性心房颤动患者卒中预防的一线治疗，包括直接凝血酶抑制剂（达比加群、阿加曲班）和FⅩa抑制剂（阿哌沙班、利伐沙班）。2项有关阿加曲班和rt-PA联合治疗AIS的研究显示，溶栓后序贯抗凝治疗是安全且有效的。基于上述依据，难以确定正在使用直接凝血酶抑制剂的患者是否适用静脉 t-PA 治疗。达比加群拮抗剂依达珠单抗（Idarucizumab）可在 2～3 min 内阻断达比加群的作用，经谨慎选择的病例可考虑在拮抗达比加群治疗后予以静脉 t-PA 治疗[20]。口服 FⅩa 抑制剂（阿哌沙班、利伐沙班）患者也可延长 PT 和 APTT，目前尚没有与静脉 t-PA 联用的相关研究，安全性不能确定。

（七）近期穿刺/手术/外伤

最近 7 天内进行腰椎硬膜穿刺的 AIS 患者，可以考虑静脉 rt-PA 治疗。

对于在卒中 7 天内有过不可压迫部位动脉穿刺的 AIS 患者，静脉 rt-PA 治疗的安全性和有效性尚不确定。

近期（14 天内）有过非颅脑严重外伤的 AIS 患者，可考虑谨慎进行静脉 rt-PA 治疗，但必须权衡因外伤引起的出血风险与卒中严重程度及致残可能，经慎重考虑，可以静脉 rt-PA 治疗。

近期（14 天内）有过重大手术的 AIS 患者，可考虑在经过谨慎选择后进行静脉 rt-PA 治疗，但必须充分权衡手术部位出血风险增加与减轻卒中相关神经功能缺损的潜在获益。

（八）伴有其他合并疾病

卒中患者常常伴有其他合并疾病，如终末期肾病、肿瘤、心脏疾病等。这些疾病即可能是引起卒中的病因，也可能是伴随疾病。这些合并疾病患者在早期研究中常被排除在外，随着临床实践的深入，越来越多的证据为这些患者的溶栓治疗提供了一定依据。

1. 合并镰状细胞病

对AHA GWTG-卒中注册人群进行的一项病例对照研究，共纳入832例成年镰状细胞病患者和3328例年龄、性别和种族相匹配且神经功能缺损程度相似的无镰状细胞病对照组患者，结果显示镰状细胞病对rt-PA静脉溶栓治疗的安全性或预后没有显著的影响[21]。因此，推荐对于合并镰状细胞病的AIS患者进行rt-PA静脉溶栓是合理的。

2. 伴有终末期肾病

对于正在接受血液透析而APTT正常的终末期肾病患者，推荐静脉rt-PA治疗。（然而，APTT升高的患者，出血并发症风险可能会增加。）

3. 伴有心脏疾病

（1）急性心肌梗死：对于同时发生AIS和急性心肌梗死的患者，合理的治疗方法是首先使用卒中治疗剂量的rt-PA，随后进行经皮冠状动脉血管成形术和支架置入术（如有适应证）。

（2）近期心肌梗死：对于最近3个月内有心肌梗死病史的AIS患者，如果为非ST抬高型心肌梗死，或者累及右壁或下壁心肌的ST段抬高型心肌梗死，静脉rt-PA治疗缺血性卒中是合理的。如果是累及左前壁心肌的ST段抬高型心肌梗死，静脉rt-PA治疗缺血性卒中也是合理的。

（3）其他心脏疾病：对于合并急性心包炎的可能导致严重残疾的严重AIS患者，静脉rt-PA治疗可能是合理的。在这种情况下，建议请心脏病专家紧急会诊。对于可能导致严重残疾的严重AIS患者，如合并左心房或左心室血栓，或者合并心脏黏液瘤或乳头状纤维肉瘤，静脉rt-PA治疗可能是合理的。对于可能导致轻度残疾的中度

AIS患者，如合并左心房或左心室血栓，rt-PA静脉溶栓治疗的净获益不确定。

4. 伴有系统性恶性肿瘤

肿瘤是卒中患者预后不良的独立危险因素，主要与其预期生存时间有关。目前对恶性肿瘤患者静脉rt-PA治疗的安全性和有效性未经证实。如果不存在其他禁忌证如凝血功能异常、近期手术或系统性出血，且具有合理预期寿命（>6个月），系统性恶性肿瘤患者可能从静脉溶栓治疗中获益。

5. 伴有颅内肿瘤

颅内肿瘤被分为轴外和轴内两大类。对于合并此类疾病的AIS研究目前仅限于个案报道，从个案转归可以看出轴外颅内肿瘤的静脉溶栓是安全的。因此，推荐轴外颅内肿瘤的AIS患者静脉rt-PA治疗。但是，对于轴内颅内肿瘤，考虑其出血风险较大，当前指南并不推荐。

6. 眼科疾病

糖尿病性出血性视网膜病变曾被列为溶栓禁忌证，主要是担心溶栓后视网膜出血风险可能会增加，但是起初并没有确切证据支持。GUSTO-1试验亚组分析对接受溶栓治疗的心肌梗死糖尿病患者和非糖尿患者的眼内出血进行了对比[22]，结果显示糖尿病与溶栓后眼内出血并无相关性，其95%可信区间上限仅为0.05%。因此，指南推荐伴有糖尿病性出血性视网膜病变或有其他出血性眼部疾病史的AIS患者，静脉rt-PA治疗是合理的，但应对视力丧失的潜在风险增加与减轻卒中相关神经功能缺损的预期获益进行充分权衡。

（九）其他情况

1. 妊娠

关于妊娠期并发 AIS 仅有个案报道。推荐在妊娠期间合并 AIS 时，当预期的获益超过子宫出血增加的风险时，可考虑静脉 rt-PA 治疗。但是对于产后早期（＜分娩后 14 天）溶栓治疗的安全性和有效性尚未证实。

2. 月经

对于在月经期间发生 AIS，但既往无月经量过多病史的女性患者很可能有必要进行静脉 rt-PA 溶栓治疗，但应告知溶栓可能会引起月经量增多。对于既往或最近有月经量过多病史但没有显著贫血或低血压的女性患者，因为静脉 rt-PA 治疗的潜在获益可能超过严重出血的风险，可考虑静脉 rt-PA 治疗。对于既往或最近有活动性阴道出血病史，并导致临床显著贫血的女性患者，应紧急请妇产科医生会诊后，再做出治疗决策。

3. 癫痫发作

如果证据表明遗留的神经功能缺损是继发于卒中而非癫痫发作后现象，那么对于伴有癫痫发作的 AIS 患者进行 rt-PA 治疗是合理的。

4. 血糖异常

对于初始血糖水平＜50 mg/dl 或＞400 mg/dl，且其他条件均符合的 AIS 患者，血糖水平经纠正后，静脉 rt-PA 治疗可能是合理的。

二、溶栓后管理

rt-PA 输注需密切关注，包括生命体征观察、神经功能评价等，其目的是为了评估疗效，防止和尽早发现溶栓相关并发症的出现。溶栓后管理主要包括溶栓后的监护和血压管理，以及溶栓后并发症的管理，如症状性颅内出血、口舌水肿的管理。

(一) 静脉 rt-PA 溶栓治疗 AIS 的监护和血压管理

- 收入重症监护室或卒中单元进行监护。
- 如果患者出现严重头痛、急性高血压、恶心、呕吐或神经功能进行性恶化，停止输注（如果正在输注 rt-PA），并急查头颅 CT。
- 静脉输注 rt-PA 过程中及之后 2 h，每 15 min 一次测量血压和神经系统查体，随后 6 h 内每 30 min 一次，最后每小时一次，直到 rt-PA 治疗后 24 h。
- 如果收缩压＞180 mmHg 或舒张压＞105 mmHg，则增加血压测量次数；给予降压药以维持血压等于或低于此水平。
- 如果在没有鼻胃管、留置导尿管或动脉内压力导管的情况下仍可以对患者进行安全处理，则延迟放置这些装置。
- 静脉 rt-PA 治疗后 24 h 开始使用抗凝剂或抗血小板药物前，复查 CT 或 MRI。

(二) 静脉 rt-PA 溶栓后的并发症管理

1. 溶栓后 24 h 内症状性颅内出血的管理

- 停止 rt-PA 输注。
- 查全血细胞计数、PT（INR）、APTT、纤维蛋白原，查血型，交叉配血。
- 急查头颅 CT 平扫
- 血浆冷沉淀（包括Ⅷ因子和纤维蛋白原）：10～30 min 内输注 10 U（1 h 起效，12 h 达到峰浓度）；纤维蛋白原水平<200 mg/dl时，可再次给予。

- 氨甲环酸1000 mg于10 min内静脉注射或者ε-氨基己酸4～5 g于1 h内静脉输注，随后1 g氨甲环酸静脉输注直至出血得到控制（3 h达峰浓度）。
- 紧急请血液科和神经外科会诊。
- 支持治疗包括血压、颅内压、脑灌注压、平均动脉压管理，及体温和血糖控制。

2. 口舌血管源性水肿的管理

- 气道维持和支持治疗。
- 如果水肿仅限于前舌和唇，则不一定需要行气管插管。
- 快速进展（30 min内）的喉头、上腭、口底或口咽部水肿，则需要气管插管的可能性更高。
- 清醒状态下纤维支气管镜插管最佳。经鼻气管插管可能是需要的，但可能带来rt-PA静脉溶栓治疗后鼻出血的风险。环甲膜切开术很少用到，并且在rt-PA静脉溶栓后也是存在问题的。
- 停止rt-PA静脉输注，并停用ACEI类药物。
- 静脉注射甲泼尼龙125 mg。
- 静脉注射苯海拉明50 mg。
- 静脉注射雷尼替丁50 mg或法莫替丁20 mg。
- 如果血管源性水肿进一步加重，肾上腺素（0.1%）0.3 ml皮下注射或0.5 ml雾化吸入。
- 艾替班特，一种选择性缓激肽 B_2 受体拮抗剂，3 ml（30 mg）腹部皮下注射，每间隔6 h可再给予30 mg，24 h内注射不超过3次。血浆C1酯酶抑制剂（20 IU/kg）已成功用于治疗遗传性血管源性水肿和ACEI相关性血管源性水肿。

（郑华光　刘慧慧）

参考文献

[1] Hacke W, Donnan G, Fieschi C, et al. Association of outcome with early stroke treatment: pooled analysis of ATLANTIS, ECASS, and NINDS rt-PA stroke trials. Lancet, 2004, 363: 768-774.

[2] Wardlaw JM, Murray V, Berge E, et al. Thrombolysis for acute ischaemic stroke. The Cochrane Database of Systematic Reviews, 2014: CD000213.

[3] Wardlaw JM, Murray V, Berge E, et al. Recombinant tissue plasminogen activator for acute ischaemic stroke: an updated systematic review and meta-analysis. Lancet, 2012, 379: 2364-2372.

[4] Hacke W, Kaste M, Bluhmki E, et al. Thrombolysis with alteplase 3 to 4. 5 hours after acute ischemic stroke. N Engl J Med, 2008, 359: 1317-1329.

[5] Ahmed N, Wahlgren N, Grond M, et al. Implementation and outcome of thrombolysis with alteplase 3-4. 5 h after an acute stroke: an updated analysis from SITS-ISTR. The Lancet Neurology, 2010, 9: 866-874.

[6] Davis SM, Donnan GA, Parsons MW, et al. Effects of alteplase beyond 3 h after stroke in the Echoplanar Imaging Thrombolytic Evaluation Trial (EPITHET): a placebo-controlled randomised trial. The Lancet Neurology, 2008, 7: 299-309.

[7] Lansberg MG, Thijs VN, Hamilton S, et al. Evaluation of the clinical-diffusion and perfusion-diffusion mismatch models in DEFUSE. Stroke, 2007, 38: 1826-1830.

[8] Schellinger PD, Thomalla G, Fiehler J, et al. MRI-based and CT-based thrombolytic therapy in acute stroke within and beyond established time windows: an analysis of 1210 patients. Stroke, 2007, 38: 2640-2645.

[9] Bhatnagar P, Sinha D, Parker RA, et al. Intravenous thrombolysis in acute ischaemic stroke: a systematic review and meta-

analysis to aid decision making in patients over 80 years of age. J Neurol Neurosurg Psychiatry, 2011, 82: 712-717.

[10] Wahlgren N, Ahmed N, Davalos A, et al. Thrombolysis with alteplase 3～4. 5 h after acute ischaemic stroke (SITS-ISTR): an observational study. Lancet, 2008, 372: 1303-1309.

[11] Romano JG, Smith EE, Liang L, et al. Outcomes in mild acute ischemic stroke treated with intravenous thrombolysis: a retrospective analysis of the Get With the Guidelines-Stroke registry. JAMA neurology, 2015, 72: 423-431.

[12] Powers WJ, Rabinstein AA, Ackerson T, et al. 2018 Guidelines for the early management of patients with acute ischemic stroke: aguideline for healthcare professionals from the American Heart Association/American Stroke Association. Stroke, 2018, 49: e46-e110.

[13] Charidimou A, Shoamanesh A. Clinical relevance of microbleeds in acute stroke thrombolysis: comprehensive meta-analysis. Neurology, 2016, 87 (15): 1534-1541.

[14] Tsivgoulis G, Zand R, Katsanos AH, et al. Risk of symptomatic intracerebral hemorrhage after intravenous thrombolysis in patients with acute ischemic stroke and high cerebral microbleed burden: a meta-analysis. JAMA neurology, 2016, 73: 675-683.

[15] Ibrahim MM, Sebastian J, Hussain M, et al. Does current oral antiplatelet agent or subtherapeutic anticoagulation use have an effect on tissue-plasminogen-activator-mediated recanalization rate in patients with acute ischemic stroke? Cerebrovascular Diseases, 2010, 30: 508-513.

[16] Diedler J, Ahmed N, Sykora M, et al. Safety of intravenous thrombolysis for acute ischemic stroke in patients receiving antiplatelet therapy at stroke onset. Stroke, 2010, 41: 288-294.

[17] Robinson TG, Wang X, Arima H, et al. Low-versus stand-

ard-dose alteplase in patients on prior antiplatelet therapy: The ENCHANTED Trial (Enhanced Control of Hypertension and Thrombolysis Stroke Study). Stroke, 2017, 48: 1877-1883.

[18] Mazya M, Egido JA, Ford GA, et al. Predicting the risk of symptomatic intracerebral hemorrhage in ischemic stroke treated with intravenous alteplase: Safe Implementation of Treatments in Stroke (SITS) symptomatic intracerebral hemorrhage risk score. Stroke, 2012, 43: 1524-1531.

[19] Xian Y, Liang L, Smith EE, et al. Risks of intracranial hemorrhage among patients with acute ischemic stroke receiving warfarin and treated with intravenous tissue plasminogen activator. JAMA, 2012, 307: 2600-2608.

[20] Pollack CV, Jr., Reilly PA, Eikelboom J, et al. Idarucizumab for Dabigatran reversal. The New England Journal of Medicine, 2015, 373: 511-520.

[21] Adams RJ, Cox M, Ozark SD, et al. Coexistent sickle cell disease has no impact on the safety or outcome of lytic therapy in acute ischemic stroke: findings from Get With The Guidelines-Stroke. Stroke, 2017, 48: 686-691.

[22] Mahaffey KW, Granger CB, Toth CA, et al. Diabetic retinopathy should not be a contraindication to thrombolytic therapy for acute myocardial infarction: review of ocular hemorrhage incidence and location in the GUSTO-I trial. Global Utilization of Streptokinase and t-PA for Occluded Coronary Arteries. Journal of the American College of Cardiology, 1997, 30: 1606-1610.

第六章　急诊血管内治疗

一、工作流程

图 6-1 为急性脑血管病患者血管内治疗的急救流程图，展示了患者入院后如何进行大血管病变初筛、病情评估、患者筛选、适应证情况、术前准备、治疗方案选择、操作要点、术后管理及并发症处理的流程。

二、筛选患者

（一）患者识别

快速精准地识别大血管病变患者，是顺利开展动脉取栓治疗的关键。对于院前急救而言，在没有影像学检查明确提示大血管病变的情况下，有必要通过临床表现初步判定患者是否考虑大血管病变而可能需要实施动脉取栓治疗，这对于患者是否需要直接转运到就近的有取栓能力的综合卒中中心进行救治有一定指导作用。急诊到院的患者，也有必要根据患者的临床表现来有效识别卒中及大血管闭塞的可能性，在 CT 排除出血性卒中后，这对于是否有必要进行其他影像学评估有指导意义。

患者发病 3 h 内 NIHSS 评分≥9 分或发病 6 h 内 NIHSS 评分≥7 分时，存在大血管闭塞的可能性较大。表 6-1 列出了提示大血管闭塞的相关评分指标。

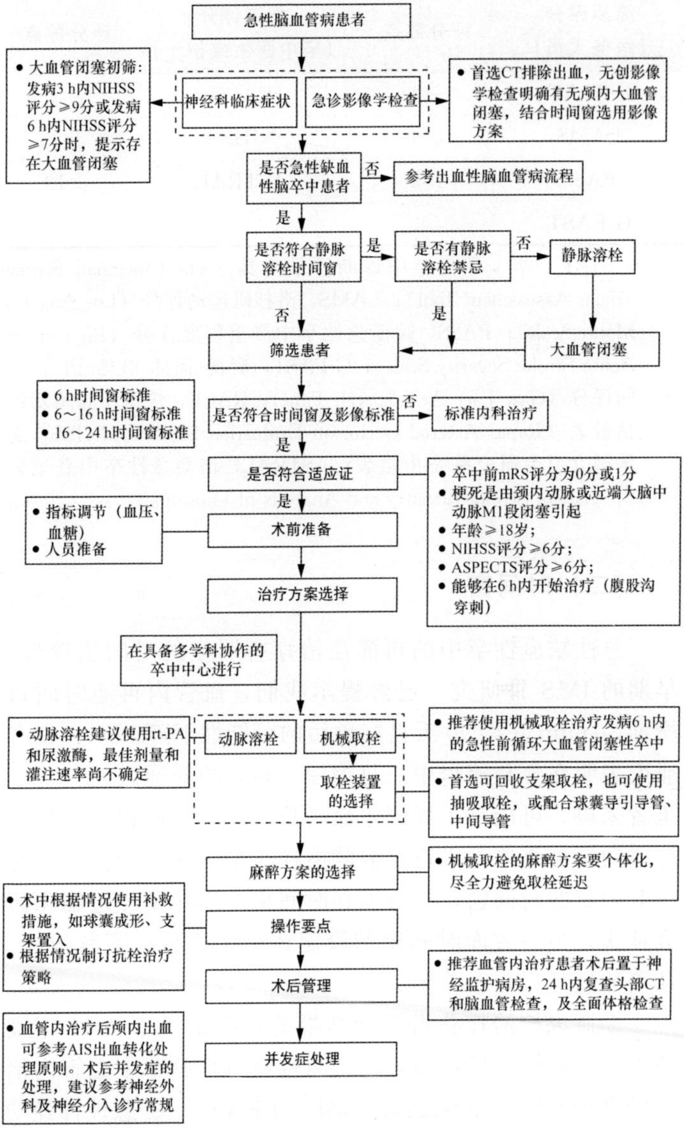

图 6-1 急性缺血性卒中的血管内治疗急救流程

表 6-1 预测急性缺血性卒中大血管闭塞的评分指标

简易评分（医务人员）	评分截点	复杂评分（卒中医生或护士）	评分截点
C-STAT	≥1	RACE	≥2
LAMS	≥4	NIHSS	≥7
PASS	≥2	ASTRAL	≥13
G-FAST	≥3		

注：C-STAT，辛辛那提卒中诊断评估工具（The Cincinnati Stroke Triage Assessment Tool）；LAMS，洛杉矶运动评分（Los Angeles Motor Scale）；PASS，院前急性卒中严重程度评分（Prehospital Acute Stroke Severity Scale）；G-FAST，凝视-面部-肢体-语言-时间评分（Gaze-Face-Arm-Speech-Time）；RACE，快速动脉闭塞评估量表（Rapid Arterial Occlusion Evaluation Scale）；NIHSS，美国国立卫生研究院卒中量表；ASTRAL，洛桑急性卒中登记分析（Acute Stroke Registry and Analysis of Lausanne）

（二）时间窗

急性缺血性卒中的再灌注治疗有明显的时间依赖性，早期的 IMS Ⅲ研究[1]已经提示我们，血管内再通时间每增加 30 mim 获得 90 天良好预后的可能性下降 12%。也有研究表明在急救流程中，每缩短 1 min 的开通时间，对于患者来讲，可能是 1 周的生命延长。在急救流程中如何缩短时间至关重要，无论是静脉溶栓还是动脉取栓治疗，都有其限定的时间窗，一方面在时间窗内治疗是经过临床研究证实，另一方面时间窗的设定让卒中急救提高紧迫性，从而缩短延误，改善预后。

动脉取栓治疗获得阳性结果的证据来源于 2015 年发表的 5 项随机对照试验：荷兰急性缺血性脑卒中血管内治疗的多中心随机临床试验（MR CLEAN）[2]、急性神经功能缺损动脉内治疗延长溶栓时间的研究（EXTEND-IA）[3]、前循环近端闭塞及小核心梗死的血管内治疗且最小化 CT

至血管内再通时间的研究（ESCAPE）[4]、8 h 内前循环卒中应用 Solitaire 取栓 *vs.* 最佳药物治疗实现血管内再通比较试验（REVASCAT）[5] 及 Solitaire 支架取栓治疗 AIS 试验（SWIFT-PRIME）[6]。结合这 5 项研究的时间窗设计及入组患者具体的时间窗情况，指南推荐的取栓时间窗为 6 h。而 5 项研究的 meta 分析发现发病到穿刺时间 7.3 h 内进行动脉取栓治疗，患者均能够显著获益。2017 年底发表的 DAWN 研究[7]，其在上述 5 项研究的基础上进行了旨在比较发病 6～24 h 内前循环大血管闭塞所致急性缺血性卒中患者（临床症状与梗死灶体积不匹配）单纯标准内科治疗与血管内治疗的结局。该研究共登记入组患者 206 例，107 例为血管内治疗组，99 例为对照组。研究进行 31 个月时由于中期分析而停止。取栓患者预后良好的比例为 49%，而对照组为 13%，两组差异显著。2018 年发表的 DEFUSE 3 研究[8]也由于疗效显著而提前终止，该研究总共入组 182 例患者，结果提示对于经影像学筛选的发病在 6～16 h 内前循环大血管闭塞致急性缺血性卒中的患者，血管内治疗是安全有效的，该研究也是急性缺血性卒中血管内治疗研究以来，疗效最为显著的临床研究。这两项研究结果的发表再次改写了指南，动脉取栓时间窗的证据级别也由原来的 6 h 扩展到了 24 h（图 6-2）。

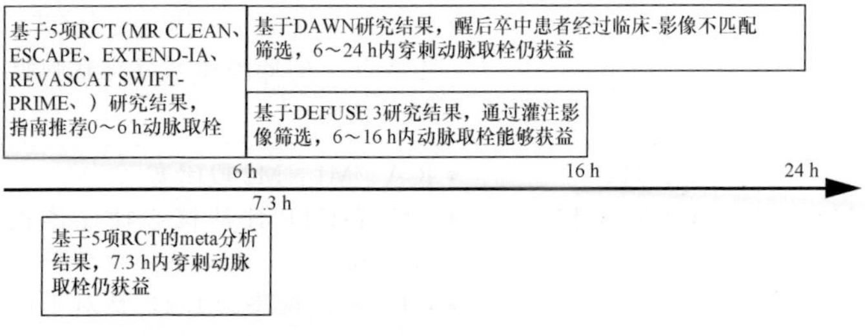

图 6-2 AIS 患者血管内治疗不同时间窗的证据来源。RCT：随机对照试验

（三）影像学评估

进行 AIS 患者血管内治疗的病例选择时，除时间窗外，通过影像学评估选择合适的患者是获得良好预后的关键。有必要建立适当的影像学评估方案，为 AIS 患者血管内治疗的术前筛选及术后评估提供指导。新时代的研究之所以取得阳性结果，除了选用新一代取栓装置外，还应用了影像学技术对患者进行严格的筛选。这些影像学技术主要包括多模式计算机断层显像（CT），如平扫 CT（NCCT）、CT 血管造影（CTA）、CT 灌注成像（CTP），及多模式磁共振成像（MRI），如弥散加权成像（DWI）、灌注加权成像（PWI）、磁共振血管造影（MRA）。这些影像学技术可以排除出血性病变、识别闭塞血管部位，以及通过直接或间接征象评估核心梗死灶、缺血半暗带及侧支循环，以识别通过取栓可能获得良好预后的患者（表 6-2）[7]。

表 6-2　急性缺血性卒中血管内治疗相关试验的影像学评估方案

试验名称	筛查影像	血管内治疗的影像学筛选标准
MR CLEAN	NCCT、CTA、MRA、DSA	• ICA、MCA M1/M2 段、ACA A1/A2 段闭塞
ESCAPE	NCCT、多时相 CTA、CTP（可选）	• ICA、M1 段闭塞，或 M1 段功能性闭塞（M2 段部分/全部闭塞） • NCCT ASPECTS 评分 6～10 分 • 充足的侧支循环，其定义为 CTA 上≥50％的低灌注区域有软脑膜侧支循环
EXTEND-IA	NCCT、CTA、CTP	• ICA、M1、M2 段闭塞 • NCCT/CTP 评估核心梗死体积＜70 ml • CTP 不匹配率＞1.2，绝对不匹配区域（半暗带）＞10 ml

续表

试验名称	筛查影像	血管内治疗的影像学筛选标准
REVAS-CAT	NCCT、CTA、CTP（可选）、MRI-DWI	• ICA 或 M1 段闭塞； • NCCT/CTP-CBV ASPECTS 评分>6 分 （80～85 岁患者 CT ASPECTS 评分>8 分） • MRI-DWI ASPECTS 评分>5 分
SWIFT-PRIME	NCCT、CTA、CTP、MRA、MRI-DWI、PWI（可选）	• ICA 或 M1 段闭塞 • NCCT 可见低密度区<1/3 MCA 供血区 • NCCT 或 DWI ASPECTS 评分 6～10 分 • CTP 不匹配率>1.8，缺血半暗带体积>15 ml • 严重低灌注区域：达峰时间（T_{max}）>10 s 的病灶体积≤100 ml
DAWN	NCCT、MRI、CTA、MRA、CTP、DWI	• CTA/MRA 显示 ICA 颅内段和（或）MCA M1 段闭塞 • NCCT/DWI<1/3 MCA 供血区 • 临床-梗死不匹配标准： · ≥80 岁，NIHSS≥10 分，梗死体积<21 ml · <80 岁，NIHSS≥10 分，梗死体积<31 ml · <80 岁，NIHSS≥20 分，31 ml<梗死体积<51 ml
DEFUSE 3	NCCT/MRI、CTA、MRA、CTP、DWI、MRP	• ICA 颅内段或 M1 段闭塞 • 核心梗死体积<70 ml • 缺血组织/梗死体积≥1.8 • 缺血半暗带体积≥15 ml

注：DSA，数字减影血管造影；ICA，颈内动脉；MCA，大脑中动脉；ACA，大脑前动脉；ASPECTS，Alberta 卒中项目早期 CT 评分

下文将从影像学角度阐述如何评估大血管闭塞、判定核心梗死区域、评价侧支循环代偿及缺血半暗带，以指导筛选病例。

1. 大血管闭塞

NCCT 应作为可疑急性缺血性卒中患者首选的影像筛查方法，以除外出血性脑血管病。实施血管内治疗前，尽量使用无创影像学检查（CTA/MRA）明确有无颅内大血管闭塞；对可疑大血管闭塞患者，推荐使用一站式 CTA＋CTP 影像检查方案，快速实施术前影像评估，指导血管内治疗。发病 3 h 内、NIHSS 评分≥9 分，或发病 6 h 内、NIHSS 评分≥7 分时，提示存在大血管闭塞；若无条件实施无创影像学评估，建议 NCCT 排除颅内出血后，快速进行全脑血管的数字减影血管造影（DSA）以评估血管闭塞情况及侧支循环代偿情况，选择合适的患者实施血管内治疗。

2. 核心梗死区

核心梗死区即发生不可逆性损伤的脑组织，指的是与正常脑组织相比，脑血流量（CBF）下降超过 30％的区域，在 NCCT 上显示为低密度区。核心梗死区的大小与患者的临床预后密切相关。核心梗死区越小，患者预后良好的可能性越大。有文献报道，与 AIS 患者预后良好相关的预测指标是核心梗死体积，而不是缺血半暗带。同时，评估核心梗死区也可预测血管内治疗出现并发症的风险。因此，准确评价核心梗死区有助于筛选出适合血管内治疗的卒中患者。

评估核心梗死大小的影像学指标主要为 Alberta 卒中项目早期 CT 评分（Alberta Stroke Program Early CT Score，ASPECTS），其次是核心梗死体积。2015 年发表的 5 项具有阳性结果的临床试验[1-5]，除了 MR CLEAN

研究外，其余 4 项研究均对核心梗死有明确纳入标准（表 6-2）。核心梗死大小适合动脉取栓的界定可分为两种：一种应用 NCCT/MRI DWI 评估，ASPECTS 评分≥6 分或 7 分；另一种应用 CTP 评估的核心梗死体积＜70 ml。计算 ASPECTS 评分可通过 NCCT、CTP 及 MRI DWI，评估核心梗死体积可通过 CTP、MRI DWI 及 PWI 等。有研究显示，ASPECTS 评分≥7 分对应于梗死体积＜70 ml，ASPECTS 评分≤3 分对应于梗死体积＞100 ml。

ASPECTS 评分是基于 NCCT 评估大脑中动脉（MCA）区域早期缺血性改变的一种简单而系统的方法。将 MCA 供血区的各主要功能区分别赋予分值（3 个皮质下区：尾状核 C、豆状核 L、内囊 IC；7 个皮质区：岛叶皮质 I，大脑中动脉皮质 M1～M6）（图 6-3），共计 10 分，每累及一个区域减去 1 分，即正常脑 CT 为 10 分，MCA 供血区广泛梗死则为 0 分。

核心梗死体积与血管内治疗的功能预后密切相关，推荐使用 NCCT/CTP/MRI DWI 评估患者核心梗死体积或

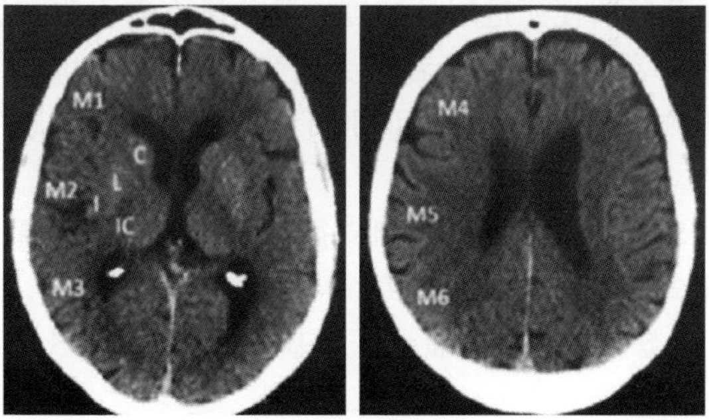

图 6-3　ASPECTS 评分。图示皮质下结构区域：尾状核（C）、豆状核（L）、内囊（IC）；岛叶皮质（I）和大脑中动脉皮质：大脑中动脉前皮质（M1）、大脑中动脉岛叶外侧皮质（M2）、大脑中动脉后皮质（M3）、M1 上方的大脑中动脉皮质（M4）、M2 上方的大脑中动脉皮质（M5）、M3 上方的大脑中动脉皮质（M6）

计算 ASPECTS 评分。对于 ASPECTS 评分≥6 分或核心梗死体积<50 ml 的急性缺血性卒中患者，推荐尽早行血管内治疗。对于 ASPECTS 评分<6 分的急性缺血性卒中患者，建议进一步完善其他影像学检查，评估侧支循环及缺血半暗带情况，指导血管内治疗方案的选择。

3. 侧支循环

脑侧支循环是指当大脑的供血动脉严重狭窄或闭塞时，血流通过其他血管（侧支或新形成的血管吻合）到达缺血区，从而使缺血组织得到不同程度的灌注代偿。

按照不同的血流代偿途径，脑侧支循环可以分为三级：一级侧支循环是指通过 Willis 环的血流代偿；二级侧支循环是指通过眼动脉、软脑膜吻合支及其他相对较小的吻合支之间的血流代偿；三级侧支循环属于新生血管，通常在缺血一定时间后才会形成。

缺血脑组织在闭塞的动脉开通前依赖侧支循环而生存，因此侧支循环的好坏一定程度上反映了可挽救脑组织的多少。侧支循环在不同个体之间具有明显的差异，并且能够显著影响梗死进展的速度。既往研究表明侧支循环状态能够显著影响 AIS 患者接受血管内治疗后的临床结局，有效的侧支循环评价能够识别可能从早期血管开通中获益的患者。

AIS 患者临床常用的侧支循环评价方法包括基于 CT 的多模式影像评估，如传统 CTA（单时相）、多时相 CTA/动态 CTA、CT 灌注，及基于 MRA 和 DSA 的血管评估方法。

拟行血管内治疗的急性缺血性卒中患者，推荐完成代偿相关侧支血管的脑血管造影，评估基线侧支循环状态，可应用 ASITN/SIR 侧支循环分级系统，协助预测血管内治疗的风险和获益；也可在治疗前对患者进行多时相 CTA 检查评估侧支循环的代偿程度，以进行危险度分层。

对于侧支循环分级量表，目前尚无统一的评估体系，各种评估量表的预测价值、信度和效度仍需进一步验证。尽管目前有多种无创性影像学方法可在血管再通治疗前完成侧支循环的评价，但目前关于是否应将侧支循环评价作为急性期血管再通治疗前的常规影像学评价指标仍未明确；在治疗前进行侧支循环评价是否会延迟治疗，以及是否可以通过基线侧支循环状态指导临床决策，仍需前瞻性临床研究证实。

4. 缺血半暗带

缺血半暗带为脑核心梗死灶周围由于脑血流灌注不足而导致神经功能受损的脑组织，但其细胞正常电活动仍可维持正常。缺血半暗带从外向内包括：①良性缺血区，即可自行恢复功能的区域；②缺血半暗带区，即除非积极有效的治疗，否则进展为不可逆损伤的区域，是临床治疗及研究的焦点。缺血半暗带进展为梗死的速度取决于责任血管侧支代偿的程度、缺血持续时间、细胞的功能和代谢状态，因此，快速有效地识别核心梗死灶与周围潜在的可挽救脑组织对于选择适合治疗的患者非常重要。CT 灌注技术与 MRI 比较，最明显的优势在于 CTP 容易普及与实现，此外还可以提供很多强有力的生理学数值，扫描后可产生脑血流量（CBF）、脑血容量（CBV）、达峰时间（TTP）及平均通过时间（MTT）等图像。MRI PWI 常采用动态磁敏感对比增强技术，通过造影剂团注追踪技术进行动态增强扫描，依靠造影剂磁化率改变引起信号变化的原理成像，经处理后可得出相应灌注成像的参数如 CBF、CBV、MTT 及 TTP 等。CTP 具备便捷、高效的特征，但 MRI 的各个模式却更有专业性，且似乎更准确。

对于经筛选发病 6 h 以内、ASPECTS 评分＜6 分、拟接受紧急再灌注治疗的患者，或发病超过 6 h、拟接受紧急再灌注治疗的患者，建议完成 CT 灌注检查以明确核心梗死区和缺血半暗带体积。推荐使用一站式 CTA+CTP 检查方案缩短多模式 CT 的检查时间；对于无法完成 CT 灌注的卒中中心，可根据 CTA 源图像进行核心梗死体积和缺血半暗带的判断，也可以通过磁共振 DWI+MRA+PWI 进行术前评估。

（四）不同时间窗患者的影像评估方案

表 6-3 展示了不同时间窗患者进行影像学评估的推荐方案和评估标准。

表 6-3 筛选不同时间窗患者进行血管内治疗的推荐影像方案

时间窗	影像评估方案	操作流程
0～6 h	CT：排除出血、计算 ASPECTS 评分 CTA/MRA/DSA：确定病变大血管，评价侧支循环	符合 6 h 内取栓标准 符合静脉溶栓窗患者，静脉溶栓后直接筛查大血管
6～16 h	CT：排除出血、计算 ASPECTS 评分 CTA/MRA：确定病变大血管 CTP/MRP/DWI：评估核心梗死体积、缺血半暗带	符合 DEFUSE 3 研究标准 符合 DAWN 研究标准
16～24 h	CT/MRI：排除出血、计算 ASPECTS 评分 CTA/MRA：确定病变大血管 CTP/DWI：评估核心梗死体积	符合 DAWN 研究标准

三、适应证与禁忌证

（一）适应证

1. “2018 AHA/ASA 急性缺血性卒中早期管理指南”

指出，满足下列条件的患者以最高级别推荐机械取栓治疗（Ⅰ类推荐，A 级证据）：

（1）卒中前改良 Rankin 量表（modified Rankin scale，mRS）评分为 0 分或 1 分。

（2）梗死是由颈内动脉或近端大脑中动脉 M1 段闭塞引起的。

（3）年龄≥18 岁。

（4）NIHSS 评分≥6 分。

（5）ASPECTS 评分≥6 分。

（6）能够在 6 h 内开始治疗（腹股沟穿刺）。

2. 虽然获益尚不确定，对于大脑中动脉 M2 或 M3 段闭塞的患者在发病 6 h 内进行（股动脉穿刺）可回收支架机械取栓可能是合理的（Ⅱb 类推荐，B-R 级证据）。

3. 虽然获益尚不确定，对于大脑前动脉、椎动脉、基底动脉、大脑后动脉闭塞患者，发病 6 h 内进行（股动脉穿刺）机械取栓可能是合理的（Ⅱb 类推荐，C-EO 级证据）。

4. 虽然获益尚不确定，对于卒中前 mRS 评分＞1、ASPECTS 评分＜6 或 NIHSS 评分＜6 的颈内动脉或大脑中动脉 M1 段闭塞患者，在发病 6 h 进行（股动脉穿刺）可回收支架机械取栓可能是合理的，需要进一步的随机试验数据证实（Ⅱb 类推荐，B-R 级证据）。

5. 距最后正常时间 6～16 h 的前循环大血管闭塞患者，当符合 DAWN 或 DEFUSE 3 标准时，推荐进行机械取栓（Ⅰ类推荐，A 级证据）。

6. 距最后正常时间 16～24 h 的前循环大血管闭塞患者，当符合 DAWN 研究标准时，进行机械取栓可能是合理的（Ⅱa 类推荐，B-R 级证据）

（二）禁忌证

1. 有出血性脑血管病史、活动性出血或已知有出血倾向的患者。

2. 6个月内有严重脑梗死或颅脑、脊柱手术史的患者。

3. 严重心、肝、肾功能不全患者。

4. 难以控制的高血压（>180/100 mmHg）患者。

5. 有明确的造影剂过敏史。

6. 妊娠。

7. 对于发病6～24 h患者，禁忌证参见DAWN研究和DUFUSE 3研究排除标准。

（三）DAWN研究排除标准

1. 90天内有严重的头外伤病史，遗留神经功能障碍。

2. 随机分组前神经功能快速改善到NIHSS<10或有血管再通证据。

3. 既往有神经系统或精神系统疾病（如痴呆），影响神经或功能评估。

4. 卒中发作时有癫痫，影响基线NIHSS评分的准确性。

5. 基线血糖<50 mg/dl（2.78 mmol）或>400 mg/dl（22.2 mmol）。

6. 基线血红蛋白计数<7 mmol/L。

7. 基线血小板<50 000/μl。

8. 基线电解质异常，钠<130 mmol/L，钾<3 mmol/L或>6 mmol/L。

9. 肾衰竭，定义为血肌酐>3.0 mg/dl（263 μmol/L）。

10. 出血素质，凝血因子缺陷，或抗凝治疗中INR>3.0或部分凝血活酶时间（PTT）>3倍正常值，患者24～

48 h 内使用过Ⅹa 抑制剂需 PTT 正常。

11. 任何活动性出血或近 30 天内出血。

12. 造影剂严重过敏史（如皮疹）。

13. 严重、持续的高血压（SBP>185 mmHg 或 DBP>110 mmHg），如果血压能够通过药物成功降低并维持在可接受水平，可以入组。

14. 孕期或经期女性。

15. 参与其他药物或器械研究。

16. 可疑感染性栓子或细菌性心内膜炎。

17. 随机前经过取栓治疗或经动脉（神经血管）治疗。

18. 附加排除标准

（1）基线血糖或凝血指标经过“治疗”后符合标准，仍不可以入组。

（2）入组 24 h 内服用氯吡格雷、阿司匹林或两者均服用时，如果凝血符合标准，无需排除入组。

（3）发病时有可疑癫痫，如果 CTA/MRA 确定颅内 ICA 或 M1 闭塞，基线 NIHSS 准确时，无需排除入组。

（四）DEFUSE 3 研究排除标准

1. 其他严重、进展性或终末性疾病（研究者判定），或预期寿命少于 6 个月

2. 既往有神经系统或精神系统疾病，可能影响神经功能评估。

3. 怀孕。

4. 不能进行 MRI 或 CT 的造影剂脑灌注。

5. 对碘过敏而影响血管内操作

6. 在距最后正常时间 4.5 h 以上 t-PA 治疗。

7. 在距最后正常时间 3～4.5 h 行 t-PA 治疗，有以下情况：年龄>80，使用抗凝剂，有糖尿病和既往卒中史，

NIHSS 评分＞25 分。

8. 已知遗传性或获得性出血性疾病，凝血因子缺陷，近期口服抗凝药 INR＞3（近期使用新型抗凝药，若 GFR＞30 ml/min 时，不作为排除标准）。

9. 卒中发作时有癫痫，影响基线 NIHSS 评分准确性。

10. 基线血糖＜50 mg/dl（2.78 mmol）或＞400 mg/dl（22.2 mmol）。

11. 基线血小板＜50 000/μl。

12. 严重、持续的高血压（SBP＞185 mmHg 或 DBP＞110 mmHg）。

13. 参加其他药物或器械研究。

14. 可疑感染性栓子或细菌性心内膜炎

15. 症状发作 6 h 内尝试过神经取栓材料拉栓。

16. 研究者认为不适合血管内操作或进行血管内操作可能有害的任何其他情况。

四、术前准备

1. 急性缺血性卒中进行介入治疗的风险较高，因此需要谨慎、全面的评估后才可确定治疗方案。

2. 术者在术前必须亲自访视患者，全面掌握情况，并取得有效知情同意。

3. 仔细询问病史，全面神经系统查体，结合影像学检查，必须明确拟行介入干预的动脉是否症状和体征的责任血管。

4. 根据手术的适应证和禁忌证，选择适合的患者进行血管内治疗。

5. 机械取栓过程中及治疗结束后 24 h 内，血压控制在 180/105 mmHg 以下。

6. 在符合取栓指征时做好急救流程的全部人员通知，根据患者具体情况选择合适的麻醉方案。

五、血管内治疗方案选择

（一）动脉溶栓

1. 动脉溶栓开始时间越早，临床预后越好。

2. 动脉溶栓需要在有多学科协作的急诊绿色通道和神经介入治疗条件的医院实施。

3. 可以在足量静脉溶栓的基础上对部分适宜患者进行动脉溶栓。发病 6 h 内的 MCA 供血区 AIS，当不适合静脉溶栓或静脉溶栓无效且无法实施机械取栓时，可严格筛选患者后实施动脉溶栓。

4. 急性后循环动脉闭塞患者，动脉溶栓时间窗可延长至 24 h。

5. MR CLEAN 研究中动脉溶栓 t-PA 的剂量不超过 90 mg 或尿激酶（Urokinase，UK）120 万单位；如果患者进行了静脉溶栓，桥接治疗时动脉溶栓 t-PA 的剂量不超过 30 mg 或 UK 40 万单位。

（二）机械取栓

1. 推荐使用机械取栓治疗发病 6 h 内的急性前循环大血管闭塞性卒中，发病 4.5 h 内可在足量静脉溶栓的基础上实施。

2. 机械取栓应由多学科团队共同实施，至少包括一名血管神经病学医师和一名神经介入医师，在经验丰富的中心实施机械取栓。

3. 急性缺血性卒中患者实施血管内治疗时，基于患者危险因素、操作技术特点和其他临床特征进行个体化评估，来选择麻醉方案是合理的。仍需要进一步随机试验数据支持。

六、血管内治疗的操作要点

（一）操作指导原则

1. 即使正在考虑血管内治疗，符合静脉 rt-PA 治疗的患者也应接受静脉 rt-PA 治疗（Ⅰ类推荐，A 级证据）。目前无比较桥接治疗和直接取栓的随机对照试验结果，现有研究基础上静脉溶栓仍是一线治疗方案。期待进一步 MR CLEANNO-Ⅳ、DIRECT-SAFE 等研究的结果。

2. 考虑机械取栓的患者，不应因静脉溶栓后观察患者临床反应而延误机械取栓（Ⅲ类推荐：有害；B-R 级证据）。取栓阳性试验中，患者 90 天预后与发病到穿刺的时间密切相关，因此应该避免任何导致取栓延误的情况，包括静脉 rt-PA 溶栓后观察。

3. 机械取栓的治疗目标是达到改良脑梗死溶栓（modified TICI，mTICI）分级 2b/3 级的再灌注，以最大可能获得良好的功能结局（Ⅰ类推荐，A 级证据）。机械取栓的目的是再灌注而不是再通，再灌注是改善预后的关键，mTICI 2b/3 级是再灌注最有效的评估方案。材料的进步和技术的熟练提高了再灌注的比率，再灌注比率达 mTICI 3 级是否更有效及如何实现是未来努力的方向。

4. 与静脉阿替普酶溶栓一样，缩短发病到血管内治疗后再灌注时间与更好的临床预后密切相关。为了确保获益，在治疗时间窗内应尽早将再灌注达到 mTICI 2b/3 级（Ⅰ类推荐，B-R 级证据）。鉴于 DAWN 和 DEFUSE 3 的研究结果，指南去掉了“在卒中发病 6 h 内”的时间限定，但“时间就是大脑”，在精准影像评估提示有获益可能的基础上，仍然需要抓紧时间，珍惜侧支代偿赢得的时间，挽救随着时间流逝而减少的缺血半暗带组织。应建立一套系统，使得具有潜在阿替普酶静脉溶栓和（或）机械取栓适应证的患者中至少50%可在到达急诊室后的20 min内完成脑部影像学检查（Ⅰ类推荐，B-NR级证据）。

5. 支架取栓装置优于MERCI取栓装置（Ⅰ类推荐，A级证据）。介入技术发展的原动力是材料的进步。可回收支架、抽吸取栓装置、中间导管等材料，以及Solumbra等技术，使得取栓过程中更加注重取出栓子的整体性，提高开通成功率的同时，减少了新发部位栓塞。

6. 在某些情况下，使用可回收支架以外的机械取栓装置作为一线装置进行机械取栓可能是合理的，但是可回收支架仍然是首选（Ⅱb类推荐，B-R级证据）。ASTER研究比较了接触抽吸技术和支架取栓技术对血管再通的有效性和安全性。再灌注成功率（mTICI 2b/3级）没有统计学差异（抽吸组85.4% *vs.* 支架组84.1%）。虽然作为优效性检验，不能得出等效或非劣效的结论，但是不能完全除外可能有更小的却有统计学差异的再灌注成功率的提高。材料的进步使取栓有了更多选择，结合病变特点，熟练掌握自己熟悉的材料是成功的关键。

7. 与使用普通导引导管相比，取栓支架联合近端球囊导引导管或大管径远端通过导管可能是有益的。未来的研究应探讨哪些导管系统再通率最高，且非目标区域栓塞风险最低（Ⅱa类推荐，C-LD级证据）。球囊导引导管能减少取栓过程中栓子脱落或碎裂造成的远端栓塞，支架联合远端通过导管（中间导管）同样能够提高开通率，减少取栓次数，保护重要分支。

8. 使用包括动脉溶栓在内的补救措施，达到血管影像mTICI 2b/3级可能是合理的（Ⅱb类推荐，C-LD级证据）。

9. 在机械取栓时，对串联病变（颅外和颅内血管同时闭塞）进行血管内治疗可能是合理的（Ⅱb 类推荐，B-R 级证据）。HERMES 协作组对 5 项研究 meta 分析的亚组分析[9]证实串联病变的取栓治疗优于单纯的药物治疗。因此指南推荐的证据级别得到了提升。目前，多项回顾性研究提示对串联病变实施血管内治疗能够取得技术的成功，但缺少对照研究。因此对于串联病变的最佳策略仍有待于探讨。

10. 急性缺血性卒中患者血管内治疗时，基于患者危险因素、操作技术特点和其他临床特征而进行个体化评估来选择麻醉方案是合理的。仍需要进一步随机试验数据支持（Ⅱa 类推荐，B-R 级证据）。最新指南中的推荐意见去除“镇静可能更适合”，近期的试验中多数患者采用镇静麻醉。尽管很多回顾性研究提示全身麻醉患者临床预后更差，但缺少前瞻性对照研究。两项小型单中心随机对照研究（SIESTA、GOLIATH）比较全麻和镇静麻醉，但对主要临床终点没得出哪种治疗更好的阳性结果。目前根据具体情况，个体化选择麻醉，是较为合理的方案。

（二）操作细则

1. 术前及术中可不使用双重抗血小板（双抗）治疗和肝素。

2. 所有手术操作均在局麻/全麻下进行。患者能够配合时选择局麻，节省时间，如需要可使用清醒镇静。如果预计患者使用清醒镇静在术中配合较差或由于患者的疾病情况使用清醒镇静高危或气道情况高危，应使用全身麻醉。

3. 动脉穿刺选择股动脉，建议快速行全脑造影（5～10 min 完成造影），评估病变闭塞情况及侧支循环代偿。用球囊导引导管、6F/8F 普通导引导管或 90 cm 长鞘管通过股动脉进入患侧动脉。使用 0.014 英寸微导丝配合微导管穿过血栓到达闭塞远端位置。用少量造影剂超选择造影确认微导管的位置。根据 M1 段管径及中心经验，推荐管径＞3 mm 时选择 6 mm 支架；管径＜3 mm 时选择 4 mm 支架；也可先用 4 mm 支架，无效时再用 6 mm 支架。用盐水冲洗微导管内造影剂后，将支架装置通过微导管送入。

4. 术中可以使用肝素盐水，但尽量不给予肝素，除非存在高凝状态。

5. 释放支架后造影评估支架位置是否正确及张开程度。

6. 支架到位后放置 5～10 min，以使支架在血栓内完全张开。将充分张开的支架装置与微导管一起轻轻拉出体外，期间负压抽吸导管。

7. 成功血管再通定义为所有可治疗血管 mTICI≥2b 级，再通时间定义为首次血流通畅时间。

8. 心源性栓塞术后不用双抗治疗，术前有慢性狭窄、原位血栓形成，可于术后 24 h 给予双抗治疗。

9. 如果一开始微导管置入困难，微导丝通过后，0.021 英寸微导管通过困难，可能在血栓形成部位存在动脉狭窄，可以换 0.014 英寸微导管尝试通过后超选择造影，明确微导丝位于血管内后撤出 0.014 英寸微导管，用 2 mm 球囊进行血管成形术以帮助 0.021 英寸微导管通过。

10. 如果在支架取栓后，发现血栓形成部位有高度狭窄（＞70％），可采取以下治疗计划：重复不同角度的血管造影，确认该狭窄不是血管痉挛或动脉夹层造成。使用 DynaCT 排除出血，准备进行颅内动脉粥样硬化病变的血管成形术或支架术。排除颅内出血后，可进行颅内血管成形术以改善远端血流，降低近期再次闭塞的风险。40％～50％的残余狭窄是可接受的。除非有血流动力学反复闭塞或局部夹层，否则应将支架从狭窄处取出。

11. 如果接受了血管成形术，术中使用替罗非班时，首先给予导管内注射 8～10 ml（1 ml/min），静脉给予负荷量 8～10 ml，然后以 6～8 ml/h 静脉泵入维持。给予糖蛋白（GP）Ⅱb Ⅲa 受体拮抗剂持续泵入的患者，可根据 CT 复查结果，在停止 GPⅡb Ⅲa 受体拮抗剂治疗前 4 h 给予双抗治疗。术后 24 h 应进行 MRA 或 CTA 检查，评估靶血管的开放程度。

12. 腹股沟血管穿刺位置常规使用止血包扎。在手术结束即刻，应评估 NIHSS 评分和血压情况，整个手术操作过程中建议将收缩压控制在 180 mmHg 以下，血管开通后建议将收缩压控制在 140 mmHg 以下。

13. 术后所有患者均应收入 ICU，给予标准内科治疗。

七、术后管理

1. 血管内治疗后，建议有条件的情况下，术后常规使用 DSA 机器行颅脑 DynaCT 检查。如果患者症状加重，还需立即复查颅脑 CT 平扫。CT 可确诊脑出血，高灌注时可观察到水肿。

2. 患者术后进入神经重症监护室（NICU）监护 24 h，监测心律、脉搏、血压、血氧饱和度等生命体征，密切观察神经系统症状和体征变化，观察穿刺点情况。

3. 术后 24 h 常规复查肾功能、血常规、凝血。

4. 严格控制血压，如不合并其他血管狭窄，成功开通后收缩压一般控制于 140 mmHg 以下；如合并其他未处理的血管狭窄，过度控制血压有可能发生相应动脉供血区的低灌注，控制收缩压于 120～140 mmHg。

5. 血管闭塞机械开通后，可于术后开始给予持续抗血小板治疗。

6. 当术前有慢性狭窄、术中有内膜损伤，或原位血栓形成血管发生再闭塞时，术中可给予血小板GPⅡbⅢa受体拮抗剂，最佳剂量尚不确定，其安全性和有效性需进一步临床试验证实。

7. 术后24 h内复查头部CT和脑血管检查（经颅多普勒、MRA、CTA或DSA），同时进行神经系统全面体格检查（NIHSS）。

8. 患病前已服用他汀类药物的患者，可继续使用他汀类药物；对于非心源性缺血性卒中患者，无论是否伴有其他动脉粥样硬化的证据，推荐高强度他汀类药物长期治疗，以减少卒中和心血管事件的风险。

八、并发症处理

（一）出血转化

出血转化是急性缺血性卒中溶栓或血管内治疗的主要并发症之一。原因可能与血管壁损伤、再灌注损伤、溶栓药物使用以及联合抗血小板、抗凝治疗有关，出血多发生在溶栓后36 h内。一般认为超时间窗、术前血压偏高(收缩压＞180 mmHg，舒张压＞10 0 mmHg)、脑CT已显示低密度改变的卒中患者接受溶栓或血管内治疗易发生出血转化并发症。处理可参考急性缺血性卒中脑出血转化的处理原则。

（二）高灌注综合征

高灌注综合征是指闭塞脑动脉再通后，缺血脑组织重新获得血液灌注，同侧脑血流量显著增加，从而导致脑水肿甚至颅内出血发生。有研究提示患者需要收住神经病监护病房（NCU）进行密切监护，给予适当的镇静、有效的血压控制、适当的脱水治疗及其他相关并发症的预防，对合并有颅内血肿伴有占位征象的患者，必要时需要神经外科处理实施去骨瓣减压。建议根据患者情况酌情处理。

（三）血管再闭塞

闭塞脑动脉再通后发生再闭塞是急性缺血性卒中血管内治疗的常见并发症，再闭塞和临床症状恶化相关。早期再闭塞提示长期预后不良，原因可能与血栓分解或血管内皮损伤后脂质核心的暴露使血小板激活聚集、围术期抗血小板药物使用不充分或抗血小板药物抵抗有关。溶栓联合抗血小板治疗可能会减少再闭塞的发生。联合应用血小板GPⅡbⅢa受体拮抗剂可减少再闭塞的发生和治疗再闭塞，但尚缺乏相关随机对照研究证据，需审慎使用。

（四）血管穿孔

血管穿孔多由于导丝头穿透动脉壁所致。导丝头端走太远，头端位置不合适，路径迂曲后撤球囊、支架输送系统时导丝“前窜”穿破远端血管。如果路径不是非常迂曲，只要提供足够的支撑力即可，导丝头端不需要走太远；导丝头端应避免置于基底动脉尖、大脑中动脉分叉处等易于穿出部位，尽量置于一段较为平直的血管内；交换动作时一定注意观察导丝头端位置保持不动。如能造影发现明确的出血点，可急诊用弹簧圈或Onyx胶栓塞。

（五）血管破裂、穿支撕裂

球囊、支架选择过大或快速扩张可导致血管破裂；严重钙化病变、反复球囊扩张也可致血管破裂；路径迂曲，导丝、球囊、支架送入时导致血管移位过大，可使穿支撕裂出血；成角病变，球囊扩张、支架释放也可致穿支撕裂出血；导丝进入穿支引起穿支痉挛、暴力牵拉也会拉断穿支引起出血。预防需要熟练、精细、规范的操作，选择合适的术式。预扩球囊及球扩支架稍小于靶血管直径，压力泵缓慢加压，推荐亚满意扩张。转动扭控子时导丝头端摆动不好，回撤时有阻力，透视下导丝位置远离路图，提示导丝进入穿支，此时不可暴力牵拉导丝，否则可能拉断穿支。一旦血管破裂可立即充盈球囊进行封堵止血，必要时可考虑弹簧圈闭塞，也可选择开颅血管修补术或动脉夹闭术。

（六）血管痉挛

血管痉挛是由导管、导丝等材料的机械刺激所致。血管痉挛引起远端低血流状态，导致远端缺血事件发生。预防血管痉挛可常规术前尼莫地平泵入，术中需注意导引导管位置不要过高，一般颈内动脉颅内段及大脑中动脉 M1 段治疗，导引导管放置于 C2 段即可；后循环治疗，导引导管放置于 V2 段即可。如果出现导引导管处血管痉挛，需将导管回撤造影观察，尽量在较低位置处完成手术。一般回撤导管、导丝，停止刺激后痉挛可迅速缓解。如出现不可恢复的血管痉挛时，需应用球囊成形术或动脉注射钙通道阻滞剂。

（七）动脉夹层

取栓过程中，局部存在重度狭窄则导管、导丝通过时可能进入夹层。术中反复取栓操作、血管成角或支架选择过大，均容易对血管内膜造成损伤，可能引起血管夹层。术中需注意仔细辨别真腔，小心操作，减少夹层形成的风险。局部狭窄的单纯球囊扩张更容易发生动脉夹层，发生率可达 20%。预防注意选择稍小的球囊，缓慢、轻柔地充盈和排空。一旦发生，需要继续进行支架置入术，术后规范抗凝治疗。

（八）其他并发症

其他并发症包括应激性溃疡、心血管并发症、穿刺部位并发症、造影剂过敏、造影剂肾病等，参照一般血管内治疗并发症处理方案。

（霍晓川）

参考文献

[1] Tomsick TA，Yeatts SD，Liebeskind DS，et al. Endovascular revascularization results in IMS Ⅲ：Intracranial ICA and M1 occlusions. Journal of Neurointerventional Surgery，2015，7（11）：795-802.

[2] Berkhemer OA，Fransen PS，Beumer D，et al. A randomized trial of intraarterial treatment for acute ischemic stroke. N Engl J Med，2015，372（1）：11-20.

[3] Campbell BC，Mitchell PJ，Kleinig TJ，et al. Endovascular therapy for ischemic stroke with perfusion-imaging selection. N Engl J Med，2015，372（11）：1009-1018.

[4] Goyal M，Demchuk AM，Menon BK，et al. Randomized assessment of rapid endovascular treatment of ischemic stroke. N Engl J Med，2015，372（11）：1019-1030.

[5] Jovin TG，Chamorro A，Cobo E，et al. Thrombectomy within 8 hours after symptom onset in ischemic stroke. N Engl J Med，2015，372（24）：2296-2306.

[6] Saver JL，Goyal M，Bonafe A，et al. Stent-retriever thrombectomy after intravenous tPA vs. tPA alone in stroke. N Engl J Med，2015，372（24）：2285-2295.

[7] Nogueira RG，Jadhav AP，Haussen DC，et al. Thrombectomy 6 to 24 hours after stroke with a mismatch between deficit and infarct. The New England Journal of Medicine，2018，378（1）：11-21.

[8] Albers GW，Marks MP，Kemp S，et al. Thrombectomy for stroke at 6 to 16 hours with selection by perfusion imaging. The New England Journal of Medicine，2018，378 (8)：708-718.

[9] Goyal M，Menon BK，van Zwam WH，et al. Endovascular thrombectomy after large-vessel ischaemic stroke：a meta-analysis of individual patient data from five randomised trials. Lancet，2016，387：1723-1731.

[10] Schonenberger S，Uhlmann L，Hacke W，et al. Effect of conscious sedation vs general anesthesia on early neurological improvement among patients with ischemic stroke undergoing endovascular thrombectomy：a randomized clinical trial. JAMA，2016，316：1986-1996.

[11] Simonsen CZ，Yoo AJ，Sorensen LH，et al. Effect of general anesthesia and conscious sedation during endovascular therapy on infarct growth and clinical outcomes in acute ischemic stroke：a randomized clinical trial. JAMA Neurology，2018，75：470-477.

第七章　颈动脉支架置入术和颈动脉内膜切除术

一、研究进展

颈动脉狭窄是导致前循环脑卒中发作的主要原因之一，颈动脉狭窄患者的年卒中风险主要取决于是否存在症状和狭窄的严重程度，但也受到无症状脑梗死、对侧病变、侧支循环程度、动脉粥样硬化危险因素、斑块形态以及其他临床特征的影响。有症状患者的脑卒中风险远高于无症状患者，首次缺血事件后即刻脑卒中的风险最高。在北美症状性颈动脉内膜切除术试验（NASCET）[1]中，颈动脉狭窄程度70%～79%者，第1年卒中的风险为11%，颈动脉狭窄程度≥90%者为35%。颈动脉狭窄程度70%～99%者，2年同侧脑卒中的风险为26%。

几项随机试验的meta分析对颈动脉支架置入术（carotid artery stenting，CAS）和颈动脉内膜切除术（carotid endarterectomy，CEA）进行了比较，发现术后30天的卒中发生率或死亡率，术后30天心肌梗死、卒中或者死亡的复合终点，以及术后1年的卒中发生率或死亡率没有差异。这些研究包括不同手术风险的症状性和无症状患者，有些采用了栓子保护装置（emboli-protected device，EPD），有些未采用。在一些研究中，CAS的心肌梗死和操作损伤（如脑神经损伤）发生率低，但是其他研究发现CAS效果比CEA差，围术期卒中发生率更高。

颈动脉和椎动脉腔内血管成形术研究（carotid and vertebral artery transluminal angioplasty study，CAVATAS）[2]是一项包括 504 例颈动脉狭窄患者（90%为症状性）的国际多中心随机试验，随机分为血管内治疗组（n=251）和外科手术组（n=253），但血管内治疗组中只有 22%的患者使用支架。虽然两组患者术后 30 天脑卒中发生率和死亡率均为 10%，但血管成形术组脑神经损伤、严重血肿、心肌梗死和肺栓塞的发生率更低，1 年时再狭窄发生率更高（14% *vs.* 4%，P<0.001）。3 年时脑卒中发生率或死亡率相似（14.2%）。

内膜切除术高危患者保护性支架置入和血管成形术试验（stenting and angioplasty with protection in patients at high risk for endarteretomy，SAPPHIRE）[3]是 2004 年完成的多中心随机对照研究。307 例患者被随机分组接受 CAS 或 CEA 治疗。CAS 治疗组采用 Precise 支架和 Angio-Guard 脑保护装置治疗。这些患者均为 CEA 高危人群，包括颈动脉狭窄≥50%的有症状患者以及≥80%的无症状患者。CAS 组和 CEA 组分别有 20 例和 32 例患者出现主要终点事件（介入治疗后 30 天内死亡、脑卒中或心肌梗死，或 31 天～1 年时死亡或同侧脑卒中）。与 CEA 高危患者相比，CAS 的益处主要是心肌梗死风险更低。基于 SAPPHIRE 试验的研究结果，针对 CEA 手术高危的颈动脉狭窄患者实施 CAS 治疗已经在临床广泛开展。SAPPHIRE 试验结果不仅被后来的试验频繁引用，同时成为美国食品和药品管理局（Food and Drug Administration，FDA）有条件批准支架用于 CEA 高危患者研究的依据。然而，该试验公布后不久即受到质疑。Thomas 尖锐地指出，SAPPHIRE 试验实际上并未证实 CAS 给高危患者提供了比 CEA 更多的保护作用，其理由是该试验中 CAS 组主要终点事件虽然显著低于 CEA 组，但两组围术期风险都显著高于其他随机对照试验，如无症状颈动脉外科手术试验（asymptomatic carotid surgery trial，ACST）30天脑卒中或死亡的风险仅为3.1%[4]。单凭SAPPHIRE试验结果就将支架连同栓塞保护装置推荐用于无症状颈动脉狭窄患者的治疗，实在令人担心，因为这或许并非患者的最佳选择。在SAPPHIRE试验的有症状患者亚组中，接受CAS治疗的1年累积主要终点事件发生率为16.8%，接受CEA治疗者为16.5%，该比率几乎相当于未经治疗的高危人群的发生率；从无症状颈动脉狭窄亚组来看，这种风险更是大大超过以往任何随机对照试验，其1年时发生主要终点事件的风险高达21.5%，围术期死亡、心肌梗死或脑卒中的风险也达10%。这种风险事件发生率显然是不能接受的，因为公认能够接受的围术期脑卒中风险应控制在3%以下。

有症状重度颈动脉狭窄患者内膜切除术与血管成形术对比试验（endarterectomy versus angioplasty in patients with symptomatic severe carotid stenosis，EVA-3S）[5]是在法国进行的一项试验，募集了527例颈动脉狭窄程度>70%的有症状患者。主要终点事件（30天脑卒中或死亡）发生率在CAS组为9.6%，CEA组为3.9%。但是这项研究同样由于对颈动脉支架术的术者要求过低而遭到很多批评，因为CEA医生全部是经验丰富的医生，这可能是导致支架组围术期终点事件发生率明显高于CEA组的原因。然后，非常有意思的是，两组的4年非围术期终点事件发生率无显著差异，分别为1.26%和1.97%。

2010发表的颈动脉血运重建内膜切除术与支架置入术对比试验（Carotid Revascularization Endarterectomy versus Stenting Trial，CREST）[6]是一项随机多中心试验，由美国国立卫生研究院和美国国立神经疾病和卒中研究所（NINDS）资助，纳入2502名患者，其中47%为无症状患者。研究结果显示，在 CAS 组全部脑卒中、心肌梗死或死亡的复合终点发生率与 CEA 组相比无显著差异（47.2% *vs.* 46.8%，$P=0.51$），严重脑卒中发生率在两组之间无显著差异，CEA 组围术期心肌梗死发生率稍高于 CAS 组（2.3% *vs.* 1.1%，$P=0.03$）。2.5 年随访结果显示两组间的脑卒中发生率无差异。结论是两种技术在脑卒中预防以及心肌梗死发生率或死亡率方面没有明显差别。此项研究确立了 CAS 是 CEA 可替代的一种治疗颈动脉狭窄的有效和安全的方法。2016 年《新英格兰医学期刊》（*The New England Journal of Medicine*）公布了 CREST 的长期随访结果[7]。术后 5 年，同侧卒中的发生率方面，CEA（0.6%/年）比 CAS（0.7%/年）略低，但总体上没有太大差别。术后 10 年，在死亡、卒中和心肌梗死的复合终点方面，CEA（9.9%）与 CAS（11.8%）相比较低，但没有统计学意义。

最近的 ACT-1 试验[8]结果显示，CAS 的主要终点事件发生率不劣于 CEA。两种治疗方式的主要终点事件发生率分别为 3.8%和 3.4%，非劣效性 P 值$=0.01$。两种治疗方式 30 天卒中和死亡复合终点的发生率在 CAS 和 CEA 组分别为 2.9%和 1.7%（$P=0.33$）。术后 30 天到 5 年，同侧卒中豁免率分别为 97.8%和 97.3%（$P=0.51$），总存活率分别为 87.1%和 89.4%（$P=0.21$），5 年累积卒中豁免存活率分别为 93.1%和 94.7%（$P=0.44$）。基于这些结果，研究认为对于无症状且 CEA 外科治疗风险不高的重度颈动脉狭窄患者，CAS 的 1 年终点事件发生率不劣于 CEA。经过 5 年随访，结果显示两组患者非手术相关的卒中发生率、全部卒中发生率和存活率均无明显差异。

综上所述，CAS 与 CEA 均是颈动脉狭窄患者可供选择的治疗方法，两者不是相互排斥而是相互补充的关系。

二、颈动脉支架置入术（CAS）概述

（一）适应证

通过参考美国神经放射学介入治疗联合会、美国神经病学联合会及美国介入放射学联合会共同发表的关于应用CAS治疗颈动脉狭窄的建议，以及欧洲放射学会应用CAS治疗颈动脉狭窄的建议，将CAS的适应证总结如下。

1. 症状性颈动脉狭窄患者，曾在6个月内有过非致残性缺血性卒中或TIA（包括大脑半球事件或一过性黑矇）的低中危外科手术风险患者，通过无创性成像或血管造影发现同侧颈内动脉狭窄超过50%，预期围术期卒中发生率或死亡率小于6%。

2. 无症状颈动脉狭窄患者，通过无创性成像或血管造影发现同侧颈内动脉狭窄超过80%，预期围术期卒中发生率或死亡率小于3%。

3. 对于颈部解剖不利于行CEA外科手术的患者应选择CAS，而不使用CEA。

4. 对于TIA或轻微卒中患者，如果没有早期血运重建术的禁忌证，可以在事件出现2周内进行干预。对于大面积脑梗死保留部分神经功能的患者，应在梗死至少2周后再进行CAS治疗。

5. CEA术后再狭窄，症状性或无症状性狭窄大于70%。

6. CEA高危患者：心排血量低（射血分数＜30%），未治疗或控制不良的心律失常，心功能不全，近期心肌梗死病史，不稳定型心绞痛；严重的慢性阻塞性肺疾病（COPD）；对侧颈动脉闭塞、串联性病变，颈动脉夹层，颈动脉假性动脉瘤等。

7. 急诊患者，如假性动脉瘤、急性颈动脉夹层、外

伤性颈动脉出血。

8. 颈动脉血运重建术不推荐应用于已有严重残疾的脑梗死患者。

(二) 禁忌证

材料及技术的进步大大拓宽了颈动脉支架术的适应证，一些以前认为是绝对禁忌证的，现在仅为相对禁忌证。

1. 绝对禁忌证

无症状性颈动脉慢性完全闭塞。

2. 相对禁忌证

(1) 颈内动脉血管严重迂曲和（或）扭结。

(2) 新鲜血栓形成。

(3) 颈动脉不宜进入。

(4) 外周严重钙化（马蹄形钙化，因为这种钙化会增加血管壁破裂的风险，尤其是在球囊血管成形术过程中）。

(5) CT 或 MRI 可见急性缺血（在这种情况下，治疗应延迟 4～6 周）。

(6) 3 个月内颅内出血。

(7) 2 周内曾发生心肌梗死或大面积脑梗死。

(8) 伴有颅内动脉瘤，不能提前处理或同时处理者。

(9) 胃肠道疾病伴有活动性出血者。

(10) 难以控制的高血压。

(11) 对肝素及抗血小板药物有禁忌证者。

(12) 对造影剂过敏者。

(13) 重要脏器如心、肺、肝、肾等严重功能不全者。

(三) 围术期药物治疗

1. 抗血小板药物的应用

建议术前 4～5 天使用阿司匹林（100～300 mg/d）和

氯吡格雷（75 mg/d）进行双联抗血小板治疗，或者在术前 4～6 h 服用氯吡格雷（300～600 mg）。术后双联抗血小板治疗至少 4 周，如果合并冠心病和再狭窄的危险因素建议延长至 3 个月。建议长期服用低剂量阿司匹林（75～100 mg/d）。对于不能耐受氯吡格雷的患者，可以使用其他抗血小板药物替代，如西洛他唑、沙格雷酯、贝前列素钠、替格瑞洛等。

2. 血压及心率的控制

在 CAS 术前，建议使用抗高血压药物有效控制血压。但对术前 TIA 反复发作、收缩压在 180 mmHg 以内的患者，术前不建议强烈降压，以防止低灌注诱发脑卒中。CAS 围术期若出现血流动力学不稳定状态，建议使用血管活性药物维持血压稳定，以减少术后高灌注及脑缺血的风险。术前心率低于 50 次/分或有重度房室传导阻滞者，可考虑术中植入临时起搏器。

(四) CAS 术前评估

在任何 CAS 术之前，对患者进行临床评估以及对主动脉弓和颈动脉/脑血管的解剖结构进行评估是必要的。鉴于大于 80 岁的老年患者行 CAS 预后很差，对于此类患者应慎重考虑介入治疗的适用性。解剖结构的评估通常可以采用无创方法如 CTA 或 MRA 来进行。与 MRA 相比，CTA 的分辨率更高，并且主动脉弓的显像更加清楚；CTA 还可以对主动脉弓及颈动脉分叉处的斑块钙化程度进行评估，而 MRA 不行。MRA 主要的优点在于可以使用无肾毒性的造影剂。表 7-1 列出了应用这些方法可以了解的解剖结构特点，并强调了每种方法的重要性。总之，这些解剖结构的特点将有助于术者更加准确地判断与手术过程有关的风险，并且有助于采用合适技术的手术计划的制订，增加手术成功率。

表 7-1　颈动脉支架术前推荐的血管解剖结构评估及其对介入治疗的影响

解剖结构评估	对介入治疗的影响
主动脉弓	预测经皮入路的困难程度，影响导引管和鞘输送到 CCA 的策略
病变的特征	
• 病变的定位准确	影响支架计划置入的位置和支架的长度
• 明确病变近端和远端的程度	影响导引管/鞘置入 CCA 远端的策略
• 病变的长度	影响支架长度的选择
• 复杂的病变伴有溃疡	预测滤网系统或导丝通过病变的困难程度
• 严重狭窄	预测在滤网系统输送前需要预扩张病变
• 病变严重钙化	预测需要充分扩张支架的能力
• 病变近端和远端血管的直径	影响支架直径的选择
病变远端的 ICA	
• 评价颈段 ICA 病变的情况	影响滤网型或近端闭塞型 EPD 安放位置的选择
• 迂曲程度	迂曲程度增加有助于采用导引管为滤网的输送提供支撑
颈部 ICA 的直径	影响滤网型或近端闭塞型 EPD 直径的选择
ECA	
• ECA 的通畅性	影响导引管/鞘送入 CCA 远端的策略

注：EPD，栓子保护装置；CCA：颈总动脉；ICA，颈内动脉；ECA，颈外动脉

四、颈动脉内膜切除术（CEA）概述

（一）适应证

1. 绝对适应证

有症状性颈动脉狭窄，且无创检查颈动脉狭窄度≥70%或血管造影发现狭窄≥50%。

2. 相对适应证

（1）无症状性颈动脉狭窄，且无创检查颈动脉狭窄度≥70%或血管造影发现狭窄≥60%。

（2）无症状性颈动脉狭窄，且无创检查狭窄度＜70%，但血管造影或其他检查提示狭窄病变处于不稳定状态。

（3）有症状性颈动脉狭窄，无创检查颈动脉狭窄度处于50%～69%。同时要求该治疗中心有症状患者预期围术期卒中发生率和病死率＜6%，无症状患者预期围术期卒中发生率和病死率＜3%，及患者预期寿命＞5年。

（4）对于高龄患者，与CAS相比，采用CEA可能有较好的预后，尤其当动脉解剖不利于开展血管内治疗时。对于较年轻患者，在围术期并发症风险（如卒中、心肌梗死或死亡）和同侧发生卒中的长期风险方面，CAS与CEA是相当的。

（5）有适应证的患者，术前相关检查综合评估为不稳定斑块的患者倾向于行CEA手术，稳定性斑块者则CAS与CEA均可选择。

（6）对于符合适应证的症状性颈动脉狭窄患者，多数国际指南推荐首选CEA手术，因为有充足证据证明，CEA手术可以更好地控制围术期及远期卒中发生率及病死率。对于符合适应证的无症状颈动脉狭窄患者，多数也

是建议 CEA 手术，将 CAS 作为备选治疗。

（二）禁忌证

1. 12 个月内颅内自发出血。
2. 30 天内曾发生大面积脑卒中或心肌梗死。
3. 3 个月内有进展性脑卒中。
4. 伴有较大的颅内动脉瘤，不能提前处理或同时处理者。
5. 慢性完全闭塞无明显脑缺血症状者。
6. 凝血功能障碍，对肝素以及抗血小板药物有禁忌证者。
7. 无法耐受麻醉者。
8. 重要脏器如心、肺、肝、肾等严重功能不全者。
9. 严重痴呆。

（三）围术期药物治疗

推荐术前单一抗血小板药物治疗——阿司匹林（100 mg/d）或氯吡格雷（75 mg/d），降低血栓形成机会，不推荐大剂量应用抗血小板药物。术中在动脉阻断 5 min 前给予肝素抗凝，使活化凝血时间（ACT）或活化部分凝血活酶时间（APTT）延长 1.5 倍以上，术后至少使用单一抗血小板药物 4 周。此外，围术期还可根据患者情况选用西洛他唑、沙格雷酯、贝前列素钠等药物。

（杨　宝　霍晓川）

参考文献

[1] Gasecki AP, Eliasziw M, Ferguson GG, et al. Long-term prognosis and effect of endarterectomy in patients with symptomatic severe carotid stenosis and contralateral carotid stenosis

or occlusion: results from NASCET. North American Symptomatic Carotid Endarterectomy Trial (NASCET) Group. J Neurosurg, 1995, 83 (5): 778-782.

[2] Ederle J, Bonati LH, Dobson J, et al. Endovascular treatment with angioplasty or stenting versus endarterectomy in patients with carotid artery stenosis in the Carotid and Vertebral Artery Transluminal Angioplasty Study (CAVATAS): long-term follow-up of a randomised trial. Lancet Neurol, 2009, 8 (10): 898-907.

[3] Gurm HS, Yadav JS, Fayda P, et al. Long-term results of carotid stenting versus endarterectomy in high-risk patients. N Engl J Med, 2008, 358 (15): 1572-1579.

[4] Halliday A, Mansfield A, Marro J, et al. Prevention of disabling and fatal strokes by successful carotid endarterectomy in patients without recent neurological symptoms: randomised controlled trial. Lancet, 2004, 363 (9420): 1491-1502.

[5] Mas JL, Trinquart L, Leys D, et al. Endarterectomy Versus Angioplasty in patients with Symptomatic Severe Carotid Stenosis (EVA-3S) trial: results up to 4 years from a randomised, multicentre trial. Lancet Neurol, 2008, 7 (10): 885-892.

[6] Brott TG, Hobson RW, 2nd, Howard G, et al. Stenting versus endarterectomy for treatment of carotid-artery stenosis. N Engl J Med, 2010, 363 (1): 11-23.

[7] Brott TG, Howard G, Roubin GS, et al. Long-term results of stenting versus dndarterectomy for carotid-artery stenosis. N Engl J Med, 2016, 374 (11): 1021-1031.

[8] Rosenfield K, Matsumura JS, Chaturvedi S, et al. Randomized trial of stent versus surgery for asymptomatic carotid stenosis. N Engl J Med, 2016, 374 (11): 1011-1020.

第八章　抗栓治疗

抗栓治疗是缺血性脑卒中后的常规治疗方法之一，在临床上较多使用的是抗血小板药物和抗凝药物。

一、抗血小板聚集药物

（一）抗血小板聚集药物的种类

自从 20 世纪 90 年代末阿司匹林被证实可以治疗缺血性卒中以来，多个临床试验证实了抗血小板药物在缺血性卒中治疗的效果。在卒中急性期，使用抗血小板聚集药物证据充分的是阿司匹林，如果阿司匹林有禁忌证，使用氯吡格雷。在缺血性卒中二级预防中，使用抗血小板聚集药物证据充分的是阿司匹林、阿司匹林联合缓释双嘧达莫和氯吡格雷。目前，抗血小板药物已经成为缺血性卒中治疗的基石。同时，研究新的疗效更好、不良反应更少的抗血小板药物也是国际研究的热点。目前临床较常使用的抗血小板药物见表 8-1。

除上述抗血小板药物外，还有血小板膜糖蛋白Ⅱb/Ⅲa 受体拮抗剂，临床研究显示该类药物起效迅速，具有较高的血小板抑制作用，是迄今为止作用最强的抗血小板药物。这类药物中，阿昔单抗、依替巴肽和替罗非班在临床中已有应用，但仅限于静脉内使用，这 3 种药物的特性比较见表 8-2。长期使用时，少数患者会出现出血和血小板减少，需引起注意。

表 8-1 目前临床使用和正在研究的抗血小板聚集药物的药理学特点[1]

药物	类别	作用机制	给药途径	是否需要转化为活性物质	代谢途径	持久血小板失活	给药后恢复足够的血小板功能所需时间
阿司匹林	水杨酸类	抑制环氧化酶	口服	不需要	肝，经去乙酰化成为水杨酸	是	48 h 为 30%
氯吡格雷	噻吩吡啶类	阻断 P2Y12 受体	口服	需要	肝，经 CYP3A5/2CD19 两步过程转化为活性代谢物	是	3 天为 40%
噻氯匹定	噻吩吡啶类	阻断 P2Y12 受体	口服	需要	肝，经 CYP2CD19 转化为活性代谢物	是	4～8 天
替格瑞洛	环戊基三氮唑嘧啶类	阻断 P2Y12 受体	口服	不需要	肝，转化为活性代谢物	否	24 h 为 57%
双嘧达莫	磷酸二酯酶抑制剂类	抑制磷酸二酯酶	口服	不需要	肝肠再循环	否	2 天（?）
西洛他唑	磷酸二酯酶Ⅲ抑制剂	抑制磷酸二酯酶Ⅲ	口服	不需要	肝，经 CYP3A4/2CD19 转化为活性代谢物	否	2 天（?）

表 8-2 血小板糖蛋白Ⅱb/Ⅲa受体拮抗剂类药物的特性对照[2]

	阿昔单抗	替罗非班	依替巴肽
结构	抗体 Fab 片段	非肽类	环七肽
分子量	47 615 Da	495 Da	832 Da
可逆性	不可逆	可逆	可逆
与其他整联蛋白的交叉反应性	有	无	无
血浆半衰期	10～30 min	2 h	2.5 h
血小板聚集的抑制率	>80%	>90%	>90%
血小板恢复	<48 h	<4～8 h	4 h
清除途径	网状内皮系统	主要经肾	50%经肾
逆转方法	血小板输注	停药	停药
常用剂量	0.25 mg/kg + 0.125 μg/(kg·min)	* 25 μg/kg (10 μg/kg) + 0.15 μg/(kg·min) ** 0.4 μg/(kg·min) (30 min) + 0.1 μg/(kg·min) (24～48 h)	180 μg/kg + 2.0 μg/(kg·min)

* 经皮冠状动脉介入治疗时高剂量

** 说明书推荐的静脉剂量

（二）急性期抗血小板药物的启动

缺血性卒中早期使用阿司匹林的有效性和安全性已经被两个大型临床试验——中国急性卒中试验（Chinese Acute Stroke Trial，CAST）[3]和国际卒中试验（International Stroke Trial，IST）[4]证实，在急性缺血性卒中发病后，应当在24～48 h内服用阿司匹林160～300 mg。每治疗1000例急性缺血性脑卒中患者，可以降低9例患者死亡。无法口服的患者，可以直肠或鼻饲管给药。缺血性脑卒中早期其他抗血小板药物有效性的研究较少，但当阿司匹林使用禁忌时，可以考虑用氯吡格雷等其他抗血小板药物替代。

启动阿司匹林治疗时，首先要看患者是否进行再灌注治疗。适合阿替普酶静脉溶栓或机械取栓治疗的急性卒中患者，通常推迟到24 h后服用阿司匹林。同时应该注意，抗血小板药物不能作为再灌注治疗的替代治疗。来自韩国的一项回顾性研究发现，静脉溶栓或机械取栓的24 h内给予抗血小板药物或抗凝药物没有增加出血的风险。因此，在阿替普酶静脉溶栓或机械取栓治疗的急性缺血性卒中患者，如已知给予阿司匹林可以带来显著的益处或不用阿司匹林会造成显著的风险，可以考虑不推迟[3]。

（三）非心源性缺血性脑卒中抗血小板药物的选择

对于非心源性急性缺血性脑卒中患者，在二级预防中，使用抗血小板药物而不是口服抗凝药物，来降低卒中和其他心血管事件复发风险[4]。在脑血管病后使用抗血小板药物，多数情况下选择单一抗血小板药物，通常选择阿司匹林、氯吡格雷、阿司匹林/双嘧达莫联合，国内使用较多的是前2种。

1. 阿司匹林

阿司匹林可预防近期发生过卒中或短暂性脑缺血发作(TIA)的患者再发卒中。一项阿司匹林预防卒中再发的安慰剂对照试验的 meta 回归分析显示，阿司匹林能使任何类型卒中（即出血性卒中和缺血性卒中）发生的相对风险降低 15%[5]。有研究表明，使用不同剂量阿司匹林(50～1500 mg/d) 取得的疗效程度是相似的。与此相反，不良反应则与药物剂量有关，阿司匹林主要的不良反应是胃肠道出血，并且剂量越大发生胃肠道出血的风险越高。长期应用小剂量（≤325 mg）阿司匹林的患者每年发生严重胃肠道出血的风险约为 0.4%，是未服药患者的 2.5 倍[4]。

2. 氯吡格雷

缺乏氯吡格雷与安慰剂直接对照的临床试验。在氯吡格雷与阿司匹林预防缺血性事件比较试验（CAPRIE）[6]中，对比了氯吡格雷与阿司匹林单药的疗效。入组的患者包括卒中、心肌梗死或周围血管病的患者，氯吡格雷治疗组缺血性卒中、心肌梗死或血管性死亡事件的年发生率为 5.32%，而阿司匹林治疗组为 5.83% [相对危险降低率(relative risk reduction，RRR)，8.7%；95% CI，0.3%～16.5%；P=0.043]。但是，对 CAPRIE 试验发生卒中后入组的亚组患者分析表明，氯吡格雷治疗组缺血性卒中、心肌梗死或血管性死亡事件的年发生率是 7.15%，而阿司匹林治疗组是 7.71%，差异无显著性。卒中二级预防有效性研究（PRoFESS）[7]比较了氯吡格雷与阿司匹林/缓释双嘧达莫联合的疗效。PRoFESS 试验是一个非劣效性研究，阿司匹林/缓释双嘧达莫联合治疗组卒中再发率是 9.0%，而氯吡格雷治疗组是 8.8%，统计学无明显差异，阿司匹林/缓释双嘧达莫联合治疗不次于氯吡格雷。

尽管颅内出血的风险在两个治疗组之间差异无显著性，但阿司匹林/缓释双嘧达莫联合治疗组的胃肠道出血风险显著高于氯吡格雷治疗组。

3. 阿司匹林/缓释双嘧达莫联合

在卒中二级预防中阿司匹林/缓释双嘧达莫联合治疗至少与阿司匹林单药治疗一样有效，但患者的耐受性相对较差。一项研究比较了阿司匹林（25 mg）/缓释双嘧达莫（200 mg）每日 2 次联合治疗和阿司匹林 100 mg 每日 1 次单药治疗对缺血性卒中后 90 天患者的神经功能保护效果。症状出现后 24 h 内开始治疗。7 天后，阿司匹林单药治疗组的患者转为联合治疗。在 90 天时，改良 Rankin 量表（mRS）测量患者神经功能差异无显著性[8]。

对 CAPRIE 研究和 PRoFESS 研究的生存曲线进行观察表明，氯吡格雷和阿司匹林/缓释双嘧达莫联合可能是等效的，推测与阿司匹林也是等效的[5]。

（四）阿司匹林抵抗

阿司匹林抵抗目前尚无确切而统一的定义，通常可以分为实验室抵抗和临床抵抗。实验室抵抗指针对一种或多种血小板功能试验，如抑制血栓素的生物合成等，阿司匹林无法产生预期效应。临床抵抗是指阿司匹林不能预防动脉粥样硬化性缺血性血管事件的发生，即阿司匹林治疗的失败。

阿司匹林抵抗可有多种原因：①生物利用度未达标，包括依从性差未按要求服药、吸收或代谢障碍等；②阿司匹林结合环氧化酶-1（cyclooxygenase-1，COX-1）障碍，例如同时服用布洛芬；③TXA_2 通过其他途径产生，如通过单核细胞、巨噬细胞或内皮细胞等；④血小板通过其他途径被激活，例如血小板敏感性增加或通过 ADP 途径；⑤血小板生成增加，例如冠状动脉支架置入术或血管旁路移植术后骨髓产生血小板增多；⑥基因多样性，例如COX-1、COX-2的基因多样性；⑦长期服用阿司匹林后抗血小板效果降低；⑧动脉血栓由于其他原因产生，例如动脉炎等[9]。

对于在服用阿司匹林期间发生非心源性栓塞性急性缺血性卒中的患者，增加阿司匹林剂量或改用另一种抗血小板药物以实现卒中二级预防的更多获益尚未证实。已有研究表明低剂量的阿司匹林（50～325 mg/d）与大剂量阿司匹林相比，预防卒中的效果相似，但大剂量的阿司匹林发生出血等不良反应更多[6]。对于正在接受抗血小板治疗的非心源性急性缺血性卒中患者，改用华法林进行二级预防无获益。提高阿司匹林的效果，最简单的方法是：①增加患者的依从性；②尽可能避免某些药物，例如布洛芬可以竞争性抑制阿司匹林的结合，减弱阿司匹林的抗栓作用；③避免使用肠衣阿司匹林，因为肠衣阿司匹林会降低阿司匹林的吸收[7]。

（五）使用氯吡格雷时基因检测[8]

氯吡格雷是一种噻吩吡啶类抗血小板药，是一种药物前体，口服后约50%经胃肠道吸收，吸收后的氯吡格雷约85%在肝通过酯酶转化为无活性代谢产物，剩余部分转变为具有抗血小板聚集效果的硫醇衍生物。肝细胞色素P450（cytochrome P450，CYP）2C19酶在氯吡格雷转化成活性物质时发挥重要作用。CYP2C19与氯吡格雷代谢密切相关。CYP2C19基因位于人类第10号染色体，编码的蛋白酶位于肝微粒体内，编码490个氨基酸。CYP2C19*1野生型等位基因与氯吡格雷活性相关，CYP2C19*1/*1野生型维持正常的代谢功能，CYP2C19*1/*2和CYP2C19*1/*3会产生轻微的代谢紊乱，CYP2C19*2/*2、CYP2C19*2/*3和CYP2C19*3/*3可引起严重的代谢异常。与非携带者相比，最少携带一个 CYP2C19 功能降低等位基因可使血浆氯吡格雷活性代谢产物相对减少 32%。目前药物基因组学检测的预测价值信息还很有限。临床情况下大多数可以在没有基因检测的情况下应用氯吡格雷。

在某些临床情况下，预计有中高度风险出现不良结局的患者，以及拟择期行高风险经皮介入治疗（percutaneous intervention，PCI）手术的患者（如广泛性和/或复杂病变），可在开始氯吡格雷治疗前进行基因检测，确定是否存在氯吡格雷低代谢。对缺血性卒中或 TIA 患者，如果存在氯吡格雷低代谢，其替代治疗包括阿司匹林或阿司匹林联合缓释双嘧达莫，二者都是指南中的推荐用药。对规律服用氯吡格雷时发生不良事件的患者，医生根据经验会增加氯吡格雷剂量或者换用其他抗血小板药物，但患者能否最终获益的数据还很少。目前已发现更大负荷剂量氯吡格雷和更大剂量的氯吡格雷维持剂量，可加强血小板抑制，可以考虑作为对标准负荷及维持剂量的氯吡格雷反应差的高危患者的替代治疗，但目前还无法确定这种方法的安全性（避免出血）和有效性（预防复发）。其他替代治疗还包括标准剂量阿司匹林、阿司匹林联合缓释双嘧达莫、氯吡格雷联合西洛他唑或单用西洛他唑。然而，具体效果仍有待临床试验证据去证实。

（六）抗血小板药物与胃肠道保护剂药物的联用

有研究表明，质子泵抑制剂（proton pump inhibitor，PPI）如埃索美拉唑，可能会降低氯吡格雷的疗效[9]。然而，一项大样本的丹麦研究表明，PPI 本身可能增加心血管事件的风险，因此，当与氯吡格雷同时使用时，PPI 可能是氯吡格雷疗效下降的原因。如果使用氯吡格雷的患者需要抑酸治疗，应考虑 H_2 受体拮抗剂；如果使用 PPI，泮托拉唑可能较奥美拉唑更好，因为奥美拉唑能降低 CYP2C19 P-450 细胞色素位点的效应。除了 PPI 对 CYP2C19 系统的作用外，CYP 基因的功能性遗传变异也可影响氯吡格雷抑制血小板的有效性。

（七）阿司匹林与氯吡格雷联合治疗

阿司匹林与氯吡格雷的作用位点不同，为增强抗血小板聚集的作用，在某些情况下可以考虑联用，但联用时需要注意权衡减少缺血事件的获益与增加出血事件的风险二者之间的关系。根据目前的研究结果，目前主要在下列情况时使用双联抗血小板药物（表 8-3）。

1. 轻型卒中和高危 TIA 患者

来自氯吡格雷用于急性非致残性脑血管事件高危患者的疗效研究（Clopidogrel in High-Risk Patients with Acute Nondisabling Cerebrovascular Events，CHANCE）[10] 表明，发病时间<24 h 的高危 TIA（ABCD2 评分≥4 分）和轻型缺血性卒中（NIHSS 评分≤3 分），双联抗血小板药物使缺血性卒中的发生率降低了 32%，使心脑联合血管事件的发生率降低了 31%，且出血事件没有增加[10]。最近发表的新发 TIA 与小的缺血性脑卒中血小板定向抑制研究（Platelet-Oriented Inhibitionin New TIA and Minor Ischemic Stroke，POINT）[16] 在有效性方面，重复了 CHANCE 研究结果，POINT 研究中使用双联抗血小板药物降低了卒中风险 26%，降低了心脑血管联合风险 25%。但是两个研究在出血并发症上有明显差异，CHANCE 研究没有发现双联抗血小板治疗增加任何程度的中重度出血，而 POINT 研究发现双联抗血小板治疗增加了 2.32 倍严重出血的风险[16]。两大研究的主要区别见表 8-4。

表 8-3 使用双联抗血小板药物的情况

获益人群	双联抗血小板药物用法和用量	疗程
24 h 内的轻型卒中（NIHSS 评分≤3 分）和高危 TIA（ABCD2 评分≥4 分）[10]	氯吡格雷：首剂 300 mg，之后 75 mg/d；阿司匹林：75 mg/d	21 天
30 天内症状性颅内动脉狭窄（70%～99%）[11]	氯吡格雷：75 mg/d；阿司匹林：100 mg/d	90 天
7 天内症状性颅内外大动脉狭窄，经颅多普勒（TCD）微栓子信号阳性[12-13]	氯吡格雷：首剂 300 mg，之后 75 mg/d；阿司匹林：75～160 mg/d	7 天
6 个月内非致残性脑梗死或 TIA 合并主动脉弓斑块（≥4 mm）或移动血栓/斑块[14]	氯吡格雷：75 mg/d；阿司匹林：75～150 mg/d	长期双联抗血小板药物治疗与抗凝治疗相当，但致死性出血发生率低于抗凝治疗（建议不超过 3 个月）
缺血性卒中或 TIA 合并心房颤动，不适合抗凝治疗[15]	氯吡格雷：75 mg/d 阿司匹林：75～150 mg/d	长期（双联抗血小板药物疗效优于单用阿司匹林，但增大出血风险）
介入治疗	氯吡格雷：75 mg/d 阿司匹林：100～300 mg/d	术前服用 3～5 天；如急诊或术前服用时间不够，可酌情在术前 6～24 h 内顿服阿司匹林 300 mg 和氯吡格雷 300 mg。术后，颅外介入治疗最少使用 30 天，颅内介入治疗使用 3～6 个月

表 8-4 CHANCE 研究与 POINT 研究的区别

	CHANCE 研究	POINT 研究
研究用药	在发病 24 h 内进行干预，氯吡格雷的负荷剂量是 300 mg，之后氯吡格雷 75 mg/d＋阿司匹林 75 mg/d，二者联合给药 21 天	在发病 12 h 内进行干预，氯吡格雷的负荷剂量是 600 mg，之后氯吡格雷 75 mg/d＋阿司匹林 75～325 mg/d，二者联合给药 90 天
对照组阿司匹林剂量	固定剂量 75 mg，每日 1 次	阿司匹林剂量不定，75～325 mg，每日 1 次
研究结局	90 天时卒中（缺血性或出血性）的风险	90 天时复合主要缺血性事件（包括缺血性卒中、心肌梗死和缺血性血管源性死亡）的风险
研究人群	欧洲人	亚洲人

对于安全终点，人们有不同的推测：①氯吡格雷首剂负荷量方面，POINT 研究的首剂负荷量是 CHANC 研究的 2 倍，但是从出血曲线来看，严重出血都没有发生在早期，而是逐渐出现，显然和负荷量无关。②联合抗血小板治疗时程方面，这个原因似乎可以做出合理的解释，CHANCE 的 3 周治疗明显优于 POINT 的 3 个月治疗，因此短程的双联抗血小板药物是安全的。③不同种族的药物相关基因不同，中国人氯吡格雷慢代谢和中间代谢的人群更多，药物抵抗发生率更高，但是前期 CHANCE 的药物基因组研究不确切支持这一点，CYP2C19 的基因多态性和出血没有明确关系。

2. 严重症状性颅内动脉狭窄患者

支架和积极的药物治疗预防颅内动脉狭窄卒中再发试验（Stenting and Aggressive Medical Management for Preventing Recurrent Stroke in Intracranial Stenosis,

SAMMPRIS)[17]证明在相似情况下，积极的内科治疗措施对于最近有症状的颅内大血管狭窄的卒中二级预防是非常有效的。在 SAMMPRIS 试验中，发病 30 天内的、由中等动脉以上的颅内动脉重度狭窄（70%～99%）引起 TIA 或卒中的患者，被随机分为积极的内科治疗组或积极内科治疗加血管成形术和支架置入组。积极的内科治疗措施包括阿司匹林 325 mg/d、氯吡格雷 75 mg/d 入组后治疗 90 天，同时强化危险因素管理，即初始目标 SBP＜140 mmHg（糖尿病患者＜130 mmHg）、LDL-C＜70 mg/dl、改变生活方式等。支架组 33 例患者（14.7%）发生主要终点事件（30 天的卒中和死亡），内科治疗组 13 例患者（5.8%）发生主要终点事件（P=0.002）。支架组 33 例卒中事件中有 10 例（30.3%）发生症状性脑出血，内科治疗组 12 例卒中事件中均没有发生症状性脑出血（P=0.04）。完成分析后首次公布时，在入组 30 天后每组各有 13 例患者发生了相同区域的卒中，支架组 1 年主要终点估计发生率为 20.0%，内科治疗组为 12.2%（P=0.009）。主要出血（任何脑出血或主要的非卒中相关性出血）1 年估计发生率在支架组为 9.0%，内科治疗组为 1.8%（P＜0.001）。该试验证实支架（Wingspan）不是一个安全或有效的救治方法。

SAMMPRIS 试验中内科治疗组的主要终点发生率比华法林-阿司匹林症状性颅内疾病试验（Warfarin-Aspirin Symptomatic Intracranial Disease trial，WASID）低很多。在 WASID 试验[18]中，采用与 SAMMPRIS 试验相同入组标准的亚组患者，在给予阿司匹林或华法林治疗、常规危险因素控制后，30 天卒中和死亡率为 10.7%（SAMMPRIS 试验为 5.8%），1 年主要终点发生率为 25%（SAMMPRIS 试验为 12.2%）。尽管与 WASID 试验的历史对照比较有很大的局限性，SAMMPRIS 试验中内科治疗组实际主要终点事件发生率低于预计风险，说明SAMMPRIS试验的积极内科治疗措施（双联抗血小板药物、危险因素强化管理、生活方式干预）可能比仅用阿司匹林和常规的危险因素管理更有效。SAMMPRIS试验人群的长期随访结果于2014年公布，显示内科治疗组较支架组的获益持续存在。

WASID试验中患者被给予阿司匹林1300 mg/d治疗，但这部分人群中合适的阿司匹林剂量并未确定。低剂量阿司匹林在其他大型卒中二级预防试验中也是有效的，这些试验大多纳入了更多类型的卒中患者。在SAMMPRIS试验中，相对于支架组，内科治疗组应用阿司匹林325 mg/d获得了良好的结局。这些数据显示低于1300 mg/d的更低剂量的阿司匹林对颅内动脉狭窄患者卒中二级预防可能是有效的。

3. 经颅多普勒（TCD）微栓子信号阳性患者

有关TCD微栓子信号阳性的研究，主要选择的是7天内症状性颅内外大动脉狭窄且TCD检查微栓子信号阳性的患者[12-13]。研究发现使用双联抗血小板药物治疗，能够明显降低TCD监测到栓子的数量。然而，研究并未采用临床结局，而是影像学的终点事件。

4. 主动脉弓处有斑块（≥4 mm）或移动血栓/斑块的患者

主动脉弓处病变患者选择双联抗血小板药物治疗的证据主要来自主动脉弓相关脑风险试验（ARCH）[14]，这是一项前瞻性、随机、公开和盲法终点的试验，入组患者为伴主动脉弓粥样硬化血栓形成的近期发生脑或周围栓塞事件的患者，在这些患者中比较了华法林（INR 2～3）与氯吡格雷（75 mg/d）/阿司匹林（75 mg/d）的预防疗效和耐受性（净效益）。这项研究包括经食管超声检查出的主动脉弓粥样硬化斑块≥4 mm 或斑块<4 mm 但为可移动斑块的患者。使用双联抗血小板药与抗凝药相比，复合主要终点事件（脑梗死、脑出血、心肌梗死、周围栓塞和血管性死亡）在两组间无显著差异，发生大出血事件（包括颅内出血）在两组间也无显著差异，但是仅针对血管性死亡事件方面，双联抗血小板组没有出血，华法林组发生率为3.4%（P=0.013）。对有主动脉弓粥样硬化证据的缺血性卒中或 TIA 患者，与抗血小板治疗相比，华法林抗凝治疗的疗效还不明确，出血风险高。可以在 3 个月内采用双联抗血小板药物，之后进行单一抗血小板药物治疗。

5. 缺血性卒中或 TIA 合并心房颤动但不适合抗凝治疗的患者

对于心房颤动患者，如果不适合抗凝治疗，可以考虑使用双联抗血小板药物治疗。证据主要来自于心房颤动患者氯吡格雷联合厄贝沙坦预防血管事件研究（Atrial Fibrillation Clopidogrel Trial with Irbesartan for Prevention of Vascular Events，ACTIVE）[15]，此研究观察了在不能耐受华法林治疗的心房颤动患者，阿司匹林联合氯吡格雷治疗的有效性和安全性，发现联合治疗组卒中的发生率每年降低 3.3%。然而，联合治疗组的患者年出血事件发生率较阿司匹林单药治疗组高（2.0% *vs.* 1.3%）。因此，对于不能使用口服抗凝药的患者，推荐使用抗血小板治疗，可以使用氯吡格雷联合阿司匹林治疗，但应当评估出血风险。

6. 介入治疗患者

介入治疗包括单纯的球囊扩张术、裸金属支架置入术和药物洗脱支架置入术。在脑血管病领域，由于单纯的球囊扩张术效果较差，在临床上使用较少。药物洗脱支架目前多处于研发阶段，临床应用不成熟。目前使用较多的是裸金属支架置入术，但是由于裸金属支架置入后有发生支架内血栓形成的风险，目前多推荐术前和术后给予双联抗血小板药物治疗。但长期双联抗血小板药物治疗有增加出血的风险，因此只能在早期短期内使用双联抗血小板药物。介入治疗的患者使用双联抗血小板药物多是一些临床试验的治疗方案，而较少有专门针对抗血小板药物进行的随机对照研究。

颅外动脉和颅内动脉介入治疗过程中抗血小板药物的选择有所区别。颅外颈动脉、椎动脉、锁骨下动脉粥样硬化性狭窄血管内治疗前，多采用阿司匹林 100～300 mg 每日 1 次联合氯吡格雷 75 mg 每日 1 次，术前服用 3～5 天；如急诊或术前服用时间不够，可酌情在术前 6～24 h 内顿服阿司匹林 300 mg 和氯吡格雷 300 mg。颅外动脉支架术后用药方案为，阿司匹林 100 mg 每日 1 次或者 300 mg 每日 1 次，联合氯吡格雷 75 mg 每日 1 次，服用至少 30 天。30 天后阿司匹林 100 mg 每日 1 次或者氯吡格雷 75 mg 每日 1 次继续服用 1 年，然后根据全身状况决定是否继续服用[19]。

颅内动脉介入治疗前的抗血小板药物选择同颅外动脉。颅内动脉介入治疗后的抗血小板用药方案为，阿司匹林 100 mg 每日 1 次或 300 mg 每日 1 次，联合氯吡格雷 75 mg 每日 1 次，术后持续服用 3～6 个月。3～6 个月后阿司匹林 100 mg 每日 1 次或者氯吡格雷 75 mg 每日 1 次继续服用[19]。

（八）糖蛋白Ⅱb/Ⅲa 受体拮抗剂的使用

一项包括了 4 项试验 1365 例受试者的汇总分析显示，静脉使用糖蛋白Ⅱb/Ⅲa 受体拮抗剂并未降低急性缺血性卒中患者的长期死亡率和残疾率［比值比（odds ratio，OR），0.97；95%可信区间（confidence interval，CI），0.77～1.22］，而可能增加颅内出血的发生（OR，4.60；

95% CI，2.01～10.54)[20]。一项临床3期的研究[21]发现，使用阿昔单抗和安慰剂的患者，发生症状性或致死性出血的比例分别为5.5%和0.5%（$P=0.002$），在3个月随访也并未发现使用阿昔单抗的患者预后更好，试验被提前终止。另外一项前瞻性、随机对照、开放标签的2期试验[22]证明在缺血性卒中急性期使用替罗非班并未增加梗死后出血转化风险和脑出血的比例。与标准rt-PA治疗相比，联合使用低剂量的溶栓药物与依替巴肽[23]是安全的，但使用替罗非班和依替巴肽的有效性还待进一步证实。因此，糖蛋白Ⅱb/Ⅲa受体拮抗剂（包括阿昔单抗）治疗急性缺血性卒中可能有害，不应使用。需要进一步研究这些药物对于急性缺血性卒中患者的安全性和有效性。

二、抗凝药物

（一）抗凝药物的种类

抗凝药物包括华法林、直接口服抗凝剂、肝素、低分子量肝素、类肝素等药物。肝素、低分子量肝素、类肝素主要用于深静脉血栓形成等的预防或治疗。在缺血性卒中二级预防中，目前主要选择华法林和直接口服抗凝剂（表8-5）。

华法林是一种水溶性香豆素酸衍生物，经小肠吸收，与白蛋白结合在血液中运输，通过抑制维生素K的活性从而抑制凝血因子Ⅱ、Ⅶ、Ⅸ、Ⅹ的生物合成。华法林的代谢在不同个体间存在很大差异，且易受其他药物和食物的影响，因此使用华法林期间需要监测抗凝活性，保证安全性和有效性。由下列疾病引起的心源性栓塞可以考虑用抗凝治疗：心房颤动、超声心动图发现心脏血栓、心室壁瘤、急性心肌梗死、射血分数非常低、人工瓣膜修复。华

表 8-5 华法林与直接口服抗凝剂的特性对照

特性	华法林	直接口服抗凝剂			
		达比加群	利伐沙班	阿哌沙班	依度沙班
靶点	维生素 K 环氧化物还原酶复合体	Ⅱa 因子	Ⅹa 因子	Ⅹa 因子	Ⅹa 因子
前药	否	是	否	否	否
监测	INR	无需	无需	无需	无需
给药	每日 1 次	每日 2 次	每日 1 次	每日 2 次	每日 1 次
生物利用度（%）	99%	6.5%	80%～100%	50%	62%
半衰期（h）	20～60	12～14	5～13	8～15	10～14
排泄	肝（细胞色素 P450）	80%经肾，20%经胆汁	33%经肾，66%经肝	27%经肾，73%经胆汁	50%经肾，50%经胆汁/肠道
P-糖蛋白抑制剂	否	是	是	是	是

法林治疗的目标 INR 值为 2.5，范围 2.0～3.0。

直接口服抗凝剂的主要靶点为凝血因子Ⅹa 和凝血酶，包括达比加群、利伐沙班、阿哌沙班和依度沙班。直接口服抗凝剂药物代谢预测性强，与食物和其他药物相互作用少。服用药物剂量固定，不需要定期采集血液监测调整药物用量。直接口服抗凝剂多数经肾排泄，所以有肾功能不全的患者需要调整用量。直接口服抗凝剂主要用于伴有心房颤动的缺血性脑卒中或 TIA 患者，与华法林相比，直接口服抗凝剂在预防栓塞性脑卒中方面有相同或更好的效果，同时颅内出血的发生率相同或略低。

（二）抗凝治疗的时限

1. 长期抗凝治疗

缺血性卒中或 TIA 合并下列疾病时需要长期抗凝治疗[24]：

- 合并阵发性或持续性非瓣膜性心房颤动患者，长期使用维生素 K 拮抗剂、阿哌沙班、达比加群、利伐沙班等药物预防卒中复发。
- 合并风湿性二尖瓣病变者，无论是否有心房颤动，长期服用华法林预防卒中复发。
- 合并有植入人工心脏瓣膜者，长期服用华法林预防卒中复发。若患者出血风险低，可在华法林抗凝的基础上加用阿司匹林 75～100 mg/d。

2. 短期抗凝治疗

由于抗凝治疗的出血风险较高，当缺血性卒中或 TIA 合并下列疾病时，需要短期抗凝治疗，通常并不需要长期抗凝治疗。

- 伴有心肌梗死者，如果超声心动图或其他心脏影像检查证实左心室有血栓形成时，给予至少 3 个月的华法林口服抗凝治疗（目标 INR 值为 2.5，范围 2.0～3.0）；如无左心室附壁血栓形成，但发现前壁无运动或异常运动，也应考虑给予 3 个月的华法林口服抗凝治疗[24]。

(三) 仍然使用抗血小板药物的合并心脏病

缺血性卒中或 TIA 合并心脏病时，并非所有疾病均使用抗凝药物治疗，下列情况时仍使用抗血小板药物[24]：

- 合并非风湿性二尖瓣病变或其他瓣膜病变（局部主动脉弓、二尖瓣环钙化、二尖瓣脱垂等），但不伴有心房颤动的患者，可以考虑抗血小板聚集治疗。
- 伴有心房颤动者，若不能接受口服抗凝药治疗，应用阿司匹林单药治疗，或者阿司匹林联合氯吡格雷抗血小板治疗。

(四) 抗凝治疗启动的时机

1. 一般急性缺血性脑卒中患者不推荐常规立即使用抗凝剂。

2. 伴有心房颤动的缺血性脑卒中或 TIA 患者，根据缺血的严重程度和出血转化的风险，选择抗凝时机。对于大多数患者来说，在发病后 4～14 天开始口服抗凝治疗。对于出血风险高的患者，应适当延长抗凝时机。

(五) 华法林起始剂量和监测频率

患者口服华法林进行抗凝治疗的起始剂量为第 1～2 天 5～10 mg，随后根据 INR 调整剂量。建议高龄、身体虚弱或营养不良的患者初始剂量≤5 mg。对 INR 轻度或中度升高但不伴严重出血的患者，采用口服而不是皮下注射维生素 K 来逆转 INR。正在使用维生素 K 拮抗剂治疗的患者，建议初始服用 2～3 个剂量的口服抗凝药后开始监测。服用固定剂量的口服抗凝药，建议监测的时间间隔不能长于 4 周。

（六）非治疗剂量 INR 的管理

INR 高于治疗反应并且小于 5、也没有明显出血的患者，减少药物剂量或者停一次口服，密切监测 INR，当 INR 达到治疗范围可以重新开始抗凝治疗。如果 INR 仅是轻微升高或者有暂时的诱发因素，无需调整剂量。如果 INR≥5 但是＜9 没有明显出血倾向，推荐停用口服抗凝药 1～2 次，更频繁地监测 INR，当 INR 达到治疗范围时可以重新开始抗凝治疗。特别是出血风险增加时，可以停用口服抗凝药 1 次，并给予维生素 K（1～2.5 mg）口服。如果患者紧急手术需要迅速逆转 INR 时，口服维生素 K（≤5 mg），24 h 后 INR 会下降。如果 INR 仍然较高，建议再给予 1～2 mg 维生素 K。如果 INR＞9 并且没有明显出血时，停止华法林治疗，同时给予高剂量维生素 K（2.5～5 mg）口服，INR 将会在 24～48 h 内降低。这时应对 INR 进行更频繁的监测，如果需要可以再次给予维生素 K 治疗，当 INR 达到治疗范围时可以重新开始抗凝治疗。有严重出血和 INR 升高，不论 INR 升高了多少都应停止华法林治疗，同时给予静脉输注维生素 K（10 mg），根据病情可以静脉缓慢输注新鲜冰冻血浆、凝血酶原浓缩物或重组凝血因子。如果 INR 没有下降，推荐每 12 h 给予一次维生素 K。如果存在威胁生命的出血（如颅内出血）和 INR 升高，不论 INR 升高了多少都应该中断华法林治疗，给予新鲜冰冻血浆、凝血酶原浓缩物或重组凝血因子＋维生素 K 10 mg 缓慢静脉输注，如果需要，根据 INR 值可以重复给药。INR 中度升高而没有严重出血的患者，如果需要维生素治疗，推荐使用口服剂型而不是皮下注射。

（秦海强　杜万良）

参考文献

[1] Hall R, Mazer CD. Antiplatelet drugs: a review of their pharmacology and management in the perioperative period. Anesth Analg, 2011, 112 (2): 292-318. doi: 10. 1213/ANE. 0b013e318203f38d.

[2] Baik SK, Oh SJ, Park KP, et al. Intra-arterial tirofiban infusion for partial recanalization with stagnant flow in hyperacute cerebral ischemic stroke. Interv Neuroradiol, 2011, 17 (4): 442-451. doi:10. 1177/159101991101700408.

[3] CAST (Chinese Acute Stroke Trial) Collaborative Group. CAST: randomised placebo-controlled trial of early aspirin use in 20, 000 patients with acute ischaemic stroke. Lancet, 1997, 349 (9066): 1641-1649.

[4] International Stroke Trial Collaborative Group. The International Stroke Trial (IST): a randomised trial of aspirin, subcutaneous heparin, both, or neither among 19435 patients with acute ischaemic stroke. Lancet, 1997, 349 (9065): 1569-1581.

[5] Kernan WN, Ovbiagele B, Black HR, et al. Guidelines for the prevention of stroke in patients with stroke and transient ischemic attack: a guideline for healthcare professionals from the American Heart Association/American Stroke Association. Stroke, 2014, 45 (7): 2160-2236. doi:10. 1161/STR. 0000000000000024.

[6] Gorelick PB, Farooq MU. Advances in our understanding of "resistance" to antiplatelet agents for prevention of ischemic stroke. Stroke Res Treat, 2013, 2013: 727842. doi: 10. 1155/2013/727842.

[7] Grosser T, Fries S, Lawson JA, et al. Drug resistance and

pseudoresistance: an unintended consequence of enteric coating aspirin. Circulation, 2013, 127 (3): 377-385. doi:10. 1161/CIRCULATIONAHA. 112. 117283.

[8] Holmes DR, Jr. , Dehmer GJ, Kaul S, et al. ACCF/AHA clopidogrel clinical alert: approaches to the FDA "boxed warning": a report of the American College of Cardiology Foundation Task Force on clinical expert consensus documents and the American Heart Association endorsed by the Society for Cardiovascular Angiography and Interventions and the Society of Thoracic Surgeons. J Am Coll Cardiol, 2010, 56 (4): 321-341. doi:10. 1016/j. jacc. 2010. 05. 013.

[9] Pezalla E, Day D, Pulliadath I. Initial assessment of clinical impact of a drug interaction between clopidogrel and proton pump inhibitors. J Am Coll Cardiol, 2008, 52 (12): 1038-1039; author reply 1039. doi:10. 1016/j. jacc. 2008. 05. 053.

[10] Wang Y, Wang Y, Zhao X, et al. Clopidogrel with aspirin in acute minor stroke or transient ischemic attack. N Engl J Med, 2013, 369 (1): 11-19. doi:10. 1056/NEJMoa1215340.

[11] Al Hasan M, Murugan R. Stenting versus aggressive medical therapy for intracranial arterial stenosis: more harm than good. Crit Care, 2012, 16 (3): 310. doi:10. 1186/cc11326.

[12] Markus HS, Droste DW, Kaps M, et al. Dual antiplatelet therapy with clopidogrel and aspirin in symptomatic carotid stenosis evaluated using doppler embolic signal detection: the Clopidogrel and Aspirin for Reduction of Emboli in Symptomatic Carotid Stenosis (CARESS) trial. Circulation, 2005, 111 (17): 2233-2240. doi:10. 1161/01. CIR. 0000163561. 90680. 1C.

[13] Wong KS, Chen C, Fu J, et al. Clopidogrel plus aspirin versus aspirin alone for reducing embolisation in patients with acute symptomatic cerebral or carotid artery stenosis (CLAIR study): a randomised, open-label, blinded-endpoint trial. Lancet Neurol, 2010, 9 (5): 489-497. doi:10. 1016/S1474-

4422(10)70060-0.

[14] Amarenco P, Davis S, Jones EF, et al. Clopidogrel plus aspirin versus warfarin in patients with stroke and aortic arch plaques. Stroke, 2014, 45 (5): 1248-1257. doi: 10. 1161/STROKEAHA. 113. 004251.

[15] Investigators A, Connolly SJ, Pogue J, et al. Effect of clopidogrel added to aspirin in patients with atrial fibrillation. N Engl J Med, 2009, 360 (20): 2066-2078. doi:10. 1056/NEJMoa0901301.

[16] Johnston SC, Easton JD, Farrant M, et al. Clopidogrel and aspirin in acute ischemic stroke and high-risk TIA. N Engl J Med, 2018, doi:10. 1056/NEJMoa1800410.

[17] Chimowitz MI, Lynn MJ, Derdeyn CP, et al. Stenting versus aggressive medical therapy for intracranial arterial stenosis. N Engl J Med, 2011, 365 (11): 993-1003. doi: 10. 1056/NEJMoa1105335.

[18] Chimowitz MI, Lynn MJ, Howlett-Smith H, et al. Comparison of warfarin and aspirin for symptomatic intracranial arterial stenosis. N Engl J Med, 2005, 352 (13): 1305-1316. doi: 10. 1056/NEJMoa043033.

[19] 中华医学会神经病学分会，中华医学会神经病学分会神经血管介入协作组，急性缺血性脑卒中介入诊疗指南撰写组. 中国急性缺血性脑卒中早期血管内介入诊疗指南. 中华神经科杂志，201，48 (5)：356-361.

[20] Ciccone A, Motto C, Abraha I, et al. Glycoprotein IIb-IIIa inhibitors for acute ischaemic stroke. Cochrane Database Syst Rev, 2014, (3): CD005208. doi:10. 1002/14651858. CD005208. pub3.

[21] Adams HP, Jr., Effron MB, Torner J, et al. Emergency administration of abciximab for treatment of patients with acute ischemic stroke: results of an international phase III trial: Abciximab in Emergency Treatment of Stroke Trial (AbESTT-II). Stroke, 2008, 39 (1): 87-99. doi:10. 1161/STROKEAHA. 106. 476648.

[22] Siebler M, Hennerici MG, Schneider D, et al. Safety of

Tirofiban in acute Ischemic Stroke：the SaTIS trial. Stroke，2011，42（9）：2388-2392. doi：10. 1161/STROKEAHA. 110. 599662.

[23] Pancioli AM，Broderick J，Brott T，et al. The combined approach to lysis utilizing eptifibatide and rt-PA in acute ischemic stroke：the CLEAR stroke trial. Stroke，2008，39（12）：3268-3276. doi:10. 1161/STROKEAHA. 108. 517656.

[24] 中华医学会神经病学分会. 中国缺血性脑卒中和短暂性脑缺血发作二级预防指南 2014. 中华神经科杂志，2015，48（4）：258-273.

第九章　危险因素的管理

脑卒中的危险因素分为可干预因素和不可干预因素两类，不可干预危险因素包括年龄、种族、家族史等，可干预危险因素包括高血压、糖尿病、高脂血症、心房颤动、无症状颈动脉狭窄、吸烟等。脑卒中的一级和二级预防应积极控制可干预危险因素，减少卒中的发生或复发；而在缺血性脑卒中急性期，有些危险因素的管理与一级或二级预防是有区别的，如何管理血压、血糖、血脂等危险因素非常重要。

一、血压的管理

约70%的缺血性脑卒中患者急性期血压升高，原因主要包括：病前存在高血压、疼痛、恶心呕吐、颅内压增高、意识模糊、焦虑、卒中后应激状态等。多数患者在卒中后24 h内血压可自发降低。病情稳定而无颅内压增高或其他严重并发症的患者，24 h后血压水平基本可恢复至其病前水平。目前关于卒中后早期是否应该立即降压、降压目标值、卒中后何时开始恢复原用降压药及降压药物的选择等问题尚不十分明确。

（一）低血压处理

目前可达到最佳预后的急性缺血性卒中的血压控制水平尚不明确。一些观察性研究[1-8]认为低血压与不良结局相关，但也有研究持不同意见。卒中后低血压很少见，原因有主动脉夹层、血容量减少以及心排血量减少等，应积极查明原因，给予相应处理。一项纳入 12 个研究的 meta 分析[9]发现卒中后低血压应用晶体液或胶体液对致残率及死亡率的影响无差异。临床上需要纠正低血压及低血容量，维持脏器的正常灌注，保证脏器功能。必要时可采用扩容升压措施，可静脉输注 0.9％氯化钠溶液纠正低血容量，处理可能引起心排血量减少的心脏问题。

（二）严重合并症时的血压管理

急性缺血性卒中患者会出现严重的合并症（例如，共存的急性冠状动脉事件、急性心力衰竭、溶栓后症状性颅内出血、先兆子痫/子痫等），需要紧急降压以预防严重的并发症。然而，重要的是过度降压有时会加重脑缺血，在这些情况下理想的治疗应该是个体化的[10]。但是总的来说，早期出现严重的合并症进行降压治疗是有指征的，初始血压降低 15％可能是安全、合理的目标。

（三）静脉溶栓的血压管理

有关静脉 rt-PA（阿替普酶）溶栓的随机对照试验[11-13]要求溶栓前收缩压应＜185 mmHg，舒张压应＜110 mmHg，溶栓后 24 h 收缩压应＜180 mmHg，舒张压应＜105 mmHg。观察性研究发现，阿替普酶溶栓前血压高[14-20]或波动大的患者[21]，脑出血的风险也会增加，但能增加出血风险的确切血压水平尚不确定。因此，血压升高且适合静脉 rt-PA 溶栓的患者，溶栓前应谨慎降压，溶栓前收缩压＜185 mmHg，舒张压＜110 mmHg，进行血压控制是合理的。

（四）血管内治疗的血压管理

在发病 6 h 内进行机械取栓的随机对照研究中，有 5

项研究[22-26]的排除标准包括血压＞185/110 mmHg；6～24 h 进行机械取栓的 DAWN 研究[27]中排除标准也包括血压＞185/110 mmHg。目前有关血管内治疗的随机对照研究中均未显示关于最优血压的控制方法，大部分研究中患者术前血压控制在 185/110 mmHg 以下，因此准备接受血管内治疗的患者，手术前控制血压≤185/110 mmHg 是合理的。血管内治疗再通后存在高灌注风险的患者应在充分评估血管内再通情况及全身情况的基础下维持血压至较低水平，对于大部分患者收缩压降低至 120～140 mmHg 可能是比较合适的降压范围。急性血管开通情况不佳或有血管再闭塞倾向的患者不宜控制血压至较低水平，同时应尽量避免围术期血压波动。

（五）未进行血管再通治疗的血压管理

多个随机对照研究和 meta 分析[28-41]一致显示在急性缺血性卒中最初的 48～72 h 内启动或重新启动降压治疗是安全的，但是这个策略不能降低死亡率或改善功能预后。然而，这些试验并未研究卒中发病后最初 6 h 的降压治疗，而且都排除了严重高血压（通常＞220/120 mmHg）或有紧急降压适应证的患者。因此，未接受静脉阿替普酶溶栓治疗或血管内治疗，并且没有合并症需要紧急降压治疗的患者，如果血压＜220/120 mmHg，在急性缺血性卒中最初的 48～72 h 内通过启动或重新启动降压治疗不能预防死亡或改善功能预后；如果血压≥220/120 mmHg，临床上常规进行降压治疗，但降压治疗的获益不确定。脑卒中发病后最初 24 h 内血压降低 15%可能是合理的。

（六）静脉降压药物选择

虽然没有可靠的数据指导急性缺血性脑卒中患者降压药物的选择，也没有数据显示在急性缺血性脑卒中降压治疗中哪种降压治疗策略更优，但下面的静脉降压药物和剂量都是合理的选择。

1. 尼卡地平，静脉滴注，5 mg/h，滴速每隔 5～15 min 增加 2.5 mg/h，最大滴速 15 mg/h。当达到目标血压值，调整至维持合适血压的滴速。

2. 氯维地平，静脉滴注，1～2 mg/h，滴速每隔 2～5 min 加倍，直至达到理想血压，最大滴速 21 mg/h。

3. 拉贝洛尔，10～20 mg 静脉注射，1～2 min 注完，可以重复一次。

4. 硝普钠，静脉滴注，滴速 0.25～10 μg/(kg·min)，当血压得不到控制或者舒张压＞140 mmHg 时，考虑使用。

5. 其他药物（如肼屈嗪、依那普利）也可考虑。

（七）卒中治疗后的血压管理

目前关于卒中后何时开始恢复原用降压药及降压药物的选择等问题，尚缺乏充分可靠的研究证据。有 2 个试验[34,36]显示在急性缺血性卒中发病后启动或重新启动降压药物治疗有利于改善出院后的血压控制。因为高血压是脑卒中患者住院过程中常见的合并疾病，所以不论既往有无高血压，当患者神经功能稳定而血压依然增高＞140/90 mmHg 时，且无禁忌证，在住院期间根据患者发病机制情况，恢复使用发病前服用的降压药物或开始启动降压治疗，这样做也可以改善长期的血压控制。

降压治疗减少脑卒中发病风险的获益主要来自降压本身，常用的各类降压药物都可以作为脑卒中患者控制血压的治疗选择，应结合脑卒中领域的随机对照研究证据、不同降压药物的药理特征以及患者的个体情况恰当选择降压药物。常用的 5 种降压药物利尿剂、钙通道阻滞剂（calcium channel blocker，CCB）、血管紧张素转化酶抑制剂

(angiotensin-converting enzyme inhibitor，ACEI)、血管紧张素受体阻断剂（angiotensin receptor blocker，ARB）及β受体阻滞剂均能通过降压而发挥预防脑卒中或短暂性脑缺血的作用（表 9-1）。多数脑卒中患者需要联合应用降压药物，应结合药物机制、患者的耐受性及经济状况和意愿，恰当地联合用药或选择新型的复方制剂。

表 9-1　常用降压药物的口服剂量及不良反应

降压药物	口服剂量(mg/d)	每日服药次数	主要不良反应
二氢吡啶类 CCB			
硝苯地平	10～30	2～3	踝部水肿，头痛，面色潮红
缓释片	10～80	2	
控释片	30～60	1	
氨氯地平	2.5～10	1	
左旋氨氯地平片	1.25～5	1	
非洛地平缓释片	2.5～10	1	
拉西地平	4～8	1	
尼卡地平	40～80	2	
尼群地平	20～60	2～3	
贝尼地平	4～8	1	
乐卡地平	10～20	1	
噻嗪类利尿剂			
氢氯噻嗪	6.25～25	1	血钾降低，血钠降低，血尿酸升高
氯噻酮	12.5～25	1	
吲达帕胺	0.625～2.5	1	
缓释片	1.5	1	
β 受体阻滞剂			
比索洛尔	2.5～10.0	1	支气管痉挛，心功能抑制
美托洛尔平片	50～100	2	
缓释片	47.5～190	1	
阿替洛尔	12.5～50	1～2	
普萘洛尔	20～90	2～3	
倍他洛尔	5～20	1	

续表

降压药物	口服剂量 (mg/d)	每日服药次数	主要不良反应
ACEI			
卡托普利	25～300	2～3	咳嗽，血钾升高，血管神经性水肿
依那普利	2.5～40	2	
贝那普利	5～40	1～2	
赖诺普利	2.5～40	1	
雷米普利	1.25～20	1	
福辛普利	10～40	1	
西拉普利	1.25～5	1	
培哚普利	4～8	1	
咪达普利	2.5～10	1	
ARB			
氯沙坦	25～100	1	血钾升高，血管神经性水肿（罕见）
缬沙坦	80～160	1	
厄贝沙坦	150～300	1	
普米沙坦	20～80	1	
坎地沙坦	4～32	1	
奥美沙坦	20～40	1	

二、血脂

胆固醇水平是导致缺血性脑卒中的重要危险因素，降低胆固醇水平可以减少缺血性脑卒中或短暂性脑缺血发作(temporary ischemic attack，TIA）的发生、复发和死亡风险。在 2013 年美国心脏病学会（ACC）/美国心脏协会(AHA）发布的《2013 ACC/AHA 降低成人动脉粥样硬化性心血管风险胆固醇治疗指南》（以下简称 2013 年 ACC/AHA 胆固醇治疗指南）[42]中，动脉粥样硬化相关的缺血性脑卒中或 TIA 被划归为“动脉粥样硬化性心血管疾病（atherosclerotic cardiovascular disease，ASCVD）”范畴。临床确诊的 ASCVD 包括急性冠状动脉综合征、心肌梗死病史、稳定或不稳定型心绞痛、冠状动脉血运重建术、动脉粥样硬化相关的缺血性脑卒中或 TIA、外周动脉疾病或血运重建术。他汀类药物治疗可降低胆固醇水平，因而降低 ASCVD 风险，他汀类药物也成为 ASCVD 二级预防的基础治疗方案之一。

（一）非药物治疗

必须强调的是，生活方式改变（坚持有益于心脑血管的健康饮食、定期锻炼、避免烟草制品、保持健康体重）仍然是减少动脉粥样硬化性缺血性脑卒中风险的关键因素，可以将健康饮食或生活方式改变作为降胆固醇药物治疗的前提，先于和配合降胆固醇药物使用。

（二）血脂指标

由于目前尚缺乏以低密度脂蛋白胆固醇（low density lipoprotein cholesterol，LDL-C）目标值为干预靶点的大型随机对照研究数据，2013 年 ACC/AHA 胆固醇治疗指南推荐在动脉粥样硬化性脑卒中患者中使用他汀类药物治疗，但没有明确 LDL-C 的干预目标值。2016 欧洲心脏病学会（ESC）/欧洲动脉粥样硬化学会（EAS）发布的《欧洲血脂异常管理指南》和 2014 年英国国家卫生与保健优化研究所（NICE）发布的《2014 NICE 血脂管理指南》也推荐应该依据临床因素而不是血胆固醇测定[43]。因此，可以不常规检测血胆固醇水平，可以直接将他汀类药物用于可能是动脉粥样硬化性急性缺血性卒中的患者。对于考虑为非动脉粥样硬化性缺血性卒中的患者（如动脉夹层），测定血胆固醇可能有价值，因为主要的预防指南都是基于LDL-C水平[44]。

因此，目前不能对LDL-C治疗目标值做出明确结论。对于缺血性脑卒中患者，他汀类药物治疗的推荐基于其降低LDL-C的强度而非目标值。值得注意的是，2012年加拿大心血管学会血脂异常诊断和治疗指南[45]推荐脑血管病患者的LDL-C目标值为2 mmol/L或LDL-C下降50%[45]。综合我国国情和国际指南建议，推荐他汀类药物治疗的强度分为高强度（LDL-C降低≥50%）和中等强度（LDL-C降低30%～50%）。在实际工作中，LDL-C的目标值仍然是临床医生评估他汀类药物治疗疗效和依从性的重要参考，建议将LDL-C<1.8 mmol/L（70 mg/dl）作为评估降胆固醇治疗的参考目标值。但此目标值缺乏充分证据，不宜作为治疗评估的唯一标准。

（三）他汀类药物治疗

1. 卒中后患者

他汀类药物在卒中预防中具有明确的作用，并有望改善卒中患者的预后。一项纳入多个观察性研究的meta分析发现，院内使用他汀类药物与预后良好相关，在缺血性卒中发作后停用他汀类药物与不良预后相关[46]。一项回顾性队列研究发现缺血性卒中患者入院后开始使用他汀类药物治疗，出院后3个月服用他汀类药物的依从性高[47]。但他汀类药物治疗急性缺血性卒中患者（ASSORT）研究显示，无论是在24 h内或7天内开始使用他汀类药物，患者的90天mRS评分无差异[48]。已发表的有关急性缺血性卒中患者早期使用他汀类药物治疗的随机试验是有限的。但总体来说，在缺血性卒中发生时服用他汀类药物的患者，在急性期应继续服用他汀类药物，而对于可以接受他汀类药物治疗的急性缺血性卒中患者，住院期间应开始他汀类药物治疗。

2. ≤75 岁的 ASCVD 患者

如前所述，临床确诊的 ASCVD 包括急性冠状动脉综合征、心肌梗死病史、稳定或不稳定型心绞痛、冠状动脉血运重建术、动脉粥样硬化相关的缺血性脑卒中或 TIA、外周动脉疾病或血运重建术，除非有禁忌证，≤75 岁的 ASCVD 患者，建议开始或继续使用高强度他汀类药物治疗作为一线治疗。2013 年 ACC/AHA 胆固醇治疗指南推荐，高强度他汀类药物治疗使用阿托伐他汀 80 mg/d 或瑞舒伐他汀 20 mg/d。在接受高强度他汀类药物治疗的≤75 岁 ASCVD 患者中，若患者对大剂量他汀类药物治疗有禁忌或存在不良反应，如果可以耐受，应以中等强度的他汀类药物（LDL-C 降低 30%～50%）作为第二选择。

快速评估卒中和短暂性脑缺血发作以预防早期复发试验（FASTER）研究在 24 h 内发生 TIA 或小卒中的患者使用辛伐他汀 40 mg 与安慰剂的效果，由于入组缓慢，该试验提前终止。辛伐他汀组与安慰剂组在卒中复发或安全性结局方面无显著差异。由于提前终止，因而 FASTER 检验功效不足，且 FASTER 使用的他汀类药物剂量为中等强度（不是推荐使用的高强度剂量）。

3. ＞75 岁的 ASCVD 患者

对于年龄＞75 岁的 ASCVD 患者，需要对降低 ASCVD 风险的获益与药物不良反应及药物间相互作用进行权衡，并在启动中等或大剂量他汀类药物治疗时考虑患者的偏向性。对于能够耐受的患者继续使用他汀类药物治疗是合理的。

有关他汀类药物的随机对照试验支持已经服用并耐受他汀类药物治疗的＞75 岁患者继续服用他汀类药物。大量数据支持>75 岁的 ASCVD 患者在二级预防时使用中等强度他汀类药物治疗[49-51]。但是，少量证据未明确支持对>75 岁个体二级预防开始高强度他汀类药物治疗。少量数据指出>75 岁没有临床 ASCVD 的个体一级预防使用他汀类药物对减少 ASCVD 事件的益处。总之，对于>75 岁的个体，开始他汀类药物进行 ASCVD 治疗时要考虑到其他因素，包括并发症、不良反应和护理重点。

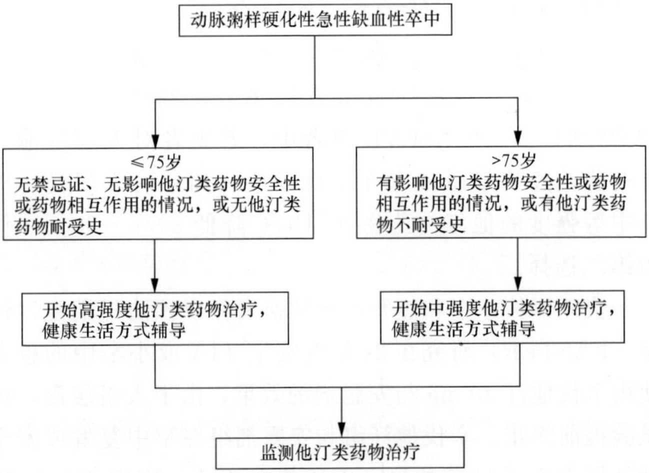

4. 降血脂药物

根据具体他汀类药物和剂量对 LDL-C 的平均预期反应，确定他汀类药物治疗的强度，并定义为“高强度”“中强度”和“低强度”他汀类药物疗法。依据他汀类药物疗法相对减少 ASCVD 风险与降低 LDL-C 程度的相关证据，用减少 LDL-C 水平的百分比来分类具体他汀类药物及剂量（表 9-2）。

表 9-2　他汀类药物治疗强度的分级

高强度他汀类药物疗法（日剂量降低 LDL-C 平均约≥50%）	中强度他汀类药物疗法（日剂量降低 LDL-C 平均 30%～50%）	低强度他汀类药物疗法（日剂量降低 LDL-C 平均＜30%）
阿托伐他汀　40～80 mg	阿托伐他汀　10～20 mg	辛伐他汀　10 mg
瑞舒伐他汀　20 mg	瑞舒伐他汀　5～10 mg	普伐他汀　10～20 mg
	辛伐他汀　20～40 mg	洛伐他汀　20 mg
	普伐他汀　40 mg	氟伐他汀　20～40 mg
	洛伐他汀　40 mg	匹伐他汀　1 mg
	氟伐他汀　80 mg	
	氟伐他汀　40 mg bid	
	匹伐他汀　2～4 mg	

5. PCSK9 抑制剂

前蛋白转化酶枯草溶菌素 9（proprotein convertase subtilisin/kexin type 9，PCSK9）是一种由肝合成的丝氨酸激酶，可促使体内低密度脂蛋白胆固醇（LDL-C）累积，抑制 PCSK9 活性则可使 LDL-C 水平显著下降。Evolocumab 是全球第一个 PCSK9 抑制剂，高风险患者 PCSK9 抑制剂治疗后的心血管结局（FOURIER）研究[52]随机将 27 564 例正在应用最佳剂量降脂药物治疗、空腹 LDL-C 或非高密度脂蛋白胆固醇水平增高的、有 ASCVD 临床证据的患者分配至皮下注射 Evolocumab 或安慰剂。经过平均 2.2 年的随访，Evolocumab 治疗显著减少了主要复合终点事件（心血管死亡、心肌梗死、脑卒中、院内不稳定型心绞痛或冠状动脉血运重建）和次要复合终点事件（心血管死亡、心肌梗死或脑卒中）的风险。因此，对于动脉粥样硬化性缺血性脑卒中患者，若已进行最佳剂量的他汀类药物治疗，常规检测血胆固醇水平可能有助于筛选适用于 PCSK9 抑制剂治疗的患者，从而降低随后的心血管疾病死亡、心肌梗死或脑卒中风险。

三、血糖

在缺血性脑卒中患者中，60%～70%存在糖代谢异常或糖尿病。我国缺血性脑卒中住院患者中糖尿病的患病率高达45.8%，糖尿病前期［包括空腹血糖受损（impaired fasting glucose，IFG）和/或糖耐量受损（impaired glucose tolerance，IGT)］的患病率为23.9%，其中餐后高血糖是主要类型。同时，糖尿病是缺血性脑卒中患者临床预后不良的重要危险因素，中国国家卒中登记（China National Stroke Registry，CNSR）数据显示，糖尿病是缺血性脑卒中患者发病6个月内死亡或生活依赖的独立危险因素。因此，临床医师应加强对缺血性脑卒中患者糖代谢异常的管理。

（一）低血糖

脑卒中后低血糖的发生率较低，尽管缺乏对其处理的相关临床试验，但因低血糖直接导致脑缺血性损伤和脑水肿加重而对预后不利，故应尽快纠正。急性缺血性卒中患者若血糖低于3.3 mmol/L（60 mg/dl）时，应积极治疗，可给予10%～20%葡萄糖溶液口服或注射治疗，目标是达到正常血糖。

（二）高血糖

约40%的患者存在卒中后高血糖，入院后24 h内高血糖的急性缺血性卒中患者较血糖正常的患者预后更差。目前一致认为应对卒中后高血糖进行控制，但对目标血糖值及采用何种降血糖措施，仅有少数随机对照试验，目前还无最后结论。总之，对急性缺血性卒中患者应积极治疗高血糖，血糖超过10 mmol/L（180 mg/dl）时可给予胰岛素治疗，同时应加强血糖监测，避免发生低血糖，血糖值可控制在 7.8～10 mmol/L（140～180 mg/dl）。

（马青峰）

参考文献

[1] Wohlfahrt P，Krajcoviechova A，Jozifova M，et al. Low blood pressure during the acute period of ischemic stroke is associated with decreased survival. Journal of Hypertension，2015，33：339-345.

[2] Vemmos KN，Tsivgoulis G，Spengos K，et al. U-shaped relationship between mortality and admission blood pressure in patients with acute stroke. Journal of Internal Medicine，2004，255：257-265.

[3] Okumura K，Ohya Y，Maehara A，et al. Effects of blood pressure levels on case fatality after acute stroke. Journal of Hypertension，2005，23：1217-1223.

[4] Gonzalez-Martinez F，Navarro-Gutierrez S，de Leon-Belmar J. Initial emergency department blood pressure as predictor of survival after acute ischemic stroke. Neurology，2006，66：1609.

[5] Castillo J，Leira R，Garcia MM，et al. Blood pressure decrease during the acute phase of ischemic stroke is associated with brain injury and poor stroke outcome. Stroke，2004，35：520-526.

[6] Leonardi-Bee J，Bath PM，Phillips SJ，et al. Blood pressure and clinical outcomes in the international stroke trial. Stroke，2002，33：1315-1320.

[7] Manning LS，Mistri AK，Potter J，et al. Short-term blood pressure variability in acute stroke：post hoc analysis of the controlling hypertension and hypotension immediately post stroke and continue or stop post-stroke antihypertensives collaborative study trials. Stroke，2015，46：1518-1524.

[8] Muscari A，Puddu GM，Serafini C，et al. Predictors of short-term improvement of ischemic stroke. Neurological Research，2013，35：594-601.

[9] Visvanathan A, Dennis M, Whiteley W. Parenteral fluid regimens for improving functional outcome in people with acute stroke. The Cochrane Database of Systematic Reviews, 2015: Cd011138

[10] Stead LG, Gilmore RM, Vedula KC, et al. Impact of acute blood pressure variability on ischemic stroke outcome. Neurology, 2006, 66: 1878-1881.

[11] Hacke W, Kaste M, Bluhmki E, et al. Thrombolysis with alteplase 3 to 4.5 hours after acute ischemic stroke. The New England Journal of Medicine, 2008, 359: 1317-1329.

[12] Zhao W, Che R, Shang S, et al. Low-dose tirofiban improves functional outcome in acute ischemic stroke patients treated with endovascular thrombectomy. Stroke, 2017, 48: 3289-3294.

[13] The National Institute of Neurological Disorders and Stroke r-tPA stroke study group. Tissue plasminogen activator for acute ischemic stroke. The New England Journal of Medicine, 1995, 333: 1581-1587.

[14] Butcher K, Christensen S, Parsons M, et al. Postthrombolysis blood pressure elevation is associated with hemorrhagic transformation. Stroke, 2010, 41: 72-77.

[15] Perini F, De Boni A, Marcon M, et al. Systolic blood pressure contributes to intracerebral haemorrhage after thrombolysis for ischemic stroke. Journal of the Neurological Sciences, 2010, 297: 52-54.

[16] Toni D, Ahmed N, Anzini A, et al. Intravenous thrombolysis in young stroke patients: results from the sits-istr. Neurology, 2012, 78: 880-887.

[17] Mazya M, Egido JA, Ford GA, et al. Predicting the risk of symptomatic intracerebral hemorrhage in ischemic stroke treated with intravenous alteplase: safe implementation of treatments in stroke (sits) symptomatic intracerebral hemorrhage risk score. Stroke, 2012, 43: 1524-1531.

[18] Wu W, Huo X, Zhao X, et al. Relationship between blood pressure and outcomes in acute ischemic stroke patients administered lytic medication in the tims-china study. PloS one, 2016, 11: e0144260

[19] Endo K, Kario K, Koga M, et al. Impact of early blood pressure variability on stroke outcomes after thrombolysis: The samurai r-tPA registry. Stroke, 2013, 44: 816-818.

[20] Waltimo T, Haapaniemi E, Surakka IL, et al. Post-thrombolytic blood pressure and symptomatic intracerebral hemorrhage. European Journal of Neurology, 2016, 23: 1757-1762.

[21] Liu K, Yan S, Zhang S, et al. Systolic blood pressure variability is associated with severe hemorrhagic transformation in the early stage after thrombolysis. Translational Stroke Research, 2016, 7: 186-191.

[22] Jovin TG, Chamorro A, Cobo E, et al. Thrombectomy within 8 hours after symptom onset in ischemic stroke. The New England Journal of Medicine, 2015, 372: 2296-2306.

[23] Goyal M, Demchuk AM, Menon BK, et al. Randomized assessment of rapid endovascular treatment of ischemic stroke. The New England Journal of Medicine, 2015, 372: 1019-1030.

[24] Saver JL, Goyal M, Bonafe A, et al. Stent-retriever thrombectomy after intravenous tPA vs. tPA alone in stroke. The New England Journal of Medicine, 2015, 372: 2285-2295.

[25] Campbell BC, Mitchell PJ, Kleinig TJ, et al. Endovascular therapy for ischemic stroke with perfusion-imaging selection. The New England Journal of Medicine, 2015, 372: 1009-1018.

[26] Berkhemer OA, Fransen PS, Beumer D, et al. A randomized trial of intraarterial treatment for acute ischemic stroke. The New England Journal of Medicine, 2015, 372: 11-20.

[27] Nogueira RG, Jadhav AP, Haussen DC, et al. Thrombectomy 6 to 24 hours after stroke with a mismatch between deficit and infarct. The New England Journal of Medicine, 2018, 378: 11-21.

[28] Kaste M, Fogelholm R, Erila T, et al. A randomized,

double-blind, placebo-controlled trial of nimodipine in acute ischemic hemispheric stroke. Stroke, 1994, 25: 1348-1353.

[29] Horn J, de Haan RJ, Vermeulen M, et al. Very early nimodipine use in stroke (venus): a randomized, double-blind, placebo-controlled trial. Stroke, 2001, 32: 461-465.

[30] Schrader J, Luders S, Kulschewski A, et al. The access study: evaluation of acute candesartan cilexetil therapy in stroke survivors. Stroke, 2003, 34: 1699-1703.

[31] Eveson DJ, Robinson TG, Potter JF. Lisinopril for the treatment of hypertension within the first 24 hours of acute ischemic stroke and follow-up. American Journal of Hypertension, 2007, 20: 270-277.

[32] Bath PM, Martin RH, Palesch Y, et al. Effect of telmisartan on functional outcome, recurrence, and blood pressure in patients with acute mild ischemic stroke: a profess subgroup analysis. Stroke, 2009, 40: 3541-3546.

[33] Potter JF, Robinson TG, Ford GA, et al. Controlling hypertension and hypotension immediately post-stroke (chhips): a randomised, placebo-controlled, double-blind pilot trial. The Lancet. Neurology, 2009, 8: 48-56.

[34] Robinson TG, Potter JF, Ford GA, et al. Effects of antihypertensive treatment after acute stroke in the continue or stop post-stroke antihypertensives collaborative study (cossacs): a prospective, randomised, open, blinded-endpoint trial. The Lancet. Neurology, 2010, 9: 767-775.

[35] Sandset EC, Bath PM, Boysen G, et al. The angiotensin-receptor blocker candesartan for treatment of acute stroke (scast): a randomised, placebo-controlled, double-blind trial. Lancet (London, England), 2011, 377: 741-750.

[36] He J, Zhang Y, Xu T, et al. Effects of immediate blood pressure reduction on death and major disability in patients with acute ischemic stroke: the catis randomized clinical trial. JAMA, 2014, 311: 479-489.

[37] Bath PM, Krishnan K. Interventions for deliberately altering blood pressure in acute stroke. The Cochrane Database of Systematic Reviews, 2014: Cd000039.

[38] Oh MS, Yu KH, Hong KS, et al. Modest blood pressure reduction with valsartan in acute ischemic stroke: a prospective, randomized, open-label, blinded-end-point trial. International Journal of Stroke, 2015, 10: 745-751.

[39] Investigators ET, Bath PM, Woodhouse L, et al. Efficacy of nitric oxide, with or without continuing antihypertensive treatment, for management of high blood pressure in acute stroke (ENOS): a partial-factorial randomised controlled trial. Lancet (London, England), 2015, 385: 617-628.

[40] Lee M, Ovbiagele B, Hong KS, et al. Effect of blood pressure lowering in early ischemic stroke: meta-analysis. Stroke, 2015, 46: 1883-1889.

[41] Woodhouse L, Scutt P, Krishnan K, et al. Effect of hyperacute administration (within 6 hours) of transdermal glyceryl trinitrate, a nitric oxide donor, on outcome after stroke: subgroup analysis of the efficacy of nitric oxide in stroke (ENOS) trial. Stroke, 2015, 46: 3194-3201.

[42] Stone NJ, Robinson JG, Lichtenstein AH, et al. 2013 ACC/AHA guideline on the treatment of blood cholesterol to reduce atherosclerotic cardiovascular risk in adults: a report of the American College of Cardiology/American Heart Association task force on practice guidelines. Journal of the American College of Cardiology, 2014, 63: 2889-2934.

[43] Catapano AL, Graham I, De Backer G, et al. 2016 ESC/EAS guidelines for the management of dyslipidaemias. European Heart Journal, 2016, 37: 2999-3058.

[44] Stone NJ, Robinson JG, Lichtenstein AH, et al. 2013 ACC/AHA guideline on the treatment of blood cholesterol to reduce atherosclerotic cardiovascular risk in adults: a report of the American College of Cardiology/American Heart Association task

force on practice guidelines. Circulation, 2014, 129: S1-S45.

[45] Anderson TJ, Gregoire J, Hegele RA, et al. 2012 update of the Canadian Cardiovascular Society guidelines for the diagnosis and treatment of dyslipidemia for the prevention of cardiovascular disease in the adult. The Canadian Journal of Cardiology, 2013, 29: 151-167.

[46] Hong KS, Lee JS. Statins in acute ischemic stroke: a systematic review. Journal of Stroke, 2015, 17: 282-301.

[47] Ahlhelm F, Benz RM, Ulmer S, et al. Endovascular treatment of cervical artery dissection: ten case reports and review of the literature. Interventional Neurology, 2013, 1: 143-150.

[48] Yoshimura S, Uchida K, Daimon T, et al. Randomized controlled trial of early versus delayed statin therapy in patients with acute ischemic stroke: Assort trial (administration of statin on acute ischemic stroke patient). Stroke, 2017, 48: 3057-3063.

[49] LaRosa JC, Grundy SM, Waters DD, et al. Intensive lipid lowering with atorvastatin in patients with stable coronary disease. The New England Journal of Medicine, 2005, 352: 1425-1435.

[50] Pedersen TR, Faergeman O, Kastelein JJ, et al. High-dose atorvastatin vs usual-dose simvastatin for secondary prevention after myocardial infarction: the ideal study: a randomized controlled trial. JAMA, 2005, 294: 2437-2445.

[51] Cannon CP, Braunwald E, McCabe CH, et al. Intensive versus moderate lipid lowering with statins after acute coronary syndromes. The New England Journal of Medicine, 2004, 350: 1495-1504.

[52] Katsiki N, Athyros VG, Mikhailidis DP, et al. Proprotein convertase subtilisin-kexin type 9 (pcsk9) inhibitors: shaping the future after the further cardiovascular outcomes research with pcsk9 inhibition in subjects with elevated risk (fourier) trial. Metabolism: Clinical and Experimental, 2017, 74: 43-46.

第十章　扩容治疗、血液稀释、神经保护剂

一、扩容治疗和血液稀释

血液稀释是指通过静脉输入各种稀释液体和（或）静脉切开放血等治疗措施，降低患者血细胞比容和血液黏度，改善微循环，从而促进卒中功能恢复。扩容治疗（简称扩容）是指通过静脉输注液体来扩充血容量，亦可起到血液稀释的作用。鉴于二者有许多共同之处，本章一并介绍二者在急性缺血性卒中时的作用。

（一）扩容和血液稀释方案

扩容和血液稀释方案主要包括急性等容量血液稀释（acute normovolemic hemodilution，ANH）和急性高容量血液稀释（acute hypervolemic hemodilution，AHH）。ANH 是指患者术前放血 10～15 ml/kg，进行抗凝处理后保存备用，同时以 2～3 倍的晶体液/胶体液进行补充置换，手术结束时再将患者放出的自体血回输。AHH 是指术前不放血，但输入较大量的晶体液/胶体液（20～25 ml/kg）进行扩容。

扩容治疗可供选择的方案，包括直接补充盐水增加血容量，或补充血浆、白蛋白、右旋糖酐、羟乙基淀粉等，提高血浆胶体渗透压，从而增加血容量，达到改善脑血流量、提高脑组织灌注压、对缺血半暗带进行灌注的目的。值得指出的是，每个药物使用的具体剂量尚缺少统一的

标准。

需要注意的是，扩容治疗和血液稀释禁忌用于严重高血压、颅内出血、颅内高压及心、肝、肾功能不全患者。

（二）研究进展

急性缺血性卒中动物实验发现扩容治疗可有获益，但在人体研究中尚缺少有力的证据支持。Chang TS 等[1] 回顾分析了脑梗死发病 72 h 内给予血液稀释治疗的 21 项临床试验，共计 4174 例患者。其中 9 项为联合采用静脉切开术和扩容治疗，12 项为仅采用扩容治疗；12 项使用右旋糖酐 40，5 项使用羟乙基淀粉，3 项使用白蛋白治疗；14 项采用盲法对照研究。分析结果显示血液稀释疗法不能减少急性脑梗死患者 4 周内的死亡率［相对危险(RR)：1.10；95%CI：0.90～1.34］，也不能减少 3～6 月的死亡率（RR：1.05；95%CI：0.93～1.20）及残障住院率（RR：0.96；95%CI：0.85～1.07）。无论采用等张或高张液体进行血液稀释治疗均无统计学意义的获益，不同血液稀释药物的疗效亦无差异。值得注意的是，血液稀释疗法有减少卒中 3～6 月后深静脉血栓和肺栓塞的趋势，也未增加严重的心脏事件。

奥地利多中心血液稀释治疗卒中试验（MAHST）[2] 共纳入 200 例受试者，随机分为羟乙基淀粉扩容组与标准对照组，并未发现获益。大剂量白蛋白治疗急性缺血性卒中研究（ALIAS）[3] 共纳入 422 例受试者，分为白蛋白扩容组或标准对照组，也未发现获益。白蛋白治疗急性卒中试验 2（ALAS2）[4] 的结果于 2017 年发表。ALAS2 为双盲、多中心、三期随机对照临床试验，目的在于评价急性卒中扩容的强度与神经功能预后之间的关系。ALAS2 纳入的患者为年龄 18～83 岁的急性缺血性卒中患者，基线期 NIHSS 评分≥6 分，发病 5 h 内进行治疗。排除标准包括严重脱水患者，及近期或活动性充血性心力衰竭患者。纳入的患者随机给予25%白蛋白（扩容组，2 g/kg或8 ml/kg，最大剂量750 ml）或相同体积等张盐水（对照组，8 ml/kg，最大剂量750 ml），输注时间超过2 h。该研究总共入组841例患者，平均年龄64岁，平均NIHSS评分11分。对其研究结果进行分析发现，大血管缺血性卒中和NIHSS评分较高者扩容药物用量更大。协变量-调整分析显示卒中后最初48 h每额外增加250 ml扩容药物，就会导致预后良好的比例显著降低［OR：0.91；95%CI：0.88～0.94］，并且独立于其他多项预测变量。对于那些基线CT显示前循环早期征象（ASPECT评分≤7）的患者，扩容药物用量增多与90天预后不良有关，白蛋白组与等张盐水组相似。输注高容量液体亦会增加肺水肿风险。研究结果显示卒中急性期扩容药物使用越多，神经功能恶化的比例越高。

综上所述，现有的资料不能证明血液稀释疗法对急性缺血性卒中患者有益，也未能证明其可促进患者存活或改善功能转归。并且，扩容导致的液体增多对患者有害。在特殊原因下，如因为全身低灌注、贫血、低血压、脱水过度、血液浓缩等因素导致的急性脑梗死患者，扩容治疗是否有益尚缺少临床研究证据。因此，不建议将扩充容量的血液稀释疗法用于治疗急性缺血性卒中

二、神经保护剂

现有的神经保护的概念较为广泛。理论上，任何能够延缓或阻止神经细胞死亡、恢复神经功能的药物或干预措施，均可称为神经保护或神经保护性治疗。急性脑梗死的神经保护治疗主要是指采用药物或治疗措施阻断和减轻脑缺血级联反应，其主要作用环节是阻断缺血瀑布反应的不

同途径，以达到保护神经元和延长缺血耐受时间、减少梗死体积、降低死亡率、促进功能恢复的目的。自 1984 年 Roger Simon[5] 在 *Science* 杂志上报道 N-甲基-D-天冬氨酸（N-methyl-D-aspartate，NMDA）受体阻断剂能保护神经元损伤后，神经保护剂在急性脑梗死中的应用一直处于探索阶段。目前已有多种神经保护剂进行多个大型临床试验，但其疗效并不确切。新型神经保护剂和（或）神经保护策略仍有待发展。这里仅介绍针对急性脑梗死缺血级联反应中临床应用的或曾在较大规模临床试验中验证的神经保护剂。

（一）主要神经保护剂类型

缺血性脑卒中的级联反应主要包括兴奋性氨基酸毒性、钙离子超载、炎症、细胞凋亡等多种机制。针对缺血级联反应不同环节的神经保护剂，较大型临床试验的结果及使用方案总结如表 10-1。值得注意的是，一些神经保护剂可能具有多种机制。

（二）研究进展

1. 兴奋性氨基酸受体拮抗剂

（1）赛福太（Selfotel，CGS19755）：竞争性 NMDA 受体拮抗剂。一项随机、双盲、安慰剂对照临床试验（ASSIST 试验）[6] 共入组 567 例患者，在急性缺血性脑卒中发病 6 h 内使用赛福太（1.5 mg/kg，静脉注射），30 天死亡率治疗组高于对照组（$P=0.05$），90 天死亡率无差别。因治疗组无获益，且躁动、幻觉等副作用的发生率远较对照组高，本研究被提前终止。非竞争性 NMDA 受体拮抗剂右啡烷（dextrorphan）、CNS1102（Cerestat）同样合并神经和精神上的不良反应，在临床试验中也未显示出神经保护作用。

表 10-1　针对缺血级联反应的部分神经保护剂

兴奋性氨基酸受体拮抗剂*	钙通道阻滞剂	抗炎及抗凋亡药物	抗氧化剂和自由基清除剂
赛福太（Selfotel，CGS19755）：发病 6 h 内，单剂 1.5 mg/kg 静脉注射	尼莫地平：发病 6 h 内，每次 30 mg，每天 4 次，持续 10 天	促红细胞生成素：①发病 6 h 内，静脉注射 40 000 IU，24 h 及 48 h 各一次；②发病 24 h 内，5000 IU 皮下注射，48 h 及 72 h 各一次	依达拉奉：一次 30 mg，每日 2 次，加入适量生理盐水中稀释后静脉滴注，30 min 内滴完。
加维斯替奈（Gavestinel）：发病 6 h 内，首剂 800 mg 于 4 h 内静脉注射，后续每 12 h 200 mg 于 15 min 内静脉注射，共 5 次		米诺环素：发病 24 h 内，静脉每 12 h 滴注 100 mg，共 5 次	NXY-059：发病 6 h 内，首剂 2270 mg/h 静推，1 h 后以 480～960 mg（32～64 ml）维持 71 h
硫酸镁：发病 2 h 内静推硫酸镁 4 g，持续静脉点滴硫酸镁 12 g，维持 24 h			胞磷胆碱：发病 24 h 内，静脉注射用胞磷胆碱 1000 mg 2 次/日，其后口服胞磷胆碱共 6 周
			尿酸：发病 4.5 h 内，单剂 1000 mg，静脉注射

* 兴奋性氨基酸受体拮抗剂包括：NMDA 受体拮抗剂（非竞争性、竞争性）、非 NMDA 受体拮抗剂、谷氨酸释放抑制剂、谷氨酸转运蛋白调节剂

（2）加维斯替奈（Gavestinel，GV150526）：竞争性甘氨酸识别位点拮抗剂。然而，一项Ⅲ期临床研究（GAIN研究）[7]纳入美国1646例患者及全球1804例患者，结果表明在急性缺血性脑卒中及脑出血患者起病后6 h内给药3天，并未显示有神经保护作用。

（3）硫酸镁：作用机制多样，可作用于生理性电压依赖性NMDA受体离子通道，抑制缺血诱导的谷氨酸释放，还可阻滞电压依赖性Ca^{2+}通道，抑制炎症反应和钙介导的细胞内酶激活等。院前使用镁卒中治疗试验（FAST-MAG）[8]纳入1700名患者，比较卒中发生2 h内患者分别接受静脉注射硫酸镁或者静脉注射安慰剂治疗的效果，其中857名患者接受了静脉注射硫酸镁，843名患者接受静脉注射安慰剂。入组患者中73.3%为缺血性卒中，22.8%为颅内出血，同时3.9%为类卒中症状。从出现症状到治疗的平均时间为45 min。结果显示，90天改良Rankin量表（mRS）评分没有显著差异，两组的死亡率与不良事件发生率亦无显著不同。临床试验结果提示，脑卒中症状出现最初2 h内使用硫酸镁安全而无严重副作用，但并不能改善患者的神经功能结局。

2. 钙通道阻滞剂

尼莫地平：钙通道阻滞剂在卒中的应用已有多项研究。静脉使用尼莫地平研究（INWEST）[9]显示尼莫地平组（2 mg/h）治疗后平均血压下降10～20 mmHg，因尼莫地平引起低血压而导致治疗组病情恶化。20世纪90年代来自9个对照试验的3719例卒中患者中，尼莫地平口服（120 mg）治疗组与安慰剂组的疗效间无差异，但在起病12 h内治疗组的疗效可优于安慰剂组[10]。Meta分析亦未发现缺血性卒中患者口服尼莫地平受益。后续一项随机、双盲、安慰剂对照研究（VENUS）[11]入组1500例起病后6 h内的脑梗死患者，口服尼莫地平（每次30 mg，每天 4 次，持续 10 天)，3 个月的不良结局（死亡和 mRS 评分 4～5 分）在治疗组为 33%，对照组为 29%，未有显著差异。研究结果显示，早期使用钙通道阻滞剂治疗对缺血性卒中患者的死亡率和严重致残率并无影响。

3. 抗炎及抗凋亡药物

（1）促红细胞生成素（EPO）：EPO 是一种来源于成人肾和胎儿肝的含唾液酸的糖蛋白激素，由 166 个氨基酸组成，能够促进红细胞生成，在临床被广泛应用于治疗贫血。急性缺血性脑卒中予以 EPO 具有抗凋亡、减轻神经兴奋毒性、抗炎、抗氧化应激、保护血脑屏障等作用。在德国多中心促红细胞生成素卒中治疗试验[12]中，共入组 522 例发病 6 h 内的急性脑梗死患者，在发病 24 h 及 48 h 分别予以静脉 EPO 40 000 IU 治疗。研究结果未显示 EPO 组具有显著获益，在没有进行溶栓的患者中 EPO 治疗可望促进临床功能恢复，但联合使用 rt-PA 和 EPO 则与死亡率增加相关。具体机制是否与增加内源性 NO 合成酶抑制剂非对称性二甲基精氨酸（ADMA）的释放有关尚待确认。另一项小规模前瞻性、随机、安慰剂对照研究[13]，入组 142 例发病 24 h 内的急性脑卒中患者，治疗组及对照组各 71 例。两组间远期（5 年）卒中复发率和死亡率没有差异，但治疗组神经功能评分较对照组显著减轻。现已开发了一些无促红细胞生成作用但保留有神经保护作用的 EPO 衍生物，包括去唾液酸促红细胞生成素（Asialo-EPO)、氨甲酰化促红细胞生成素（CEPO)、焦谷氨酸化 B 螺旋表面肽（pHBSP）（即 ARA290）等，但其在卒中的作用尚缺少临床研究验证。

（2）米诺环素：是一种广谱抗菌的四环素类抗生素，在急性脑梗死中使用时具有抑制凋亡、减轻炎性反应、缩小梗死体积和减轻血管损伤的作用。一项随机、对照临床前研究[14]，入组发病 24 h 内的脑梗死患者 95 例，治疗组

47 例，对照组 48 例。90 天的有效率在治疗组为 65.9%，对照组为 70.2%，无显著性差异。

4. 抗氧化、自由基清除剂

(1) 依达拉奉：通过清除自由基而抑制脂质过氧化作用，减少血管内皮细胞损伤，减少羟自由基产生和抑制迟发性神经细胞坏死，减轻神经功能障碍。一项Ⅲ期临床试验[15]显示，依达拉奉可促进起病 72 h 内的急性缺血性脑卒中患者神经功能有显著改善（$P=0.038$），亚组分析显示起病后 24 h 内用药的患者获益更明显。

(2) NXY-059：一项纳入 1722 例患者的临床Ⅱ期试验（SANTA）研究[16]结果显示在急性缺血性卒中起病 6 h 内使用，NXY-059 可改善患者 90 天功能残疾，但大多次要指标均未显示治疗组获益。进一步的临床Ⅲ期试验[17]采用相同的研究方案，入组 3306 例急性缺血性卒中患者，结果提示治疗组与对照组在疗效方面无任何差异，将此二项试验结果进行 meta 分析也未显示明确效果。

(3) 胞磷胆碱：它可通过稳定细胞膜和减少自由基产生来减轻缺血性损伤。一项临床试验的 meta 分析[18]表明，中至重度脑卒中患者发病后 24 h 内给予胞磷胆碱口服 6 周，3 个月后治疗组较对照组的功能恢复率有一定增高，并具有统计学差异（$P=0.003$），其安全性与安慰剂相似。但在另一项随机、双盲、安慰剂对照的Ⅲ期临床试验（ICTUS）[19]中，入组发病 24 h 内 NIHSS 评分≥8 分的急性脑梗死患者，随机分为胞磷胆碱组（$n=1148$）和安慰剂组（$n=1150$），主要终点指标为 90 天 mRS 评分。治疗组与安慰剂组未出现显著性差异。但在各亚组分析中，使用组织型纤溶酶原激活物（t-PA）组与不使用 t-PA 组间（$P=0.041$），超过 70 岁组与 70 岁以下组间（$P=0.001$），以及基线 NIHSS 评分 8～14 分组与 NIHSS 评分 >14 分组间（$P=0.021$），显示治疗组可能有获益。虽然研究未显示胞磷胆碱对中重度缺血性脑卒中患者有益，但其不增加使用 t-PA 患者的出血率，依从性和安全性等同于安慰剂。

（4）尿酸：尿酸为内源性抗氧化分子。一项评估尿酸是否可改善缺血性脑卒中患者功能预后的双盲、安慰剂对照试验（URICO-ICTUS 试验）[20] 研究 rt-PA 溶栓基础上加用尿酸的效果。URICO-ICTUS 试验将 421 例发病 4.5 h 内使用阿替普酶治疗的急性脑梗死患者随机分配至尿酸组或安慰剂组。入组标准为：年龄＞18 岁，发病 4.5 h 内，NIHSS 评分为 6～25 分。结果发现，脑卒中患者首发症状发生后的 4.5 h 内，在标准溶栓治疗基础上加用尿酸有降低残疾风险的趋势，但获益没有统计学差异。URICO-ICTUS 试验亚组分析显示，急性脑梗死用尿酸治疗在女性人群中获益；在阻断早期神经功能进展恶化方面（发病 72 h 内 NIHSS 增加 4 分以上）可能优于对照组。

三、小结

综上所述，目前实验室或前期研究显示可能有效的神经保护剂在临床上均未能证实具有显著改善急性脑卒中结局的疗效。神经保护剂仍局限于基础研究或临床试验，尚不能广泛推广运用，更不推荐用于治疗急性缺血性脑卒中患者。突触后膜密 95 蛋白阻断剂 NA-1、改善侧支循环药物丁苯酞等是否有望在急性脑卒中治疗中具有神经保护作用，尚有待在新的大型临床试验中进行验证。

（丁　晶）

参考文献

[1] Chang TS, Jensen MB. Haemodilution for acute ischaemic

stroke. Cochrane Database Syst Rev, 2014, 8 (8): D103.
[2] Aichner FT, Fazekas F, Brainin M, et al. Hypervolemic hemodilution in acute ischemic stroke: the Multicenter Austrian Hemodilution Stroke Trial (MAHST). Stroke, 1998, 29 (4): 743-749.
[3] Ginsberg MD, Palesch YY, Hill MD, et al. High-dose albumin treatment for acute ischaemic stroke (ALIAS): a phase 3, randomised, double-blind, placebo-controlled trial. Lancet Neurology, 2013, 12 (11): 1049-1058.
[4] Miller JB, Lewandowski C, Wira CR, et al. Volume of plasma expansion and functional outcomes in stroke. Neurocritical Care, 2016, 26 (2): 1-5.
[5] Simon RP, Swan JH, Griffiths T, et al. Blockade of N-methyl-D-aspartate receptors may protect against ischemic damage in the brain. Science, 1984, 226 (4676): 850-852.
[6] Davis SM, Lees KR, Albers GW, et al. Selfotel in acute ischemic stroke: possible neurotoxic effects of an NMDA antagonist. Stroke, 2000, 31 (2): 347-354.
[7] Lees KR, Asplund K, Carolei A, et al. Glycine antagonist (gavestinel) in neuroprotection (GAIN International) in patients with acute stroke: a randomised controlled trial. GAIN International Investigators. Lancet, 2000, 355 (9219): 1949-1954.
[8] Saver JL, Starkman S, Eckstein M, et al. Prehospital use of magnesium sulfate as neuroprotection in acute stroke. N Engl J Med, 2015, 372 (6): 528-536.
[9] Wahlgren NG, Macmahon DG, Keyser JD, et al. Intravenous Nimodipine West European Stroke Trial (INWEST) of nimodipine in the treatment of acute ischaemic stroke. Cerebrovascular Diseases, 1994, 4 (3): 204-210.
[10] Mohr JP, Orgogozo JM, Harrison MJG, et al. Meta-analysis of oral nimodipine trials in acute ischemic stroke. Cerebrovascular Diseases, 1994, 4 (3): 197-203.
[11] Horn J, Haan RJD, Vermeulen M, et al. Very Early Nimodipine Use in Stroke (VENUS): a randomized, double-blind,

placebo-controlled trial. Stroke，2001，32（2）：461-465.
[12] Ehrenreich H，Weissenborn K，Prange H，et al. Recombinant human erythropoietin in the treatment of acute ischemic stroke. Stroke，2009，40（12）：e647.
[13] Tsai TH，Lu CH，Wallace CG，et al. Erythropoietin improves long-term neurological outcome in acute ischemic stroke patients：a randomized，prospective，placebo-controlled clinical trial. Critical Care，2015，19（1）：78.
[14] Kohler E，Prentice DA，Bates TR，et al. Intravenous minocycline in acute stroke：a randomized，controlled pilot study and meta-analysis. Stroke，2013，44（9）：2493-2499.
[15] Group E A I S. Effect of a novel free radical scavenger，edaravone（MCI-186），on acute brain infarction. Randomized，placebo-controlled，double-blind study at multicenters. Cerebrovasc Dis，2003，15（3）：222-229.
[16] Lees KR，Zivin JA，Ashwood T，et al. NXY-059 for acute ischemic stroke. N Engl J Med，2006，43（6）：588-600.
[17] Shuaib A，Lees KR，Lyden P，et al. NXY-059 for the treatment of acute ischemic stroke. N Engl J Med，2007，357（6）：562-571.
[18] Davalos A，Castillo J，Alvarez-Sabin J，et al. Oral citicoline in acute ischemic stroke：an individual patient data pooling analysis of clinical trials. Stroke，2002，33（12）：2850-2857.
[19] Dā VA，Alvarez-Sabā NJ，Castillo J，et al. Citicoline in the treatment of acute ischaemic stroke：an international，randomised，multicentre，placebo-controlled study（ICTUS trial）. Lancet，2012，380（9839）：349-357.
[20] Amaro S，Laredo C，Renú A，et al. Uric acid therapy prevents early ischemic stroke progression：a tertiary analysis of the URICO-ICTUS Trial（Efficacy Study of Combined Treatment With Uric Acid and r-tPA in Acute Ischemic Stroke）. Stroke，2016，47（11）：2874-2876.

第十一章　病因学分类

卒中是导致全球死亡的第二大类疾病，其中缺血性卒中占67.3%～80.5%[1]。大量的病理生理学研究表明，缺血性卒中不是一种单一的疾病，而是一组包括不同病因、发病机制、临床表现及预后的综合征。卒中分型是进行下列工作的重要工具：①基因研究时患者表型的区分[2]；②流行病学研究时的患者分类，包括不同种族间疾病临床表现的对比[3-4]；③临床试验筛选合适的患者[5-6]；④预后的评估[7]；⑤临床工作中区分不同的患者以进行针对性的治疗[8]。目前国内外缺血性卒中的分型所参考的标准不同，包括以临床表现、影像学责任病灶大小及部位、病因学等进行分类，其中以病因学分类最为常用。

理想的病因学分类应该包括：①能够适用于不同目的，包括基础研究、临床试验和临床工作；②精确度高，能够鉴别出常见的病因类型，同时又不忽略少见病因；③以循证医学为基础，能够反映证据水平；④操作简便，易于理解。目前尚没有哪一种病因学分类能够达到上述所有标准。现有的缺血性卒中的病因学分类主要有下列几种分型，每种分型各有优缺点。

一、TOAST 分型和 iTOAST 分型

（一）TOAST 分型

TOAST 分型来源于急性卒中 Org 10172 治疗试验

(trial of org 10172 in acute stroke treatment，TOAST)[9]，是公认的第一个基于病因的缺血性卒中分型[9]，时至今日仍在广泛使用。此分型利用临床表现和辅助检查的结果，包括脑影像学成像（CT/MRI）、心脏检查（如超声心动图等）、颅外动脉的超声检查、血管影像学检查、血液凝血功能检查等的结果信息，把缺血性卒中分为 5 种类型（图 11-1）。每种类型又分为“很可能”和“可能”2 个级别，其中“很可能”是指临床检查、影像学检查及实验室检查均符合此种类型，且排除了其他病因；“可能”是指临床检查和影像学检查结果支持，但未能排除其他病因。具体的 5 个病因类型的诊断标准分别如下所述。

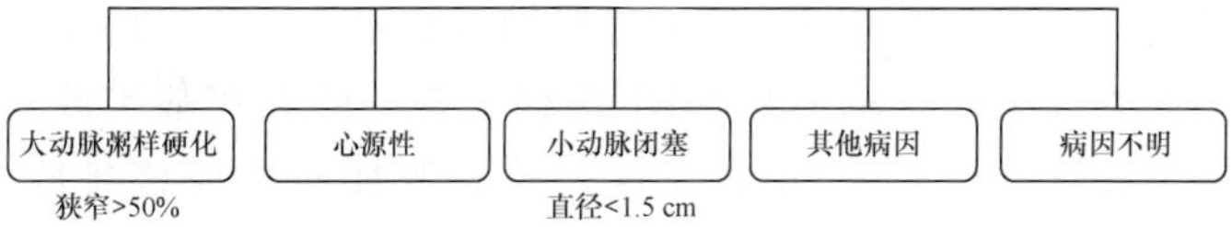

图 11-1　经典的 TOAST 分型

1. 大动脉粥样硬化型

大动脉粥样硬化（large-artery atherosclerosis，LAA）型的诊断标准为：①临床检查有皮质功能障碍（如失语、忽视、运动受限等）、脑干或小脑功能障碍的表现；②既往有间歇性跛行、同一血管支配区的短暂性脑缺血发作（TIA）、脉搏短绌等有助于该型诊断；③在脑 CT/MRI 上，有大脑皮质、小脑、脑干或者皮质下区直径＞1. 5 cm 的病灶；④超声或血管检查必须在颅内外责任血管有严重狭窄（＞50%）或者闭塞，如果超声或血管检查发现正常或仅有轻微硬化，则不能做此类型诊断；⑤通过检查排除了心源性栓塞。

2. 心源性栓塞型

心源性栓塞（cardioembolism，CE）型的诊断标准为：①通过临床或心脏检查发现至少一种可以生成栓子的心脏疾病；②临床和脑 CT/MRI 表现与大动脉粥样硬化分型相似；③既往有 2 个以上血管分布区的 TIA、卒中有助于该类型诊断；④必须排除大动脉粥样硬化形成的血栓或栓塞；⑤如果生成栓子的心脏疾病归类为“中度危险”，且排除了其他病因，诊断为可能的心源性栓塞。

3. 小动脉闭塞型

小动脉闭塞（small artery occlusion，SAO）型的诊断标准为：①临床检查发现有腔隙性梗死综合征的表现，且没有皮质功能障碍；②既往有糖尿病或高血压有助于该类型的诊断；③脑 CT/MRI 检查正常，或者在脑干或皮质下有直径＜1.5 cm 的症灶；④心源性栓塞应该排除；⑤病灶同侧颅外大动脉检查血管狭窄不能超过 50%。

4. 其他明确病因型

其他明确病因（stroke of other determined etiology，SOE）型包括了一些少见病因，包括非动脉粥样硬化性血管病变、高凝状态和血液疾病等。此类型患者的临床和脑 CT/MRI 检查提示有缺血性卒中，而病灶大小和部位不限。血液或血管影像学检查提示有一种少见病因，且能够排除大动脉粥样硬化和心源性栓塞。

5. 病因不明型

病因不明（stroke of undetermined etiology，SUE）型包括 3 种情况：①虽然有详尽检查，但仍无法确定病因；②检查不完善无法确定病因；③检查发现有 2 种或 2 种以上的病因。

TOAST 分型的贡献在于它首次强调了卒中是一个综合征，而不是一个疾病。它的分型相对简单，在多数医院均可以进行，是目前研究最多的一个分型，它的有效性进行过验证，如不同 TOAST 亚型的危险因素[10-11]及预后[12-13]不同。但是，TOAST 分型存在下列缺点：①研究者主观偏倚较大，不同评估者之间以及同一评估者不同时间的一致性仅为中等[14]；②大动脉粥样硬化型的标准过严，如血管狭窄≤50%的易损斑块不能归为此类型；③病因不明的卒中类型过多[15]，临床检查与影像学检查不一致的，或者检查发现有多种病因的，都归入病因不明的类型之中，不利于卒中的治疗和预防；④有时误导“临床诊断”，例如一个病因为椎动脉夹层的患者，如果合并有卵圆孔未孔，倘若评估不完全，很容易归入心源性栓塞，造成误诊和误治。

（二）iTOAST 分型

为了提高不同评估者之间的一致性，减少人为误差，有作者尝试通过计算机软件的方法来提高评估者的一致性[16]。Nam 等把 TOAST 分型应用于手持电脑终端设备上，取名为 iTOAST。这种计算机分型的逻辑运算规则基于 TOAST 分型原则，通过软件安装于移动终端设备，评估者只需回答下列 6 个问题：①血管评估情况；②是否有责任血管狭窄＞50%或者闭塞；③是否有可能的心源性栓子来源；④是否有典型的腔隙性梗死综合征；⑤是否有其他少见病因。点击输入结束后，分型结果自动显示在屏幕上[17]。研究表明，这种计算机化的分型与传统人工分型相比，操作更加简便、准确，提高了不同评估者间的一致性，在一定程度上减少了 TOAST 分型的人为误差，但是 TOAST 分型的其他缺点仍然存在。

二、南伦敦改良 TOAST 分型

在经典 TOAST 分型的基础上，南伦敦改良 TOAST

分型[18]将分型由 5 种拆分为 8 种（图 11-2）。其将大动脉粥样硬化型拆分为颅内和颅外大动脉粥样硬化型，将心源性栓塞型拆分为高危险度和中危险度心源性栓塞型，将病因不明型拆分为未定型和多种可能因素型。与经典 TOAST 分型相比，该分型减少了 TOAST 分型中病因不明型的比例，有一定的可取之处，但此分型也没有实质性的改变，TOAST 分型的缺点也依然存在。

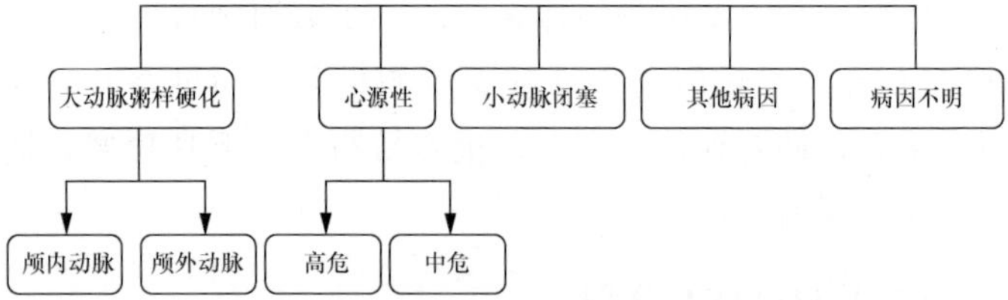

图 11-2 南伦敦改良 TOAST 分型

三、SSS-TOAST 分型和 CCS 分型

（一）SSS-TOAST 分型

此分型基于停止卒中研究（stop stroke study，SSS）[19]，该分型标准包括 5 种类型，每种类型根据所获得的既往史、临床表现、影像学及实验室检查证据的强度不同，分为肯定、很可能、可能三级（图 11-3）。只有一个证据充分的病因（指该病因每年引起首次卒中的危险≥2%）为“肯定”；多个证据充分的病因共存，与发病特征最接近的为“很可能”；虽考虑有引起卒中的病因，但证据未达到上述标准为“可能”。该分型与经典 TOAST 分型的区别主要在于：①在大动脉粥样硬化分型的诊断标准中，将影像学上腔隙性梗死中穿支动脉源自的载体动脉（父动脉）管径狭窄≥50%归入此型。②在心源性栓塞的分型诊断标

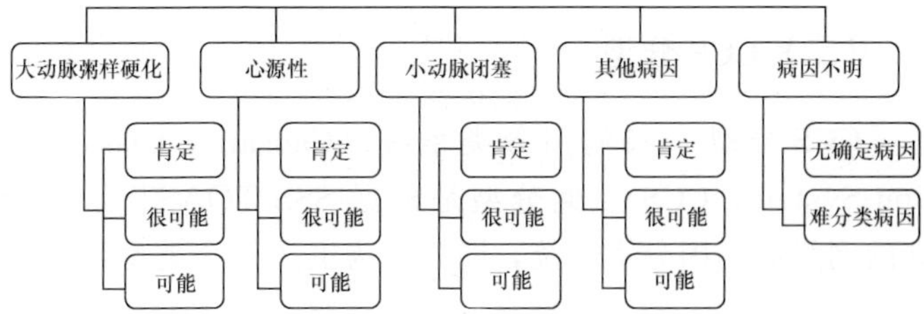

图 11-3　SSS-TOAST 分型

准中，虽然引起心源性栓塞的心脏疾病也分为高危险因素与低危险因素，但其根据循证医学证据，具体项目与 TOAST 分型有所不同，科学性有所提高。③在小动脉闭塞分型的诊断标准中，将基底节或脑干穿支动脉闭塞引起的腔隙性梗死的直径范围定义为<2.0 cm，较之前有所扩大；必须排除穿支动脉源自的载体动脉有局部动脉粥样硬化、动脉夹层、血管炎和血管痉挛等。④把病因不明的分型分为 2 类，即无确定病因（unknown）和无法分类（unclassified），无确定病因又细分为隐源性脑栓塞、其他隐源性和评估不完善 3 类。隐源性脑栓塞是指血管成像发现一条看起来正常的脑血管内有血栓造成突然完全阻断，或者血管成像显示一条先前完全阻塞的血管再通，或者近期发生多发脑梗死病灶，而责任血管没有发现异常；其他隐源性是指不符合上述隐源性脑栓塞的标准，且评估已经完善的病因不明的患者。无法分类是指有 2 个或 2 个以上病因，而无法确定是哪一个。

SSS-TOAST 分型的突出特点是根据流行病学的证据决定病因的强弱，科学性更强，而且在小动脉闭塞分型中，强调了需排除动脉夹层等疾病，减少了这些疾病的漏诊风险。然而该分型诊断需要完善的辅助检查，否则只能归入病因不明类型中；另外由于分类过细增加了操作难度，也是其明显的弊端。

（二）CCS 分型

CCS 分型[20]指病因分类系统（Causative Classification System，CCS）。此分型是根据 SSS-TOAST 分型建立的网络版病因分类系统，同样分为上述 5 个类型：大动脉粥样硬化型、心源性栓塞型、小动脉闭塞型、其他病因型和病因不明型。CCS 分型原则大体上与 SSS-TOAST 分型相同，但因其发表较晚，根据新出现的证据对诊断标准进行了适当修改，主要是在大动脉粥样硬化类型诊断标准中，增加了责任血管狭窄＜50％但有易损斑块（斑块表面溃疡或血栓形成）的诊断，减少了大动脉粥样硬化类型的漏诊。该分型由于是建立在网络版本上的计算机可自动分析系统，研究者只需根据界面提示输入检查结果，分型便自动出现在屏幕上。研究表明，这种网络版本的操作系统在不同操作者之间以及同一操作者不同时间内的一致性评估良好，人为误差明显减少，同时也一定程度上减少了操作难度。此分型系统的一个弊端是需要操作者对操作系统较为熟悉，另外其同样需要较完善的辅助检查才能正确分类。

四、韩国改良 TOAST 分型

2007 年由韩国学者 Sang Won Han 等提出了新的缺血性卒中分型标准——韩国改良 TOAST 分型[21]。该分型同样分为 5 型（图 11-4），但与经典 TOAST 分型的名称及定义有所不同，这 5 型分别如下所述。

1. 动脉粥样硬化血栓形成型

用“动脉粥样硬化血栓形成”的名称取代了之前的“大动脉粥样硬化”，原因是临床上很难也没有必要区分动脉粥样硬化斑块和斑块基础的血栓形成。其诊断标准包

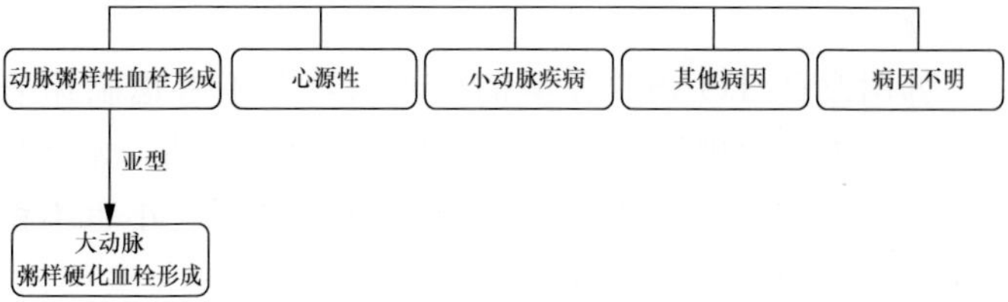

图 11-4　韩国改良 TOAST 分型

括：①存在颅内或颅外动脉粥样硬化，且与患者的症状、体征和影像学表现相关；②存在至少一个系统性动脉粥样硬化的证据；③排除其他可能的病因。该类型对病灶的大小及血管狭窄程度均无要求，只是把血管狭窄程度超过50%或闭塞者，视为其中一个亚型——大动脉粥样硬化血栓形成伴大动脉严重狭窄。

2. 心源性栓塞型

心源性栓塞型与经典 TOAST 分型类似，但是不考虑病灶的大小和部位。

3. 小动脉病变型

小动脉病变型的诊断标准为：发生在穿支动脉供血区域的孤立性病灶，且相应的责任血管检查正常。该诊断标准强调了血管检查的正常，如果相关责任血管异常且有系统动脉粥样硬化证据者，归入动脉粥样硬化血栓形成的类型；如果相关责任血管异常但没有系统动脉粥样硬化证据者，归入病因不明类型。同时，该标准对病灶大小未做强制要求，只是提到病灶直径通常小于 2 cm。

4. 其他病因型

其他病因型的诊断标准为：检查发现有少见的病因，且排除其他病因者。

5. 病因不明型

该型细化为：2 个以上确定病因、病因不确定和检查不完善。

韩国改良 TOAST 分型的优点有：①不考虑临床表现，避免了不同操作者对临床表现不一致的评估，尤其是腔隙性梗死综合征的不一致性[14]。②对病灶大小也不做强制要求，增加了评估的一致性；③与 CCS 分型相比，强调了穿支动脉区域的梗死可能由大血管动脉粥样硬化引起，更接近于病理结果。但是，该分型的缺点是：由于对小动脉病变型强调颅内外血管检查正常，减少了小动脉病变类型患者的比例。

五、ASCO 分型和 ASCOD 分型

ASCO 分型[22]名称的 4 个字母分别是动脉粥样硬化血栓形成（Atherothrombosis）、小血管病（Small vessel disease）、心源性（Cardiac causes）和其他病因（Other uncommon causes）的首字母缩写。此分型充分考虑了不同病因共存的情况，每名患者均需标明是否有上述 4 种病因。每种病因根据证据强弱分为 5 级：1 级指肯定病因，2 级指不确定病因，3 级指不是此次卒中的病因，0 级指不存在某些疾病，9 级指未完善检查而无法分级[22]。根据证据的级别不同又可分为：A 级证据，指由金标准检查方法获得的直接证据；B 级证据，指间接证据或者诊断的特异性和敏感性稍差；C 级证据，指缺乏特异性的微弱证据。

ASCO 分型较完整地保留了病因诊断信息，使结果更加客观、详细。根据 ASCO 分型可以判断出最可能的病因，其不同操作者以及同一操作者不同时间的评估一致性较好[24]。但此分型对辅助检查要求过高，否则等级将列入 9 级，急性期和恢复期由于检查不同，可能得出完全不同的分型结果。另外，ASCO 分型包括了病因可能性和证据级

别，临床操作难度较大，而且按照不同的组合，可以细分为 625 种类型，太多的分型反而限制其在临床中的应用。

在 ASCO 分型的基础上，作者于 2013 年增加了一种病型 D，即夹层（Dissection），变成了 ASCOD 分型[23]。作者通过研究发现，同一患者确实存在几种不同病因，ASCOD 分型较完整地保留了患者的信息[25]，但 ASCO 分型的其他缺点并不能改变。

六、CISS 分型

CISS 分型[26]指中国缺血性卒中亚型（China Ischemic Stroke Substype，CISS）分型，这种分型依然把缺血性卒中分为 5 类，但是在大动脉粥样硬化分型中，创新性地加入了发病机制分类（图 11-5）。另外，此分型标准更好地反映了最新的影像学研究进展，细化了临床及影像学诊断标准，操作性更强。CISS 分型具体如下所述。

（一）大动脉粥样硬化型

大动脉粥样硬化（LAA）型又分为 2 类：主动脉弓粥样硬化和颅内外大动脉粥样硬化。

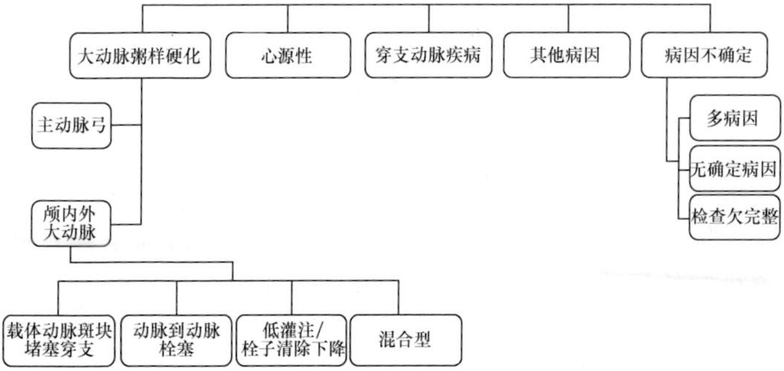

图 11-5　CISS 分型

1. 主动脉弓动脉粥样硬化

主动脉弓动脉粥样硬化的诊断标准包括：①急性多发梗死病灶，特别是累及双侧前循环和（或）前后循环同时受累；②没有与病灶相对应的颅内或颅外大动脉粥样硬化性病变（易损斑块或狭窄≥50%）的证据；③没有潜在的心源性卒中病因证据；④没有可以引起急性多发梗死病灶的其他病因，如血管炎、凝血功能异常以及肿瘤性栓塞等；⑤有明确的主动脉弓动脉粥样硬化证据［经高分辨 MRI/MRA 和（或）经食管超声证实的主动脉弓斑块≥4 mm 和（或）表面有血栓］。

2. 颅内外大动脉粥样硬化

颅内外大动脉粥样硬化的诊断标准包括：①无论何种类型梗死灶（除外穿支动脉区的孤立梗死灶），相对应颅内或颅外大动脉有动脉粥样硬化证据（易损斑块或狭窄≥50%）；②对于穿支动脉区域的孤立性梗死病灶，以下情形也归到此类：其载体动脉有粥样硬化斑块（高分辨率 MRI）或任何程度的粥样硬化性狭窄（经颅多普勒、MRA、CTA 或 DSA）；③需排除心源性卒中；④排除其他可能的病因。

按照发病机制不同，颅内外大动脉粥样硬化又分为下述 4 种类型。①载体动脉（斑块或血栓）阻塞穿支动脉：穿支动脉分布区的急性孤立梗死灶，载体动脉存在斑块或任何程度狭窄的证据；②动脉-动脉栓塞：影像学上显示在粥样硬化的颅内外大动脉分布区内的皮质，有小的梗死灶或单发的区域性梗死灶；③低灌注/栓子清除下降：此类机制的梗死病灶仅位于分水岭区；④混合型机制。

（二）心源性卒中型

心源性卒中（cardiogenic stroke，CS）型的诊断标准

包括：①急性多发梗死灶，特别是累及双侧前循环或前后循环共存的在时间上很接近的包括皮质在内的梗死灶；②无相应颅内外大动脉粥样硬化的证据；③不存在能引起急性多发梗死灶的其他原因，如血管炎、凝血系统疾病、肿瘤性栓塞等；④有心源性卒中的潜在证据；⑤如果排除了主动脉弓粥样硬化，则为肯定的心源性，如果不能排除，则考虑为可能的心源性。

（三）穿支动脉疾病型

穿支动脉疾病（penetrating artery disease，PAD）是指由于穿支动脉口粥样硬化或小动脉纤维玻璃样变所导致的穿支动脉区急性孤立梗死灶。其诊断标准包括：①与临床症状相吻合的发生在穿支动脉区的急性孤立梗死灶，不考虑梗死灶大小；②载体动脉无粥样硬化斑块（高分辨率MRI）或任何程度狭窄（经颅多普勒、MRA、CTA或DSA）；③同侧近端颅内或颅外动脉有易损斑块或≥50%的狭窄，穿支动脉区急性孤立梗死灶归类到病因不确定型（多病因）；④有心源性栓塞证据的穿支动脉区孤立梗死灶归类到病因不确定型（多病因）；⑤排除了其他病因。

（四）其他病因型

其他病因（other etiologies，OE）型存在其他特殊疾病（如血管相关性疾病、感染性疾病、遗传性疾病、血液系统疾病、血管炎等）的证据，这些疾病与本次卒中相关，且通过血液学检查、脑脊液检查以及血管影像学检查证实，同时排除了大动脉粥样硬化或心源性卒中的可能性。

（五）病因不确定型

病因不确定（undetermined etiology，UE）型未发现

能解释本次缺血性卒中的特异性的病因。它包括下列几种情况：多病因、未发现确定的病因、检查不完善。

综上所述，CISS 分型在病因诊断中将主动脉弓粥样硬化归类到大动脉粥样硬化，使其更加符合真正的病理改变。并且，在病因诊断中提出了穿支动脉疾病，将粥样硬化病变正式引入到穿支动脉的病因诊断中。将大动脉粥样硬化性梗死的发病机制区分为能够用现代影像技术识别的载体动脉斑块或血栓堵塞穿支、动脉-动脉栓塞、低灌注/栓子清除下降及混合型。上述改良不仅使卒中分型更加符合临床实践，也能通过分型加深了对卒中病理生理机制的理解。

CISS 分型的优点在于：①不仅有病因诊断，还有发病机制诊断；②将主动脉弓粥样硬化明确归类到大动脉粥样硬化，而不是心源性栓塞中，与病理学变化一致；③在病因诊断中提出了穿支动脉疾病的概念，将动脉粥样硬化病变正式引入到穿支动脉的病因诊断中，符合现有的病理认识。CISS 分型在国内的很多研究中，证实了其有效性。

CISS 分型的缺点在于：①研究多在中国进行，尚缺乏在国外的验证；②CISS 依赖于详细的辅助检查；③对易损斑块未做详细说明。

七、SPARKLE 分型

SPARKLE 分型指缺血性卒中分类亚型系统（subtypes of ischaemic stroke classification system）分型[27]，是 2014 年加拿大学者提出的新的缺血性卒中病因分型，这种分型参考了 CCS 分型，把缺血性卒中分为 5 个类型，同样也根据证据的强度不同分为肯定、很可能、可能三级。但与 CCS 分型不同的是，此分型强调了颈动脉斑块总面积在卒中分类中的重要性，将颈动脉斑块总面积≥

1.9 cm^2 视为大动脉粥样硬化的高危因素。另外，在大动脉粥样硬化的诊断标准中还增加了超声多普勒的微栓子，以及颈动脉超声中的锁骨下动脉盗血综合征。与 CCS 分型相比，其优点在于筛选出更多的大动脉粥样硬化类型患者，减少了病因不明型患者的比例，有利于针对性开展卒中的预防措施，但 CCS 分型标准的其他缺点依然存在，而且目前此分型还有网络版本。

八、其他分型

在不同的研究中，为了各自的研究目的，提出一些其他的分型标准，如 GéNIC 分型。此分型来源于缺血性卒中个人遗传学研究[28]。与经典的 TOAST 分型相比，其突出特点是扩宽了动脉粥样硬化类型的诊断标准，只要同侧颈内动脉狭窄超过 30%即归为动脉粥样硬化血栓形成类型，目的是在基因表型研究中不遗漏动脉粥样硬化的患者，但显然这种分型与临床实际不同。

（秦海强）

参考文献

[1] Feigin VL，Lawes CM，Bennett DA，et al. Stroke epidemiology：a review of population-based studies of incidence，prevalence，and case-fatality in the late 20th century. Lancet neurology，2003，2：43-53.

[2] Xu J，Ju Y，Wang C，et al. Patterns and predictors of antihypertensive medication used 1 year after ischemic stroke or TIA in urban china. Patient preference and adherence，2013，7：71-79.

[3] Kim BJ，Kim JS. Ischemic stroke subtype classification：an asian viewpoint. Journal of stroke，2014，16：8-17.

[4] Tsai CF, Thomas B, Sudlow CL. Epidemiology of stroke and its subtypes in chinese vs white populations: a systematic review. Neurology, 2013, 81: 264-272.

[5] Tuttolomondo A, Pecoraro R, Di Raimondo D, et al. Stroke subtypes and their possible implication in stroke prevention drug strategies. Current Vascular Pharmacology, 2013, 11: 824-837.

[6] Pashapour A, Atalu A, Farhoudi M, et al. Early and intermediate prognosis of intravenous thrombolytic therapy in acute ischemic stroke subtypes according to the causative classification of stroke system. Pakistan Journal of Medical Sciences, 2013, 29: 181-186.

[7] Markaki I, Franzen I, Talani C, et al. Long-term survival of ischemic cerebrovascular disease in the acute inflammatory stroke study, a hospital-based cohort described by TOAST and ASCO. Cerebrovasc Dis, 2013, 35: 213-219.

[8] Kernan WN, Ovbiagele B, Black HR, et al. Guidelines for the prevention of stroke in patients with stroke and transient ischemic attack: a guideline for healthcare professionals from the American Heart Association/American Stroke Association. Stroke, 2014, 45: 2160-2236.

[9] Adams HP, Jr., Bendixen BH, Kappelle LJ, et al. Classification of subtype of acute ischemic stroke. Definitions for use in a multicenter clinical trial. Toast. Trial of org 10172 in acute stroke treatment. Stroke, 1993, 24: 35-41.

[10] Schulz UG, Rothwell PM. Differences in vascular risk factors between etiological subtypes of ischemic stroke: importance of population-based studies. Stroke, 2003, 34: 2050-2059.

[11] Jaffre A, Ruidavets JB, Calviere L, et al. Risk factor profile by etiological subtype of ischemic stroke in the young. Clinical Neurology and Neurosurgery, 2014, 120: 78-83.

[12] Kwok CS, Potter JF, Dalton G, et al. The soar stroke score predicts inpatient and 7-day mortality in acute stroke. Stroke,

2013，44：2010-2012.

[13] Sung SF，Chen YW，Hung LC，et al. Revised iscore to predict outcomes after acute ischemic stroke. Journal of Stroke and Cerebrovascular diseases，2014，23：1634-1639.

[14] Selvarajah JR，Glaves M，Wainwright J，et al. Classification of minor stroke：intra-and inter-observer reliability. Cerebrovasc Dis，2009，27：209-214.

[15] Tejada J，Diez-Tejedor E，Hernandez-Echebarria L，et al. Does a relationship exist between carotid stenosis and lacunar infarction? Stroke，2003，34：1404-1409.

[16] Goldstein LB，Jones MR，Matchar DB，et al. Improving the reliability of stroke subgroup classification using the trial of org 10172 in acute stroke treatment（toast）criteria. Stroke，2001，32：1091-1098.

[17] Nam HS，Cha MJ，Kim YD，et al. Use of a handheld，computerized device as a decision support tool for stroke classification. European Journal of Neurology，2012，19：426-430.

[18] Hajat C，Coshall C，Rudd AG，et al. The inter-and intraobserver reliabilities of a new classification system for ischaemic stroke：the south London stroke register. Journal of the Neurological Sciences，2001，190：79-85.

[19] Ay H，Furie KL，Singhal A，et al. An evidence-based causative classification system for acute ischemic stroke. Annals of Neurology，2005，58：688-697.

[20] Ay H，Benner T，Arsava EM，et al. A computerized algorithm for etiologic classification of ischemic stroke：the causative classification of stroke system. Stroke，2007，38：2979-2984.

[21] Han SW，Kim SH，Lee JY，et al. A new subtype classification of ischemic stroke based on treatment and etiologic mechanism. European Neurology，2007，57：96-102.

[22] Amarenco P，Bogousslavsky J，Caplan LR，et al. New approach to stroke subtyping：The a-s-c-o（phenotypic）classifi-

cation of stroke. Cerebrovasc Dis，2009，27：502-508.

[23] Amarenco P，Bogousslavsky J，Caplan LR，et al. The ASCOD phenotyping of ischemic stroke（updated ASCO phenotyping）. Cerebrovasc Dis，2013，36：1-5.

[24] Chen N，Zhou M，Wang Y，et al. Inter-rater reliability of the A-S-C-O classification system for ischemic stroke. Journal of Clinical Neuroscience，2013，20：410-412.

[25] Sirimarco G，Lavallee PC，Labreuche J，et al. Overlap of diseases underlying ischemic stroke：the ASCOD phenotyping. Stroke，2013，44：2427-2433.

[26] Gao S，Wang YJ，Xu AD，et al. Chinese ischemic stroke subclassification. Frontiers in Neurology，2011，2：6.

[27] Bogiatzi C，Wannarong T，McLeod AI，et al. Sparkle（subtypes of ischaemic stroke classification system），incorporating measurement of carotid plaque burden：a new validated tool for the classification of ischemic stroke subtypes. Neuroepidemiology，2014，42：243-251.

[28] Touboul PJ，Elbaz A，Koller C，et al. Common carotid artery intima-media thickness and brain infarction：the etude du profil genetique de l'infarctus cerebral（GENIC）case-control study. The genic investigators. Circulation，2000，102：313-318.

第十二章　卒中单元建设与管理

卒中单元是指医院专门为卒中患者提供床位进行诊治的相对独立的区域，包括普通病床和重症监护病床。它是一种改善住院卒中患者医疗模式、提高诊治效果的系统。卒中单元内包括专业化的脑卒中医师、专业护士、物理治疗师、语言训练师和社会工作者在内的多学科工作人员紧密合作，为脑卒中患者提供系统综合的规范化管理，包括药物治疗、肢体康复、语言训练、心理康复、健康教育等[1]。卒中单元不是一种疗法，而是一种病房管理系统，其建立和运营需要基本的硬件和软件条件，并需要一套完备的支撑管理机制。卒中单元体现了以患者为中心的诊治模式和对患者的人文关怀，它把患者的功能预后以及患者和家属的满意度作为重要的临床目标。Cochrane 系统评价已证实卒中单元能明显降低脑卒中患者的致残和致死率[2]。

一、卒中单元的类型

根据日常的收治对象和工作方式，卒中单元分为四种类型：急性卒中单元、康复卒中单元、联合卒中单元和移动卒中单元。每家医院可根据自身实际情况建立不同的卒中单元，如大型综合性医院建立联合卒中单元，基层医院和康复医院建立康复卒中单元，急救中心建立急性卒中单元。

- 急性卒中单元：收治急性期（一般为 1 周内）的患

者，这种卒中单元强调监护，住院时间一般在 1 周以内。

- 康复卒中单元：收治发病 1 周后的患者，病情已经稳定，更加强调康复；一般住院数周或数月。
- 联合卒中单元：也称完善卒中单元，联合急诊和康复的功能，收治急性期患者，一般住院数周或数月。
- 移动卒中单元：也称移动卒中小组，没有固定的病房，患者收治到不同的区域。一个多学科的卒中小组去查房和制订医疗方案，因此没有固定的护理队伍。有作者认为此种模式不属于卒中单元，仅仅是卒中小组，但对于整个医院来说，此种模式有助于提高硬件的运转效率。

二、卒中单元的建设

（一）建立卒中单元的理论基础

卒中单元的兴起得益于循证医学，组织有效性来源于系统科学理论，工作方式依据组织行为学。20 年来，大量的临床研究证实高度组织化的卒中单元能够促进卒中患者康复，减少致残和致死率，这奠定了卒中单元的循证医学基础。卒中单元中的所有组分构成一个有机的整体，当卒中单元建立后其产生的效果就不是各种方法效果的简单相加，而远远大于各方法效果的总和。组织行为学帮助我们理解卒中单元的最佳的工作方式是团队工作而不是群体工作，所谓团队就是大家朝着同一个工作目标努力，互补不足，相辅相成，共同进退。因此，循证医学、系统科学、组织行为学奠定了卒中单元的理论基础。

卒中单元通过康复的早期、全程介入降低致残率，通过急性期和并发症的标准化处理降低死亡率，通过普及指南和临床路径管理优化卫生经济学，这是卒中单元的运行机制。在此基础上产生了组织化卒中医疗的模式，即多学科的、合作的和整合的医疗计划，目的是给患者提供最佳的医疗服务。完整最佳的医疗服务包括大众健康教育、一级预防、院前处理、急性期治疗、康复、回归社会和二级预防七个方面。卒中单元中组织化团队应使用指南、整合临床路径，围绕卒中患者在上述七个方面进行有重点、有组织的管理，从而降低病死率、改善预后、提高生活质量、节省卫生资源。

（二）建立卒中单元的环境准备

建立卒中单元的环境要求如下：①与其患者数量相适应的床位容量；②急诊 CT 和 MRI，患者到达急诊室数分钟内可完成影像检查；③24 h 的血管检查室，如颈动脉超声和经颅多普勒超声、CTA 或 MRA 等；④心脏评估，包括 24 h 心电监测和心脏超声（含经食管心脏超声）检查；⑤介入治疗室，能满足 24 h 随时实施；⑥完善的实验室检查（包括凝血参数等）；⑦血压、心率、血气、血糖、体温等监测设施。

（三）建立卒中单元的人员准备

卒中单元的核心是多学科的专业人员，这些人员相互协调沟通，对卒中患者制订个体化的全方位诊治方案。主要人员准备如下：①卒中单元主要成员包括临床医师、物理治疗师、语言训练师、心理治疗师、责任护士；②卒中单元的指导者至少有 5 年以上脑血管病临床经验；③卒中单元至少有 4 名脑血管病专科医师；④卒中单元配备专科护士和护士长；⑤病房有 24 h 神经外科专科会诊；⑥病房有 24 h 神经影像会诊；⑦病房人员能提供社区教育和卒中一、二级预防；⑧病房能进行持续质量改进；⑨建立卒中数据库，有比较完善的卒中随访；⑩能开展积极的基础和临床研究。

（四）卒中单元的磨合

基础设施及人员配齐后，进入卒中单元的磨合期。卒中单元中的人员来自于不同的亚专业方向，要互相配合，以患者为中心，以“降低患者的神经功能缺损、提高患者生活质量”为主要目标进行全方位的诊治。

卒中患者来住院时发病时间不一，有的患者发病数小时即来住院，对于此类患者在住院的前几天主要是开展血管方面的评估，治疗目标是开通血管（包括静脉溶栓、动脉内取栓等）。有的患者发病数天来到医院，病情已经平稳，应在二级预防的基础上早期进行康复锻炼。最好每天下午对住院 24 h 内的患者进行多专业小组参与的查房，查房至少有 3 人参加，主管医生、治疗师和责任护士。对患者的肢体残障、吞咽功能等进行基本评价，特别是对患者是否适合康复进行床旁评价。对于无法到康复室的患者，治疗师可以在床旁指导责任护士对患者进行有针对性的床上康复。

三、卒中单元的运作

卒中单元的运作围绕卒中治疗的 3 个环节有序进行：①急性期治疗，目标是挽救生命，最大限度地减少由于处理不当或者发生并发症带来的不利后果；②功能康复，原则上应尽早进行，使功能恢复到最佳状态；③二级预防，针对不同的病因或者不同的危险因素进行有针对性的治疗，防止复发。上述 3 个环节形成环形连锁，缺一不可，卒中单元应为这 3 个环节提供组织保障。

卒中单元要制订文件，明确专业人员的义务，以此来提供优质、高效的治疗，各个成员的职责如表 12-1。

表 12-1　卒中单元各个成员的职责

小组成员	职责
医疗主管	• 制订文件保障卒中单元的运行，对成员进行专业教育 • 组织卒中例会 • 进行卒中单元质量持续改进
临床医师	• 按照脑血管病指南进行检查治疗 • 对患者入院当天进行量表评分，以后每周评分一次 • 参加卒中例会 • 监督患者康复治疗 • 对患者和家属进行健康教育 • 制订出院计划
物理治疗师	• 入院后早期查看患者，评估损伤和残疾情况 • 对患者进行运动治疗和作业治疗 • 对患者和家属进行康复健康教育
语言治疗师	• 对有语言障碍的患者进行测评及训练
心理治疗师	• 对有心理障碍的患者进行测评及心理治疗
责任护士	• 保持患者正确的舒适的体位 • 进行昏迷测评、褥疮评分 • 对患者进行生命体征的监测，并与医师沟通 • 与患者及家属进行沟通 • 对患者进行健康教育

由表 12-1 可以看出，卒中单元汇集了神经内科医生、专业护士、康复师、心理治疗师、语言治疗师等专业人才，这就需要以团队的概念开展工作，朝着同一个工作目标，优势互补，相辅相成，共同进退。卒中单元的医疗主管应引领成员把卒中单元的共同目标变成具体的、可以衡量的、现实可行的绩效目标。通过合理化的人员安排、适当的绩效激励，最终形成有凝聚力、忠诚感和相互信任的

卒中团队。

另外，卒中单元还应该建立自己的数据库，并定期总结，进行卒中治疗质量的持续改进。数据库可用于确定目前卒中治疗中存在的问题或差距，一旦问题明确，团队成员就应该启动具体的干预措施来解决这些问题或差距。研究表明通过对卒中治疗系统的各个部分或整体进行持续的质量改进，有益于提高治疗水平和改善患者预后。

四、卒中单元的监护

在卒中单元里需配备持续的血压、心电、血氧饱和度和体温监护，以便对卒中的急诊处理提供保障[3]。

（一）一般监护及处理

对卒中的管理，一方面包括常规的心肺功能、水电解质的管理、血压的控制及对癫痫和颅内高压的处理；另一方面也包括对其他并发症的处理，包括深静脉血栓的预防、肺栓塞、吸入性肺炎或其他感染如褥疮等。

（二）气道和呼吸的监护与管理

观察皮肤颜色与胸廓运动情况，通过监护仪监测脉搏血氧饱和度，必要时采用氧疗甚至机械通气，维持 SpO_2 在 94%以上。

（三）心血管功能监护

卒中患者多有高血压、心脏病等病史，且卒中后交感神经亢进亦可引起心肌损伤。心电监护可提供心率、心律、血压等方面有价值的指标。卒中急性期血压的管理目标目前存在争议，应根据患者卒中梗死体积、脑水肿情况、血管再通情况、侧支循环情况等进行个体化血压目标的定制。在急性期可使用拉贝洛尔、乌拉地尔等控制血压[4-5]。

（四）体温的监护与处理

卒中后感染、应激反应等都可以造成体温升高，应通过药物降温或者冰毯物理降温，合并感染者早期使用抗生素。

（五）血糖的监测与处理

由于合并糖尿病、应激反应等原因，卒中发生后患者容易出现血糖升高，部分患者由于摄入不足还可能出现低血糖，因此卒中后血糖的监测和处理尤为重要。指尖血糖是方便快捷的方法，在急性期可使用胰岛素把血糖控制在7.8～10 mmol/L之间，血糖超过10 mmol/L时可给予胰岛素治疗[6-7]。

（六）营养和液体管理

脑卒中后患者处在高分解、高代谢状态，足够的营养支持才能有利于身体恢复。卒中患者往往伴有吞咽障碍，应尽早给予鼻饲饮食。理想的饮食包括每天25～30 kcal/kg热量。鼻饲时适当抬高头位，避免食物反流。卒中患者常常因为吞咽障碍、脱水药的使用等造成液体失衡和电解质紊乱，应根据脏器功能、出入量等维持水电解质平衡。

（七）神经系统功能的监护

对昏迷患者采取Glasgow昏迷评分法评价意识障碍的程度，对非昏迷患者根据病情可每隔数小时至数天采取美国国立卫生研究院卒中量表（NIHSS）评分评估病情。对于颅内高压的患者可根据情况进行颅内压监测。卒中患者还可行脑电监测，有助于卒中相关癫痫的诊治，还可对重症卒中患者进行预后判断。

五、卒中单元的临床路径管理

整合医疗路径是根据科学依据和公认的最佳医疗实践，对患者做出明确的、最为合理的治疗，这种干预措施能确保在正确的时间、合适的条件下为有适应证的患者提供科学性医疗服务，并能减少治疗和疗效的不必要差异。

整合医疗路径的基本原则是以患者为中心、多学科合作、合理性治疗、分析性差异，在有充分证据的前提下临床小组任何成员的治疗方案都可以离开路径，根据患者病情需要给临床治疗以充分自由的空间，当变化的情况解决后，患者可重新回归临床路径。整合临床路径可单独记录，有助于减少遗漏，并能减少花在记录病历上的时间，让小组成员全心投入患者的病情诊治中。

六、卒中单元的疗效评定工具

疗效的评估指标分为两类：一类是定性指标，如症状或体征的有无；另一类是定量指标，如血压、肌力等。临床上为了便于评定，常将定性指标进行量化处理，按照标准化程序进行评定，这些标准化程序即量表[8]。卒中患者常用的量表如下所述。

（一）美国国立卫生研究院卒中量表

美国国立卫生研究院卒中量表（NIHSS）于 1989 年制订，使用简便，重测信度高，一致性好，可多次检查，是目前脑卒中临床研究中最常用的评估量表。但是它不够详细，不能对细微复杂的神经特征做充分的评定，也不能单独用于脑卒中患者的结局研究。

（二）斯堪的纳维亚卒中量表

1985年，瑞典科学家为了进行脑卒中血液稀释疗法的研究设计了斯堪的纳维亚卒中量表（Scandinavian stroke scale，SSS），它包括预后评分和长期随访评分两个部分。预后评分包括意识水平、眼球活动和肢体瘫痪的程度，长期随访评分包括肢体的肌力、定向力、语言、面瘫和步态情况。

（三）脑卒中临床神经功能缺损评分标准（中国）

该量表是1988年我国神经病学家以斯堪的纳维亚卒中量表（SSS）为基础制订的。王拥军教授在1997年对这一量表做了研究评价，发现这是最省时、信度和效度都较好的量表。然而，该量表也有一些缺陷，如步态项目的评定在急性期较为困难、结局的预测能力不够全面，限制了其广泛使用。

（四）改良 Rankin 量表

改良 Rankin 量表（mRS）来源于早期的 Rankin 量表，Rankin 量表于1957年由 Rankin 设计，通过5级评分来评定患者的独立生活水平。多年来学者结合失语和认知对量表的内容做了些修改，提高了该量表的可比性和可靠性。改良 Rankin 量表（表12-2）是目前临床研究中最常用的卒中结局判定工具。

（五）脑卒中残损评价表

脑卒中残损评价表（stroke impairment assessment set，SIAS）由日本庆应大学于1989年设计，包括上下肢运动功能、肌紧张、感觉、关节活动度、疼痛、躯体平衡、视空间认知、语言及健侧肢体功能等9个大项22个

表 12-2 改良 Rankin 量表（mRS）

分级	描述
0	完全无症状
1	尽管有症状，但无明显功能障碍，能完成所有日常职责和活动
2	轻度残疾，不能完成病前所有活动，但不需帮助能照顾自己的事务
3	中度残疾，要求一些帮助，但行走不需帮助
4	重度残疾，不能独立行走，无他人帮助不能满足自身需求
5	严重残疾，卧床、失禁，要求持续护理和关注

小项，总计 76 分，适用于脑卒中康复期的病情评定。

七、卒中单元的卫生经济学

脑卒中致死率和致残率高，是一个对家庭和社会均产生沉重负担的疾病，卒中的救治中必须考虑到卫生经济学。卒中单元以系统科学和组织行为学为理论基础，整合资源后能实现“1＋1＞2”的目标，为卒中患者提供高质量、标准化、高效率的最佳医疗服务。使用卒中单元后卒中患者一年的死亡率降低 15％，生活依赖率降低 30％，平均住院日缩短 2～11 天，能够降低卒中直接住院花费，有显著的卫生经济学优势[9-10]。

八、卒中单元的延伸

2000 年学界提出了延伸卒中单元的概念[11]，即把卒中单元中的患者管理延续到出院之后的家庭医疗和社区医疗，形成卒中患者管理的社会系统工程，创造一个完善的健康医疗服务制度和一种能使卒中患者得到最优化恢复方式的医护一条龙模式。

卒中单元的延伸分为两个层面。首先，空间和时间上的延伸，拓展院前处理，提高转运效率，通过识别卒中症状和早期自救，普及公众的健康教育，提高公众预防卒中和认识卒中的意识，建设专门的卒中院前急救系统和培训紧急医疗服务（emergency medical service，EMS）专业人员，启用卒中呼叫系统，使卒中患者处于高度优先的位置，确保卒中患者得到快速的评估和转运。

第二，内容和形式上的延伸，例如建立数字化的卒中单元模式能够实现医疗行为的标准化、科学化高效管理，还有助于卒中单元的临床路径管理。随着规模的扩大还可以建立青年卒中单元和老年卒中单元，前者以回归社会、心理支持、职业技能训练为重点，后者以回归家庭、多学科协作减少并发症为重点。

（李敬伟）

参考文献

[1] 王拥军. 卒中单元. 北京：科学技术文献出版社，2003.

[2] Stroke Unit Trialists' Collaboration. Organised inpatient (stroke unit) care for stroke. Cochrane Database Syst Rev，2013，9：CD000197.

[3] 中华医学会神经病学分会，中华医学会神经病学分会脑血管病学组. 中国急性缺血性脑卒中诊治指南 2014. 中华神经科杂志，2015，48（4）：246-258.

[4] He J，Zhang Y，Xu T，et al. Effects of immediate blood pressure reduction on death and major disability in patients with acute ischemic stroke：The CATIS randomized clinical trial. JAMA，2014，311（5）：479-489.

[5] Kernan WN，Ovbiagele B，Black HR，et al. Guidelines for the prevention of stroke in patients with stroke and transient

ischemicattack：a guideline for healthcare professionals from the American Heart Association/American Stroke Association. Stroke，2014，45（7）：2160-2236.

[6] Yong M，Kaste M. Dynamic of hyperglycemia as a predictor of stroke outcome in the ECASSII Trial. Stroke，2008，39（10）：2749-2755.

[7] Bruno A，Kent TA，Coull BM，et a1. Treatment of hyperglycemiain ischemic stroke（THIS）：a randomized pilot trial. Stroke，2008，39（2）：384-389.

[8] 饶明俐. 中国脑血管病防治指南. 北京：人民卫生出版社，2007.

[9] Rudd AG，Hoffman A，Irwin P，et al. Stroke unit care and outcome：results from the 2001 National Sentinel Audit of Stroke（England，Wales，and Northern Ireland）. Stroke，2005，36（1）：103-106.

[10] Zhu HF，Newcommon NN，Cooper ME，et al. Impact of a stroke unit on length of hospital stay and in-hospital case fatality. Stroke，2009，40（1）：18-23.

[11] Indredavik B，Fjaertoft H，Ekeberg G，et al. Benefit of an extended stroke unit service with early supported discharge：a randomized controlled trial. Stroke，2000，31（12）：2989-2994.

第十三章　并发症的处理

急性缺血性脑卒中的并发症包括脑水肿、静脉血栓栓塞、出血转化、癫痫、肺炎和排尿障碍等，尽早识别和处理并发症对卒中患者的预后具有很大影响。本章将着重探讨脑水肿、静脉血栓栓塞以及癫痫等的诊疗方法。

一、脑水肿

脑水肿是大面积缺血性脑卒中发生后最难以处理、最危及患者生命的并发症。缺血性脑卒中发生后，坏死和缺血细胞的膜转运蛋白功能丧失，钠和水进入细胞，导致细胞毒性水肿；脑水肿破坏了血脑屏障，进而导致血管源性水肿。

临床上严重的脑水肿仅见于大面积缺血性脑卒中（包括大脑半球卒中和小脑卒中），其病情的变化可表现为以下特点：24～36 h迅速进展的暴发性病程，或超过数日的逐渐进展的病程，或病情起初迅速恶化，随后进入大约1周的平台期或缓解期。目前尚没有精确预测脑水肿发生的方法，故当其发生、发展时，准确识别并且适当应对十分重要。

（一）临床表现

1. 大脑半球卒中

显著的脑水肿通常发生在颈内动脉闭塞、大脑中动脉

(middle cerebral artery，MCA) 闭塞或二者同时闭塞的患者中，尤其是恶性大脑中动脉梗死的患者。卒中后脑水肿最具特征性的征象是意识水平的下降，由脑水肿引起的丘脑和脑干移位所致。通常情况下，任一侧大脑半球的完全梗死很少造成意识水平的下降，然而，同时合并 MCA 和大脑前动脉梗死时，可造成患者早期反应性降低，故需注意鉴别患者的意识水平下降是否与脑水肿相关。另外，大脑性上睑下垂（眼睑失用症）可被误认为是意识水平下降的表现，也需仔细鉴别。除意识水平下降外，偏瘫、完全性或表达性失语、严重构音障碍、忽视、凝视、视野缺损和瞳孔异常等临床表现也较常见于脑水肿。

2. 小脑卒中

与大脑半球卒中相似，小脑卒中所致脑水肿最可靠的临床表现同样是意识水平的下降。另外，由于小脑梗死后脑水肿压迫脑桥，可引起眼肌麻痹、呼吸不规则和心律失常等症状，脑桥受压还可引起急性脑积水。

(二) 神经系统影像学检查

大脑半球卒中的影像学特征为进展性脑水肿和占位效应，包括同侧沟回消失、脑室受压和中线结构（如透明隔和松果体）移位。室间孔或第三脑室的闭塞可能导致脑脊液循环受阻，引起对侧侧脑室扩大及梗阻性脑积水，使颅内压持续性升高。脑干移位可导致同侧环池增宽，随着病情进展，环池逐渐被肿胀的脑组织填充。在一些患者中，大脑前动脉和大脑后动脉受肿胀脑组织压迫，也会造成相应血管分布区的梗死。

第四脑室的消失是小脑卒中所致脑水肿的特征性影像学表现，随后大脑基底池受压，导致脑干变形、脑积水、小脑扁桃体下疝和小脑幕上疝。

1. CT 成像

头颅 CT 平扫是首选的诊断检查项目，其主要功能包括：排除引起局灶性神经系统症状的非血管性、结构性颅内损害；鉴别脑缺血和出血；查找病因，判断预后；指导早期治疗。提示恶性水肿和预后不良的 CT 征象包括：①发病 6 h 内头颅 CT 显示低密度改变；②梗死面积≥1/3 MCA 供血区；③发病 2 日内中线移位。

2. 磁共振成像（MRI）

MRI 加权成像能够精确分析大脑半球缺血性卒中急性期梗死区域体积，但小脑卒中的梗死体积预测技术还未发展成熟。研究发现，弥散加权成像（DWI）可用于预测大脑水肿所致的神经功能恶化：发病 6 h 内 DWI 梗死体积≥80 ml 能够预测迅速进展的暴发性脑水肿病程，发病 14 h 的 DWI 梗死体积>145 ml 能够预测病情恶化。MRI 用于预测脑水肿的发生、判断中线结构移位和评估重要结构的二次损伤方面的作用尚有待研究。

3. 其他神经影像学检查

经颅多普勒超声可辅助检测脑水肿的病情进展，有助于发现脑疝，尤其适合床旁检查，对内科和外科治疗的决策有重要参考价值。搏动指数的增加与中线移位和预后相关。

有研究报道了 CT 灌注成像、氙 CT、单光子发射 CT（SPECT）、正电子发射断层扫描（PET）和血脑屏障通透性成像等检查技术在脑水肿诊断方面的应用，但仍需进一步研究。

（三）治疗

1. 体位

抬高患者头位可以改善脑静脉回流及颅内压升高。大多数患者可取平卧位，对于颅内压升高的患者可取头高30°位。

2. 呼吸支持

气管插管和机械通气最常见的原因是意识水平下降以及保护患者的气道以防止通气不足。气管插管的适应证包括：①持续或短暂性低氧血症；②分泌物导致的上呼吸道梗阻；③呼吸暂停；④各种无创的监测方法或动脉血气提示呼吸衰竭（低氧血症或高碳酸血症）。气管插管后，二氧化碳水平应维持在正常范围内。在全身强直-阵挛性癫痫发作、误吸和减压外科手术后，则可能需要机械通气。2018 年 AHA/ASA 急性缺血性卒中早期管理指南[1]指出，如果脑水肿引起急性严重的神经功能障碍，可使用短暂的中度过度通气（$PaCO_2$ 目标值 33～34 mmHg），作为后续采用更明确的治疗方法的过渡。此法虽起效快，但维持时间短暂，且过度通气可导致患者血管收缩，加重脑缺血，恢复至正常碳酸水平后还可促使血管反射性舒张并增加颅内压，故不建议预防性过度通气。

3. 液体管理

渗透疗法治疗脑梗死引起的脑组织肿胀是合理的，但应注意药物的不良反应。可使用甘露醇和高张盐水静脉滴注减轻脑水肿，降低颅内压，不推荐使用低张或低渗液体。甘露醇的使用应根据渗透压间隙来调整使用剂量和治疗间隙，使用过程中应注意监测肾功能，急性肾功能不全者慎用甘露醇。使用高张盐水时应监测血浆渗透压及血钠水平，评估患者的容量负荷状况，心功能不全、肝硬化等患者慎用高张盐水。甘油果糖、呋塞米和白蛋白可在必要时使用。不推荐在脑水肿发生之前预防性使用渗透性利尿剂。

4. 血压

维持血压平稳，避免血压波动。大脑半球缺血性卒中合并血压剧烈波动可见于主动脉夹层或心肌梗死等疾病，需要进一步检查。血压明显升高时需给予降压药物治疗。然而，对于血压控制目标仍存在争议，无明确的统一标准。

5. 血糖

应避免高血糖或低血糖，欧洲卒中促进组织建议将血糖控制在正常范围。INSULINFARCT 研究却表明，严格控制血糖并不能使患者获益，还有可能扩大梗死面积。

6. 其他治疗

（1）糖皮质激素：因为缺乏有效性证据及存在增加感染性并发症的风险，不应使用糖皮质激素（常规或大剂量）治疗缺血性卒中引起的脑水肿和颅内压增高。

（2）巴比妥类药物：因为缺乏有效证据，故缺血性大脑或小脑水肿时，不推荐使用巴比妥类药物。

（3）低温疗法：缺乏有效证据证明脑水肿发生前采取治疗性低温的疗效，不推荐使用低温疗法。

7. 外科治疗

对于大面积缺血性脑卒中患者，应密切监测患者在卒中后第 1 天神经功能恶化的迹象。应考虑将具有恶性脑水肿风险，或经积极内科治疗后病情仍恶化的患者尽早转移到具有神经外科专长的机构或尽快联系神经外科会诊，并根据患者的年龄、病情，与家属充分沟通、权衡利弊后决定是否手术[2]。手术方式主要是减压性颅骨切除术（又称去骨瓣减压术）。

（1）大脑半球卒中：对于 60 岁以下的单侧 MCA 梗死患者，经积极内科治疗后，48 h 内仍有神经功能恶化者，可行减压性颅骨切除术。三个前瞻性随机试验

(DESTINY、DECIMAL 以及 HAMLET) 均表明，相对于单纯的保守治疗，减压性颅骨切除术可明显降低患者病死率；术后 1 年，55%存活患者的神经功能可恢复至生活可自理甚至更好水平 (术后 mRS 评分 2～3 分)。对于 60 岁以上的单侧 MCA 梗死患者，经积极内科治疗后，48 h 内仍有神经功能恶化者，可考虑行减压性颅骨切除术。欧洲 DESTINY-Ⅱ 试验结果表明，60 岁以上患者在卒中发生 48 h 内行减压性颅骨切除术治疗，能够明显提高患者不伴极重度残疾的存活率。手术时机的选择是目前研究的热点之一，研究认为，早期进行减压性颅骨切除术的患者，其预后和生存质量基本令人满意。HAMLET 试验结果显示，卒中后 48 h 内进行手术较 48 h 后手术能够明显降低重度残疾率和病死率。Vahedi 等研究表明，卒中后 48 h 内行手术治疗，其预后与手术时机无明显相关性。虽然减压性颅骨切除术的最佳时机尚不明确，但可将脑水肿引起的意识水平下降作为适应证和选择标准。

(2) 小脑卒中：建议行脑室造口术治疗小脑梗死引起的梗阻性脑积水。经过积极内科治疗后仍有神经功能恶化者，此时应该进行减压性枕下颅骨切除术，并进行硬脑膜扩张。从卒中发病到外科手术的时间间隔不影响预后，通常情况下患者预后良好。

(四) 预后

占位性大脑半球梗死并发脑水肿的患者，即使经过积极的内科和外科干预，大部分存活患者将遗留严重残疾[3]，近三分之一的患者需要长期看护。对于小脑梗死并发脑水肿患者，若未合并脑桥梗死，行减压性颅骨切除术后，预后一般良好。

二、静脉血栓栓塞

静脉血栓栓塞（VTE）是脑卒中患者严重的并发症之一，被普遍认为是导致住院脑卒中患者残疾甚至死亡的重要原因之一。VTE 主要包括深静脉血栓形成（deep vein thrombosis，DVT）和肺栓塞（pulmonary embolism，PE）。脑卒中患者长期卧床，下肢的血液由于失去肌肉泵的挤压作用，血流速度缓慢，血液在下肢静脉内形成涡流，激活内源性凝血系统，引起静脉血栓的形成。

深静脉血栓形成（DVT）在卒中发生后的第 2 天即可出现，卒中后 2～7 天的发生率最高，随后发生率逐渐下降。由于不同研究的研究对象在年龄、种族、卒中严重程度、DVT 预防措施及深静脉血栓的检测评估方面均存在差异，DVT 的发生率目前尚无统一的数据，有报道说卒中发病 2 周内的 DVT 发生率可达 50%。肺栓塞（PE）常发生于卒中发病后第 2～4 周，10%卒中患者的早期死亡与合并 PE 有关。

（一）影响因素

1. 神经功能缺损严重程度

运动功能、吞咽功能和意识障碍等神经功能缺损的严重程度均与 DVT 相关。研究表明，肢体瘫痪越严重，DVT 的发生率越高，由于肌肉收缩功能缺损，导致与肌肉运动相关的静脉瓣功能受损，静脉血回流不畅，血液淤滞于静脉内形成血栓。

2. 年龄

年龄越大，发生 VTE 的风险越高。研究表明，80 岁人群的 DVT 发生率是 30 岁人群的 30 余倍。

3. 心血管危险因素

长期的高血压、高血脂、糖尿病和吸烟等会导致血管内皮细胞功能损伤，静脉内皮完整性被破坏，血栓形成风险增加。

4. 高凝状态

脑卒中急性期利尿剂的使用、液体的限制摄入等治疗措施和心血管危险因素均会导致血液呈现高凝状态，易导致血栓形成。

(二) 临床表现

1. 深静脉血栓形成 (DVT)

缺血性脑卒中患者常常存在意识障碍、失语、偏身感觉障碍等情况，使得卒中后 DVT 容易被漏诊。下肢 DVT 较为常见，以腓静脉受累最多。其主要临床表现为患肢疼痛、肿胀、发硬，活动后加重，偶伴发热、轻微气促和心率加快等。常见体征为患肢压痛、皮肤苍白、皮温下降，沿血管可扪及索状物；血栓延伸至下腔静脉时，双下肢、臀部、下腹和外生殖器均显著水肿；血栓发生在小腿肌肉静脉丛时，Homans 征和 Neuhofs 征阳性；后期血栓机化，常遗留静脉功能不全，表现为浅静脉曲张、色素沉着、溃疡和肿胀等深静脉血栓形成后综合征。由于患者出现小腿轻微肿胀、轻微气促和血氧饱和度轻微下降等症状，注意与偏瘫性肢体水肿和肺炎相鉴别。

2. 肺栓塞 (PE)

急性 PE 常表现为突发的呼吸困难、咯血或胸痛，也可见发绀、除外其他原因的心动过速、晕厥、低血压、休克等，50%以上患者表现为猝死。由于其临床表现缺乏特异性，故易造成漏诊、误诊。

（三）辅助检查

1. 深静脉血栓形成（DVT）

（1）超声检查：包括彩色多普勒超声和加压超声成像。彩色多普勒超声是诊断下肢DVT的首选检查，其灵敏度和特异度均大于90%。加压超声成像对近端DVT的诊断灵敏度和特异度为97%，一般可明确诊断，对有症状的DVT的诊断灵敏度达75%。对无症状的可疑患者一次下肢超声检查阴性并不能完全排除DVT，应在5～7日后复查。

（2）静脉血管造影：是诊断急性或慢性DVT的金标准，可明确显示出静脉管腔通畅情况，有效地判断有无血栓，及血栓的位置、范围、形态和侧支循环情况，并可同时进行介入治疗。但因其使用对比剂、有创性操作且高风险、高费用等问题，限制了其在临床的应用。

（3）MRI：MRI有助于诊断肢体、盆腔和下腔静脉的血栓，其灵敏度和特异度均达90%以上，但由于其检查价格昂贵、耗时长且操作具有一定难度，限制了其使用范围。

（4）实验室检查：D-二聚体对DVT的诊断价值较大，灵敏度可高达95%以上，但特异度仅有30%～40%。然而，对于缺血性脑卒中急性期患者，即使无DVT，血浆D-二聚体也会升高，所以单独将D-二聚体作为缺血性脑卒中急性期DVT的监测指标并不合适。有研究提示，D-二聚体与超声检查结合可提高无症状性DVT的检出率。纤维蛋白原、凝血酶调节蛋白、血浆凝血酶原时间（PT）/活化部分凝血活酶时间（APTT）、蛋白C、抗凝血酶Ⅲ（AT－Ⅲ）和抗心磷脂抗体（ACA）等可作为评估机体是否存在高凝状态、易栓症或遗传性危险因素的指标。

2. 肺栓塞（PE）

（1）实验室检查：D-二聚体水平的测定对初筛有一定参考价值，D-二聚体阴性患者可基本排除肺栓塞。动脉血气分析的主要表现为低氧血症、低碳酸血症和肺泡-动脉血氧分压差增大等，但由于其他多种心肺疾病也可出现这些改变，其特异性较差，故仅可作为评估病情严重程度和预后评价的指标，不能作为诊断方法。

（2）心电图：$S_{I}Q_{III}T_{III}$征（即Ⅰ导联S波加深、Ⅲ导联出现Q/q波和T波倒置）是PE心电图的典型表现，但临床上并不常见。部分患者可出现窦性心动过速、房性心动过速或心房颤动伴快速心室率、完全或不完全性右束支传导阻滞、肺性P波等随病情变化呈现动态演变。心电图由于其方便、快捷等特点，可作为PE的初筛检查。

（3）超声心动图：可发现肺动脉近端血栓和右心血栓，但检出率不高；常用于评价右心的大小和功能，间接帮助诊断PE。结合临床表现、D-二聚体检查结果，排除其他病因后，对PE有一定诊断价值。

（4）肺通气/灌注显像：典型征象是肺内肺叶、肺段或多发亚肺段显现灌注缺损，而通气显像正常，灌注减低或缺损的部位即为PE病变处。肺通气/灌注显像对亚段肺动脉的栓塞具有高敏感性。

（5）多层螺旋CT肺动脉造影：为目前诊断PE首选的诊断方法。直接征象为肺动脉血管内的低密度充盈缺损部分或完全被不透光的血流所包围（即“轨道征”），或者呈完全充盈缺损、远端血管闭塞；间接征象表现为肺野内可见楔形密度增高影、条带状高密度区或呈盘状肺不张、中心肺动脉扩张及远端分支血管内血流减少或消失。多层螺旋CT肺动脉造影不仅能显示PE的部位、性质、急慢性起病，还能观察到肺的灌注情况、梗死情况和心功能等。由于其无创、便捷，且灵敏度、特异度均达80%以上，在 PE 诊断方面具有重要地位。

（6）MRI：对肺动脉主干、肺叶以及肺段动脉等部位的栓塞具有较高的诊断价值，MRI 直视栓子成像技术在不使用对比剂的情况下即可对血栓的新旧程度实现准确识别，对 PE 治疗方案的确定有重要参考价值；但 MRI 对肺段以下肺动脉栓塞或血栓较小的肺栓塞的敏感性差，且费用高、检查时间长、空间分辨率低于 CT，限制了其在 PE 诊断方面的应用。

（7）肺动脉造影：是诊断 PE 的金标准，但为有创性检查，该操作的死亡率为 0.5%，故临床上应用范围有限，只有经无创检查不能确诊的可疑 PE 患者才使用。

（四）预防

1. 加强宣教，鼓励患者尽早开始活动，进行肢体功能训练，抬高下肢，尽量避免下肢静脉输液，特别是瘫痪侧肢体。

2. 对于无禁忌证的无活动能力急性缺血性卒中患者，除了常规治疗（阿司匹林和补液）外，建议使用间歇充气加压（intermittent pneumatic compression，IPC），以减少深静脉血栓形成的风险。腿部存在开放伤口的患者不得使用，已存在 DVT、心力衰竭、严重周围血管疾病或意识模糊的患者则应谨慎使用，以防无人看护而患者尝试活动时可能引起的跌倒和受伤。

3. 目前尚无足够证据表明对于无活动能力的急性缺血性卒中患者，预防剂量皮下肝素（普通肝素或低分子量肝素）可临床获益，故不建议预防性使用。

4. 不应给缺血性卒中患者使用弹力袜。

（五）治疗

1. 抗凝治疗

对于无抗凝和溶栓禁忌的急性缺血性脑卒中并发VTE患者，应当接受治疗剂量的抗凝治疗，常用药物有普通肝素、低分子量肝素和华法林等。普通肝素起效最快，可用于初始负荷剂量或急性大面积PE者，建议心肺功能差、血流动力学不稳定、肥胖和严重肾衰竭的患者使用，使用时需监测APTT，调整其维持在正常对照的1.5～2.5倍范围内。低分子量肝素可降低抗凝治疗过程中出血和血小板减少等不良反应的发生概率，且无需实验室检测，可用于院外的VTE抗凝治疗。对于近端DVT和PE患者，需要长期（3个月）抗凝治疗。华法林适用于长期抗凝治疗，一旦确诊DVT或PE后即可开始口服华法林抗凝，但因华法林起效慢，因此治疗初期的5日左右需与肝素联合使用，连续2日检测INR达2.5或PT延长至1.5～2.5倍时方可单独使用华法林，之后在有条件检测凝血功能的情况下，可单独使用华法林作为长期抗凝的手段。近年来，新型口服抗凝药物逐渐应用于DVT和PE的治疗当中，如利伐沙班已被英国和欧盟批准用于DVT的预防和治疗之中。

2. 溶栓治疗

抗凝治疗症状无缓解的近端DVT或PE，对于无溶栓禁忌的患者可给予溶栓治疗。溶栓药物包括尿激酶、链激酶和重组链激酶等。溶栓过程中需注意观察患者的症状和生命体征变化情况，注意检测凝血指标，以评估出血风险。DVT溶栓时应考虑置入临时腔静脉滤器，10～14日后取出，溶栓后继续抗凝治疗3～6个月。与传统抗凝治疗相比，系统性溶栓治疗DVT时，血管再通率高，且深静脉血栓形成后综合征发生率低，术后患者生活质量较好，但是有可能导致更高的出血风险。对于 PE 的溶栓治疗，2014 年欧洲心脏病学会（ESC）急性肺栓塞诊治指南[4]根据患者血流动力学状况、肺栓塞严重指数(PESI)、影像学检查结果和心血管生物标志物的检查结果，将 PE 患者分为低危、中低危、中高危和高危四个等级，对于高危及血流动力学失代偿的中高危 PE 患者适合溶栓治疗，其中对于中高危患者的监护尤为重要。建议对 PE 患者行早期溶栓治疗，最好于发病 48 h 内即开始。

3. 外科治疗

（1）外科手术取栓术：存在广泛髂股静脉血栓形成伴动脉血供障碍而肢体趋于坏疽的脑卒中后 DVT 患者，常需手术取栓，一般在发病 72 h 内，尤以 48 h 内效果最好。

（2）球囊导管取栓术：是一项有效的治疗措施，对于 DVT 患者，联合下腔静脉滤器置入预防肺栓塞往往可获得较好的疗效。

（3）下腔静脉滤器植入术：适用于 DVT 和 PE 患者，可预防远端的血栓脱落发生，术后应尽早开始抗凝治疗。

三、癫痫

卒中后癫痫发作（post-stroke seizure）是指卒中前无癫痫病史但在卒中后发生的癫痫发作，排除脑部其他病变，且脑电图检查与病变部位具有一致性。卒中后癫痫发作分为早发型和迟发型，前者通常是指在急性卒中发病后 2 周内首次出现的癫痫发作，其发作高峰为卒中后最初 24 h，开始时通常是部分性发作，并有继发全面发作的变化趋势；后者通常指在急性卒中发病 2 周后首次出现的癫痫发作，其发作高峰为卒中后 6～12 个月。卒中后癫痫（post-stroke epilepsy，PSE）则是指癫痫发作反复发生。

一般来讲，卒中后癫痫发作随着原发病好转，癫痫发作也消失，不需要长期抗癫痫药物（antiepileptic drug，AED）治疗；而PSE是指卒中急性期过后一直存在癫痫发作，需要应用AED长期治疗。

卒中后癫痫发作和卒中后癫痫的发病机制尚不明确，可能与早期缺血缺氧、离子通道异常、神经递质改变、CD40/CD40L系统和ALDH2基因rs671多态性等因素有关。

（一）影响因素

1. 病灶部位

与其他部位受累相比，缺血性脑卒中皮质受累[5]或皮质出血转化的患者更易发生早发型癫痫发作。

2. 性别和年龄

卒中后癫痫发作在男性患者中更常见；低龄患者较高龄患者更易发生卒中后癫痫发作，而老年卒中患者的发作形式往往不典型。

3. 内分泌代谢性因素

基线血压正常或偏低是早发型癫痫发作的危险因素，基线血压高可降低早发型癫痫发作的风险。动物模型中提示，高血糖会加重癫痫发作和神经元凋亡，提示血糖升高可能是早发型癫痫发作的危险因素。

4. 卒中相关并发症

VTE静脉溶栓治疗过程中引起的心房颤动、卒中后感染、心血管及胃肠道疾病等一系列并发症以及临床症状恶化均与卒中后癫痫发作相关。

（二）临床表现

卒中后癫痫发作包括局灶性发作（意识清楚或意识受

损）伴或不伴全面性强直阵挛发作、全面性发作、癫痫持续状态等，其中局灶性发作最为常见。痉挛性癫痫持续状态，多发生在卒中后第一天及卒中症状较重、NIHSS 评分高的患者，往往提示预后较差。然而卒中后非痉挛性癫痫持续状态患者临床症状差异巨大，从无症状至昏迷，因此易漏诊及误诊。

（三）辅助检查

1. 脑电图

脑电图是卒中后癫痫发作的主要辅助检查方法，包括普通脑电图、动态脑电图和视频脑电图等，有助于早期发现临床症状轻微或无临床特征的癫痫发作，从而实现早期干预。动态脑电图能提高卒中后癫痫发作诊断的阳性率，并有助于明确与卒中病变部位的关系。长程视频脑电图比常规脑电图更能检出痫样放电波。

2. 其他

有研究提示，^{99m}Tc-DTPA 单光子发射计算机断层摄影（DTPA-SPECT）、动脉自旋标记 MRI 和 CT 灌注成像可从不同角度对卒中后癫痫发作做出一定的预测和诊断，但仍需更大规模的临床试验以证实其诊断价值，目前尚无切实的临床应用。

（四）治疗

1. 不建议预防性使用抗癫痫药物[6]。

2. 早发型癫痫发作

早发型癫痫发作多采用综合治疗，应积极治疗原发病及其并发症，积极纠正缺氧、糖代谢紊乱和电解质-酸碱平衡紊乱等，若这些因素消除后无癫痫发作，可暂时不用 AED，也不推荐首次癫痫发作后应用 AED 以预防迟发型癫痫发作和 PSE。孤立发作一次或急性期癫痫发作控制后，不建议长期使用 AED，多推荐在第二次癫痫发作及癫痫持续状态后应用。

3. 迟发型癫痫发作和 PSE

迟发型癫痫发作和 PSE 应按癫痫常规治疗，但目前对用药时机和疗程并无明确定论。缺血性脑卒中患者往往伴有高血压、糖尿病、心脏病等疾病，且面临瘫痪肢体康复锻炼、长期服用阿司匹林等问题，一代抗癫痫药物如苯妥英钠、苯巴比妥、丙戊酸钠、苯二氮䓬类等药物由于存在潜在的不良反应，例如抑制多种有助于卒中后行为恢复的神经可塑性机制、影响骨健康、与抗凝及水杨酸类药物相互作用、耐受性较差等，因此并非治疗卒中后癫痫的最佳选择。相比之下，二代抗癫痫药如左乙拉西坦、拉莫三嗪、加巴喷丁等可能更有优势。

四、其他并发症

缺血性脑卒中急性期的并发症还包括出血转化、肺炎、排尿障碍与尿路感染等。

（一）出血转化

有关缺血性脑卒中急性期出血转化的内容详见本书相关章节。

（二）肺炎

卒中患者可能存在吞咽困难和误吸问题，故对此类患者应早期评估相关风险，采取适当措施以预防吸入性肺炎。无行为能力的卒中患者长期固定姿势卧床，易发生坠积性肺炎，应注意翻身，加强护理以预防肺炎。疑有肺炎的发热患者应给予抗生素治疗，但不推荐预防性使用抗生素。

（三）排尿障碍与尿路感染

应对排尿障碍进行早期评估和康复治疗[7]。尿失禁者应尽量避免留置尿管，可定时使用便盆或便壶；尿潴留者应测定膀胱残余尿，排尿时可在耻骨上施压加强排尿，必要时可间歇性导尿或留置导尿。有尿路感染者应给予抗生素治疗，但不推荐预防性使用抗生素。

（范玉华　蔡　颖）

参考文献

[1] Powers WJ, Rabinstein AA, Ackerson T, et al. 2018 Guidelines for the early management of patients with acute ischemic stroke: a guideline for healthcare professionals from the American Heart Association/American Stroke Association. Stroke, 2018, 49 (3): e46-e110.

[2] Wijdicks EF, Sheth KN, Carter BS, et al. Recommendations for the management of cerebral and cerebellar infarction with swelling: a statement for healthcare professionals from the American Heart Association/American Stroke Association. Stroke, 2014, 45 (4): 1222-1238.

[3] Alexander P, Heels-Ansdell D, Siemieniuk R, et al. Hemicraniectomy versus medical treatment with large MCA infarct: a review and meta-analysis. BMJ Open, 2016, 6 (11): e014390.

[4] Konstantinides SV, Torbicki A, Agnelli G, et al. 2014 ESC guidelines on the diagnosis and management of acute pulmonary embolism. Eur Heart J, 2014, 35 (43): 3033-3069.

[5] Zhang C, Wang X, Wang Y, et al. Risk factors for post-stroke seizures: a systematic review and meta analysis. Epilepsy Res, 2014, 108: 1806-1816.

[6] Winstein CJ，Stein J，Arena R，et al. Guidelines for adult stroke rehabilitation and recovery：a guideline for healthcare professionals from the American Heart Association/American Stroke Association. Stroke，2016，47 (6)：e98-e169.

[7] 中华医学会神经病学分会，中华医学会神经病学分会脑血管病学组. 中国急性缺血性脑卒中诊治指南 2014. 中华神经科杂志，2015，48 (4)：246-257.

第十四章　营养支持

一、脑卒中后吞咽障碍

（一）吞咽障碍概述

1. 定义

吞咽障碍（dysphagia）是指吞咽活动的异常，是患者将食物从口内转移至胃内过程的功能障碍。在吞咽过程中，任何一个环节发生异常，均会造成吞咽障碍。根据吞咽障碍发生的阶段不同，可分为：口腔准备阶段吞咽障碍、口腔自主阶段吞咽障碍、咽阶段吞咽障碍和食管阶段吞咽障碍。

- 口腔阶段功能异常：表现为唇、颊、舌、软腭等口腔器官功能异常，可造成咀嚼障碍、食团形成异常、吞咽启动困难、分次吞咽、仰头吞咽、流涎、进食时食物从口角漏出及口腔控制食物、液体和唾液的能力降低等。
- 咽阶段功能异常：表现为咽部器官功能异常，如咽肌功能异常（如咽缩肌、咽提肌功能异常等）和喉功能异常（如喉结构上提异常、喉内肌功能异常、会厌返折不全、声带闭合异常等），引起误吸、咽部滞留、声音嘶哑、饮水呛咳、进食呛咳、吞咽后喘息或憋喘、吞咽后的清嗓动作、唾液在口咽部聚集、低头吞咽、无效吞咽、重复吞咽、发声困难、自主咳嗽异常、咽下困难、吞咽后声音改变等。

- 食管上括约肌（即环咽肌）功能异常：也是吞咽困难的一个重要原因。临床上脑卒中患者最常见的环咽肌功能异常包括顺应性降低造成的打开不能或不全，以及喉上提无力导致环咽肌打开不能或不全。

2. 吞咽障碍的并发症

- 误吸，是吞咽障碍最常见且最需处理的并发症。食物、水或口腔内分泌物等误吸入气管、肺部，可以引起窒息、肺炎等病理生理过程。
- 营养不良和脱水。

(二) 卒中后吞咽障碍的流行病学特征

据相关研究数据统计显示，卒中后 50%～67%患者有吞咽障碍，40%患者发生误吸性肺炎。误吸性肺炎的 30 天死亡率为 21%～30%[1]。吞咽障碍是发生卒中后肺炎的主要危险因素，因吞咽障碍患者误吸的发生率超过 40%[2]。

(三) 卒中后吞咽障碍的临床管理

吞咽障碍的管理包括筛查（screening）、评估（assessment）和治疗（therapy）三部分[3-4]。国际上多个指南指出，卒中患者应该给予吞咽障碍的筛查、评估和治疗。首先，通过筛查初步确定能经口进食的患者（筛查通过），以及存在或可能存在吞咽障碍的患者（筛查未通过）。然后，对于没有通过筛查的患者由专业人员进一步临床评价，以明确有无吞咽障碍及其程度，了解吞咽障碍的病理生理基础，制订治疗方案。最后，对吞咽障碍进行治疗，促进吞咽功能恢复，减少并发症，改善卒中结局。

1. 多学科管理团队建设

吞咽障碍需要一个多学科团队来管理。吞咽障碍的管理团队应包括：语言治疗师或专业人员、临床医师、护士、物理治疗师、作业治疗师、放射科医师、营养师、社会工作者、口腔科医师、家属或照护者、厨师等。语言治疗师或专业人员为核心人物。

- 语言治疗师：负责患者吞咽功能的临床床旁评估，在团队其他成员的帮助下制订吞咽障碍管理的计划，完成放射学和纤维光学内镜的吞咽评估，并对结果进行分析和解释。
- 临床医师：负责患者所患疾病的诊断及治疗，包括药物治疗。
- 护士：执行由语言治疗师及多学科团队做出的吞咽管理计划，并对患者进行护理；监测和记录肺部的情况，并每日监测体温；记录每日患者进食的量。
- 作业治疗师：评估手到口的模式，评估是否需要辅助器具来提高患者自己进食的能力；制订计划促进患者的坐位平衡和耐受能力，保证患者能坐在椅子上足够时间来完成进餐。
- 物理治疗师：促进患者保持进食及吞咽时需要的最佳姿势和体位；评估患者是否需要特制的椅子和垫子，以保证患者能更好地维持进食和吞咽时需要的姿势。
- 放射科医师：进行电视透视吞咽功能评估，并与语言治疗师一起对电视透视检查结果进行解释，根据检查结果同语言治疗师一起为医师提出治疗建议。
- 营养师：保证患者的食物能达到语言治疗师所制订的食物和液体的黏度，保证营养及水分的充分摄入；与语言治疗师保持密切联系，时刻对患者的饮食进行必要的调整，无论是从食物内容上还是形态上。

- 社会工作者：是患者与多学科团队之间的联络者，并与患者的家庭保持联系；通过与患者及家庭成员进行讨论，促进方便患者行动的家居设计方面的改造。
- 口腔科医师：检查患者口腔情况，适当补充义齿等，尽量保证患者的咀嚼功能。
- 家属或照护者：知道患者吞咽障碍的主要表现，能够根据语言治疗师的要求进行喂食、吞咽提醒和帮助。
- 厨师：应该了解患者的有关情况，接受培训并能够做出合适黏度的食物，包含营养师建议的各种营养成分。

2. 吞咽障碍的筛查

吞咽障碍的筛查是一种通过辨认口咽吞咽困难的临床体征，发现存在吞咽障碍风险的评估。筛查方法应该是非侵入性的，简单可行，适用于临床环境，且应该进行过信度和校度的验证。

（1）筛查目的：吞咽障碍的临床筛查是一项通过（pass）或失败（fail）的方法，旨在发现那些可能存在吞咽障碍、需要请专业人员进一步进行全面吞咽评估的高危个体。

（2）筛查时间：目前国际上尚未对吞咽障碍临床筛查的时间做出明确规定。通常认为吞咽筛查需要在患者进食第一口水和食物前进行（入院 24 h 内）。对于那些入院时不能进行筛查的患者，需每日筛查直至能够接受临床评估。

（3）筛查人员：卒中后吞咽障碍的临床筛查可以由受过专业培训的护士、语言治疗师、作业治疗师、物理治疗师或神经科临床医师进行。通常由护士完成筛查。

（4）筛查工具：筛查工具通常要求简单、准确、可靠、安全、经济，具有较高的敏感度和特异度。目前，国际上关于吞咽障碍的筛查方法尚没有统一、公认的标准。

筛查工具通常是由饮水试验和一些提示误吸的危险因素所构成，操作人员据此可在短时间内对患者进行初步筛选。筛查工具应该进行过信度和校度的验证。目前文献报道的筛查工具有几十种，下文列举的筛查方法可供参考。

吞咽障碍筛查的步骤

1. 首先观察患者的意识水平 ■ 意识障碍 ■ 清醒	 ➢ 筛选阳性——有吞咽障碍——给予鼻饲 ➢ 向下面的步骤进行
2. 观察姿势控制能力，如能否站立、行走、坐起等	如能坐起，采取坐直位，准备进行饮水试验； 如果患者不能保持直立位，可选择侧卧位小心测试
3. 观察有无认知功能障碍	判断患者是否可配合病史询问及查体
4. 询问吞咽困难的病史	何种食物可引起呛咳、咽下困难等
5. 如果患者可主动配合并能在支持下保持直立位置，那么： ■ 观察口腔卫生状况 ■ 观察控制唾液的情况 ■ 如果可以，给予饮水试验测试以及不同黏度食物的测试	 ➢ 如口腔卫生不好，请首先进行口腔护理 ➢ 是否存在流涎及对唾液的误吸
饮水试验： (1) 首先给患者几勺水，一般从少量开始，例如从 0.5 ml 或 1 ml 开始，然后逐渐增加到 3 ml、5 ml、10 ml 的量连续给予 3 次，观察吞咽的启动及完成情况，是否出现咳嗽、音质改变等。 (2) 如果没有上述征象，则令患者从杯子中饮用更多量的水，观察是否出现提示误吸的风险。	

续

如果饮水试验没有出现异常征象，可进一步试验糊状食物。也是从少量开始，逐渐增加量，观察是否出现提示误吸的风险。
如果糊状食物的吞咽没有异常征象，可进一步试验固体食物，观察咀嚼过程、口腔控制能力、吞咽过程是否有异常征象，观察是否存在提示误吸的风险。

如果在筛查过程中发现下列提示误吸的风险，则认为患者存在吞咽困难，需要请吞咽困难专业人员进一步全面评估：

- 意识水平下降
- 饮水和进食相关的呛咳、喘息
- 湿性、嘶哑发音
- 自主咳嗽减弱
- 任何喉功能降低的表现

注意咳嗽是异物进入气道的一个表现，但是没有咳嗽并不意味着吞咽是安全的，电视透视检查下误吸的患者有68%在临床上并不咳嗽。

3. 吞咽功能的评估

吞咽障碍的评估应在筛查结果异常之后 24 h 内尽快进行，是临床进一步制订治疗决策的基础。吞咽障碍的评估包括“床旁评估”和“仪器评估”两个部分。如果语言治疗师或专业人员认为不需要进行仪器评估，则评估可只包括床旁评估。如果语言治疗师或专业人员认为需要进一步采用仪器评估才能明确吞咽障碍相关的解剖和病理生理学信息，则可完成仪器评估。根据评估结果，语言治疗师制订干预策略。

（1）评估目的：①明确吞咽障碍是否存在；②评估吞咽障碍的严重程度及病理生理改变，尤其是确定有无误吸的危险；③是否需要进一步仪器评估；④根据评估结果制订治疗策略和计划。

（2）评估时间：临床上吞咽筛查一旦确定患者存在吞咽困难或误吸风险，需要尽快进行吞咽功能评估以确定吞咽的病理生理过程，为进一步吞咽障碍管理提供依据。通常在接到会诊通知 24 h 内完成。

（3）评估人员：吞咽评估应由培训后的专业人员进行，如语言治疗师。

（4）评估方法

1）床旁评估：目前尚缺乏统一、标准的临床床旁评估方法。通常情况下，床旁评估是语言治疗师或专业人员通过“询问吞咽病史”“标准口面检查”“试验性吞咽”三个步骤来判断患者是否存在吞咽困难及其严重程度，鉴别出需要进一步仪器评估的患者，制订出治疗计划。其中，标准口面检查包括吞咽器官的感觉、运动、反射等相关检查。试验性吞咽通常使用“稀液体”“糊状”“固体”三种黏度的食物来检测吞咽功能。由于床旁评估存在局限性，必要时采用仪器评估进一步明确诊断。

2）仪器评估：最常使用的仪器评估包括电视透视吞咽功能检查（videofluoroscopic swallowing study，VFSS）和纤维光学内镜吞咽功能检查（fiberoptic endoscopic evaluation of swallowing，FEES）。两种方法都是通过观察吞咽器官的结构、试验性吞咽过程中的病理生理改变，来明确吞咽功能异常，为制订治疗策略提供基础，并监测治疗的效果。

①电视透视吞咽功能检查（VFSS）：也称改良的吞钡试验（modified barium swallow，MBS）。它可以动态地、全面地评估口、咽和食管上部的吞咽功能，明确患者是否存在误吸及其原因，是吞咽障碍评估的“金标准”。

【检查要求】由放射科医生操作 X 线透视仪，语言治疗师给予吞咽不同的食物，将透视下正位、侧位的动态影像同步记录下来，观察吞咽器官的结构及功能是否正常，要有时间标记系统、后处理软件。通常选择稀的液体、稠糊状食物、固体食物。

尽量避免患者对钡剂的误吸。根据患者的具体情况，选择适当黏度和量的钡剂，可以最大程度地减少误吸。如果检查中出现了少量误吸，可立即进行体位引流，使患者头低脚高位，趴在检查床上，并给予拍背，患者用力咳嗽，将误吸的钡剂咳出。

【评估量表】经过透视检查，还需要对患者的吞咽功能进行量化。文献中报道了一些用于对电视透视检查结果进行量化的量表。其中最为常用的量表是 Rosenbek 渗透-误吸量表。

Rosenbek 渗透-误吸量表

1 级：	食团不进入气道
2 级：	食团进入气道，在声带水平以上，并很快清除出气道
3 级：	食团进入气道，在声带水平以上，未被清除出气道
4 级：	食团进入气道，并与声带接触，但是能清除出气道
5 级：	食团进入气道，并与声带接触，未被清除出气道
6 级：	食团达到声带水平以下，但是可以清除到喉前庭或者气道外
7 级：	食团达到声带水平以下，尽管自主地努力清除，但是不能清除到气道外
8 级：	食团达到声带水平以下，不能自主地努力清除

【报告书写】报告书写内容包括意识水平、呼吸情况、目前的饮食、评估的原因、检查时的体位、钡剂的黏度、评估结果或印象、建议采取的治疗方法等。

②纤维光学内镜吞咽功能检查（FEES）：FEES 是由 Langmore 等在 1988 年首次描述，它是利用纤维鼻咽喉镜来观察患者的吞咽活动，检查中同步录像以利于后期的分析。FEES 检查和评估的人员，必须经过吞咽功能的解剖生理、FEES 检查和结果判读等方面的培训。

【检查设备】FEES 检查所需要的主要设备包括柔软的纤维鼻咽喉镜、光源、录制和电视播放系统。

【操作方法】患者保持平时进食的体位，直立坐于椅子或轮椅上，也可半卧于病床上。必要时先用棉棒蘸 1% 的丁卡因溶液涂抹于鼻黏膜表面，进行局部麻醉后再进行检查。操作时先从一侧鼻孔缓慢插入纤维鼻咽喉镜，至后鼻孔处首先观察鼻咽部的结构。然后嘱患者做吞咽动作，评估软腭封闭鼻咽的功能。其后纤维鼻咽喉镜向下进入口咽，观察会厌谷、梨状窝等处有无分泌物的潴留，以此来评估咽部收缩功能，因为如果咽部收缩功能减退的话，才会有会厌谷、梨状窝等处的分泌物潴留；然后观察咽部有无结构异常和会厌的位置。纤维鼻咽喉镜继续向下，进入会厌后部，观察喉的结构有无异常，喉前庭内有无分泌物潴留，有无分泌物进入声门下。然后嘱患者吞咽、屏气、咳嗽、发音，观察声带的活动。

嘱患者吞咽不同量、不同黏度的食物，观察吞咽过程。一般采用 5 ml 和 10 ml 的水和布丁样黏度的食物。根据患者具体情况也可酌情调整食物的量和黏度。所有的食物都加入亚甲蓝染成蓝色以利于观察。一般从 5 ml 布丁样食物开始，随后为 5 ml 水、10 ml 水。每种食物需要重复 2～3 次，不能仅根据一次吞咽过程就判断结果。

【评估量表】通常采用纤维光学内镜吞咽困难严重程度量表（fiberoptic endoscopic dysphagia severity scale，FEDSS）（表 14-1）。

4. 再评估

许多吞咽障碍患者在病后吞咽功能会有所改善，专业人员要对患者进行定期再次评估，以便及时调整进食方法和治疗计划。对于那些持续存在吞咽障碍的患者，也应该定期评估，评估的频率可以根据个体的吞咽功能情况和食物摄取的情况来确定。

表 14-1 纤维光学内镜吞咽困难严重程度量表（FEDSS）

FEES 流程	发现	评分
唾液	渗透/误吸	6
糊状食物	渗透/误吸，保护性反射缺乏或减弱	5
糊状食物	渗透，保护性反射充分	4
液体	渗透/误吸，保护性反射缺乏或减弱	4
液体	渗透，保护性反射充分	3
软固体食物	渗透/误吸，或在会厌谷、梨状窝处大量滞留	2
软固体食物	没有渗透或误吸，可以在会厌谷和梨状窝内有少量或中量的滞留	1

注：①渗透，指食物或液体进入喉前庭，但在声带水平以上；误吸，指食物或液体进入喉前庭，并达到声带水平以下
②分值越高，提示吞咽功能损害越重。

5. 吞咽障碍的治疗

吞咽障碍的治疗包括饮食改进、代偿性方法、康复方法。其他治疗还包括营养支持、进食途径、护理及给药途径等。一般应该由专业人员对吞咽功能进行评估（尤其是仪器评估）之后，才能给出饮食改进和代偿性方法的建议。

（1）饮食改进：饮食改进通常是指改变食物的形态、质地、黏度，以减少误吸、增加吞咽效率的方法。经过电视透视检查的证实，饮食改进可以改善患者个体的吞咽效率，也是卒中后吞咽障碍的标准处理方法及基础治疗[5-6]。对于脑卒中后吞咽障碍患者，稀液体及固体食物比糊状的食物吞咽难度要大。最容易误吸的是稀液体，而最容易吞咽的食物是密度均一、有适当黏性、不易松散、通过咽及食管时容易变形、不在黏膜上残留的食物，例如泥状食物（稠芝麻糊、烂米糊、面糊或者布丁等）。

1）食物黏度的判断：食物黏度是指食物切应力之间

的摩擦阻力。目前吞咽障碍患者所吃食物的黏度常常以非客观方式进行描述，例如花蜜样/糖浆样、蜂蜜样、糊状食物、碎食、软食等。可用黏度计对食物黏度进行客观测量。

2）固体食物改进：最常见的固体食物改进方法是将固体食物改成泥状或糊状。对口腔准备阶段有困难、固体食物有颊部残留或咽部滞留的患者，建议采用泥状食物，可减少误吸。美国国家吞咽障碍饮食方案（National Dysphagia Diet，NDD）推荐了4个水平的半固体和固体食物的质地，并建议使用。

- 水平Ⅰ：泥状食物，针对中至重度吞咽困难。主要由均匀一致但不易松散的布丁样食物组成，不包括需要咀嚼以形成食团、需要对食团进行控制的食物。
- 水平Ⅱ：碎食，针对轻至中度吞咽困难。除包括水平Ⅰ的食物外，还包括湿润、柔软、易形成食团的食物。食物成块，但直径不能大于1/4英寸（0.635 cm）。该水平是从泥状食物到更为固体的食物之间的过渡水平。需要一定的咀嚼能力。在这一水平的患者，其耐受混合质地的能力应该有个体化差别。
- 水平Ⅲ：针对轻度吞咽困难。该水平包括大多数的质地，除了非常坚硬或松脆的食物。食物应该湿润，为一口可咬下的大小，需更多的咀嚼能力。
- 水平Ⅳ：正常饮食，包括所有允许的食物。可以根据患者的生活和饮食习惯选择食物。

3）液体食物改进：患者不能饮用稀液体，则在稀液体中加入增稠剂，从而制成花蜜样、蜂蜜样或布丁样增稠的液体。美国国家吞咽障碍饮食方案（NDD）将液体食物的黏度分为4个水平（表14-2）。

（2）代偿性方法：是指调整进食时头或身体姿势的方法，包括转头、低头、交互吞咽等。虽不能改善吞咽功能，

表 14-2　NDD 制订的 4 种液体食物黏稠度分类

黏稠度分类	黏稠度［厘泊（cp）］	示意图	描述
稀薄（thin）	1～50		包括水、牛奶、果汁、咖啡、茶、碳酸饮料等
糖浆样（nectar-like）	51～350	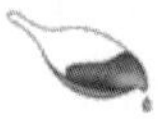	放置于匙内被缓慢倒出时，可以一滴一滴分开落下，类似于未凝固的明胶
蜂蜜样（honey-like）	351～1750	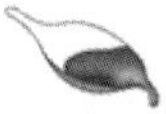	缓慢倒出时，呈连续的液线，无法分离成液滴状，类似真正的蜂蜜
布丁样（spoon-thick）	＞1750	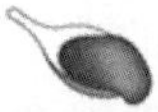	缓慢倒出时，黏着在一起，呈团块状落下，类似布丁

但可减少误吸和增加食物摄入量。根据评估结果确定最适合的姿势和帮助进食需要的特殊工具。该方法不能改善吞咽肌群的力量，以及吞咽器官运动的时限。没有数据表明姿势调整有效，也有研究表明该方法不如更主动的康复方法有效。

（3）康复性方法：吞咽障碍的康复是指通过康复治疗技术以改善吞咽生理为目标的锻炼方法，每种方法都可针对某个吞咽肌群功能异常而改善其功能，降低并发症。康复性方法主要包括口腔感觉运动训练、各组吞咽肌群力量训练、Shaker 训练、Masakou 手法、Mendelson 手法等。目前循证医学尚无证据显示药物治疗、神经肌肉电刺激、咽喉部电刺激、经颅直流电刺激、经颅磁刺激可作为临床治疗卒中后吞咽障碍的常规方法。针灸是一种吞咽障碍治疗的备选方案，其临床有效性仍有待于临床研究的证实。

（4）进食途径：语言治疗师或专业人员根据评估结果提出进食途径。如果经过食物改进和（或）代偿性方法，患者没有误吸且能够摄入足够的营养和水分，则可在监督下经口进食，进食内容可参考营养师的建议。如果不能，则需要给予胃肠内营养，包括经鼻胃/肠管、经皮胃肠造瘘。

二、脑卒中后营养不良

（一）营养不良概述

1. 定义

最早的营养不良是指营养不足，即由于食物或某种营养素包括能量、脂肪、糖类、蛋白质、维生素和矿物质的摄入不足、吸收或利用障碍而导致的一种状态[7]。1923年，Tidmarsh FW 提出营养不良包括两方面，即相对于身高，体重低于或超出正常标准均为营养不良。2016 年欧洲肠外肠内营养学会（European Society for Parenteral and Enteral Nutrition，ESPEN）将营养不良定义为，一种急性、亚急性或慢性的营养状态，是不同程度的营养过多或营养减少伴/不伴炎症活动，导致身体成分的改变和功能的减退。

2. 诊断标准

2015 年 ESPEN 提出营养不良的诊断标准，即通过营养筛查发现有营养不良风险的患者，如果符合下述三条中的任何一条，可诊断营养不良：

- 体重指数（body mass index，BMI）$<18.5\ kg/m^2$。BMI 17～18.5 为轻度营养不良，BMI 16～17 为中度营养不良，BMI<16 为严重营养不良。
- 体重下降：与平时体重相比，任何时间的体重下降>10%，或 3 个月内体重下降>5%；及年龄特异性 BMI 下降：青年人$<20\ kg/m^2$，70 岁以上老人$<22\ kg/m^2$。

- 体重下降：与平时体重相比，任何时间的体重下降>10%，或3个月内体重下降>5%；及无脂肪体重指数（fat free mass index，FFMI）降低：女性<15 kg/m^2，男性<17 kg/m^2。

3. 分型

根据不同因素，营养不良可有不同分型。根据营养素分型可分为：能量缺乏型、蛋白质缺乏型、混合型。在医院背景下，根据炎症分型可分为：饥饿相关性营养不良（无炎症反应）、急性疾病或创伤相关性营养不良（伴有严重的急性炎症反应）、慢性疾病相关性营养不良（伴有轻、中度慢性炎症）。中国抗癌协会肿瘤营养与支持治疗专业委员会根据能量消耗、应激、炎症及代谢四个方面将营养不良分为：高能耗型营养不良及低能耗型营养不良、有应激的营养不良与无应激的营养不良、有炎症反应的营养不良及无炎症反应的营养不良、有代谢紊乱的营养不良及无代谢紊乱的营养不良[8]。

（二）脑卒中后营养不良的患病率及危害

营养不良患病率因调查时间和人群、评估方法和标准及医疗条件的不同而不同。脑卒中患者营养不良的总体患病率为6.1%～62%[9]。

脑卒中后营养不良可加剧脑损伤，影响损伤脑组织的恢复[10]。营养不良的卒中患者应激反应更强，应激性溃疡、尿路和呼吸道感染更多见，住院时间更长，死亡率更高[11-13]。一项研究包括21 884名脑卒中患者，其中体重不足组随访5年后的死亡率较高。喂养或普通膳食（FOOD）试验中，2194脑卒中后营养不良的患者更容易罹患肺炎、其他感染性疾病和胃肠道出血，随访死亡率更高。

(三) 卒中后营养不良的危险因素

1. 吞咽障碍

吞咽障碍是一个强有力的营养不良风险的预测因素。吞咽障碍的患者在卒中后头几天或几周内营养摄入量明显减少，与吞咽功能正常的患者相比，营养不良可能性增加2.4倍[14-15]。

2. 卒中相关症状

意识水平下降导致患者经常处于睡眠状态而停止进食或进食减少。活动能力下降及偏瘫可能导致患者无法保持躯干及头部的直立位，因此不能坐位进食，只能卧位进食，影响进食量。优势手的瘫痪导致患者只能用非优势手进食，影响进食效率，或需要他人帮助喂养，增加营养不良的风险。疲劳常常导致进食困难，患者可能在没有消除饥饿感之前停止进食，需要休息甚至入睡，反过来由于进食少加重疲劳感和营养不良。偏盲会影响患者对盘子里一半食物的摄入。语言障碍影响患者对食物和进餐需求的沟通，从而影响摄入量。

3. 合并症

糖尿病和既往卒中史均是营养不良的危险因素。

4. 其他

女性比男性更容易出现营养不良，因为女性倾向于吃得更少，而且患卒中时年龄更大。老年（年龄超过 70 岁）本身可能与卒中后营养不良相关。服用多种药物、口腔卫生不良、抑郁、独立生活等均是危险因素。抑郁可降低食欲，影响日常生活活动能力的恢复，抑郁药物也可引起口干而影响进食。即使没有吞咽障碍，长期营养不足，特别是蛋白质摄入不足，也会增加营养不良的风险。研究发现脑卒中的位置或类型、社会经济地位和教育水平与营养不良没有显著相关性。

（四）卒中后营养管理

早期评估营养风险，给予恰当的营养管理，可改善脑卒中患者的生存率。延迟对脑卒中患者的营养评估、治疗和康复会增加营养不良和脱水的可能，阻碍患者康复，增加发生并发症的风险，并导致长期残疾甚至死亡。临床营养师会诊对营养评估和制订监测计划很重要。

1. 营养筛查

（1）简介：美国肠外肠内营养学会（ASPEN）将营养筛查定义为“判断个体是否已有营养不良或有营养不良的风险，以决定是否需要进行详细的营养评定”。因此其筛查目标是发现患者是否已经存在营养不良，或者有发生营养不良的风险[16]。欧洲肠外肠内营养学会（ESPEN）采用营养风险筛查（nutritional risk screening 2002，NRS2002）作为筛查工具，目的是发现患者是否有因营养问题而发生不良结局的风险。所有患者入院时应由专业人员进行营养筛查，并每周随访。美国医疗机构评审联合委员会建议患者入住急症监护中心后需要在 24 h 内进行营养筛查。

（2）筛查工具：①营养风险筛查（NRS2002），是诊断营养风险的工具，因其具有循证医学证据，因此可作为首选。该方法包括 4 方面的内容：人体测量、近期体重变化、膳食摄入情况和疾病严重程度。评分包括 3 部分：营养状况评分、疾病严重程度评分和年龄调整评分，总评分 0～7 分。如果总评分≥3 分，可以确定患者存在营养风险。②营养不良通用筛查工具（malnutrition universal screening tool，MUST），是由英国肠外肠内营养学会在 2003 年制订和发表的筛查工具，可用于医院、社区及其他照顾机构的成人，但该工具与结局相关性较低。

住院患者营养风险筛查（NRS2002）评估表

患者资料

病区		床号		住院号	
姓名		性别		年龄	
身高（cm）		体重（kg）		体重指数（BMI）	
血清白蛋白（g/L）			临床诊断		

疾病的严重程度评分

疾病的严重程度		分数	若“是”请打钩
正常营养需要量	没有	0	
需要量轻度提高：髋关节骨折、慢性疾病有急性并发症者（肝硬化、慢性阻塞性肺病、血液透析、糖尿病、一般肿瘤患者）	轻度	1	
需要量中度增加：腹部大手术、脑卒中、重症肺炎、血液恶性肿瘤	中度	2	
需要量明显增加：颅脑损伤、骨髓移植、APACHE＞10 的重症监护病房（ICU）患者*	重度	3	
	合计		

营养状态受损评分

营养状况指标（单选）		分数	若“是”请打钩
正常营养状态	没有	0	
3 个月内体重丢失＞5%或食物摄入比正常需要量低 25%～50%	轻度	1	
一般情况差或 2 个月内体重丢失＞5%，或食物摄入比正常需要量低 50%～75%	中度	2	
BMI＜18.5 且一般情况差，或 1 个月内体重丢失＞5%（或 3 个月体重下降 15%），或者前 1 周食物摄入比正常需要量低 75%～100%	重度	3	
	合计		

年龄

年龄超过 70 岁者总分加 1 分，及年龄调整后总分值	1	

营养风险筛查评估结果

营养风险筛查总分	
处理	
□总分≥3.0：患者有营养不良的风险，需营养支持治疗	
□总分<3.0：若患者将接受重大手术，则每周重新评估其营养状况	
执行者： 时间：	

* APACHE：急性病生理学和长期健康评估

2. 营养评估

（1）简介：ASPEN 将营养评估定义为“一种诊断营养问题的全面方法，根据病史、营养史、用药史、体检、人体测量学方法、实验室数据进行综合判断，目的在于明确患者的营养状态，是否存在营养不良及分型如何，并给予营养治疗建议”。营养评估由营养专业人员分析临床表现，判断营养摄入史、消化吸收能力、体格检查、人体测量分析、生化指标等营养相关问题，从而获得营养诊断。根据评估结果确定液体和营养素需求、营养支持途径及营养监测指标[17]。

营养评估是对营养筛查的细化和扩展。营养筛查提示有营养风险或营养不良者，需要请营养师进一步进行营养评估，并指导营养和水化状态的持续管理。凡是有疑似营养问题、吞咽障碍、未充分水化的卒中患者，应请营养师来会诊，给予相关建议。一般应在入院后 24～72 h 进行详细的营养评估[18]。

（2）营养评估的指标：既往营养不良的指标包括白蛋白、前白蛋白、血清转铁蛋白、总淋巴细胞计数，但容易受炎症反应的影响。白蛋白水平与住院期间死亡率、出院后不能回归家庭、功能预后等相关，但作为营养不良的标志仍然存在争议。

人体测量学指标包括体重和体重指数、肱三头肌皮褶厚度、上臂肌围。股三头肌皮褶厚度测量的敏感性低，观察者内（间）的变异性较大。体重和体重指数、上臂肌围的敏感性和特异性也较低。体重在卒中后可能出现变化，因此应该定期测量。如果不能精确测量身高和体重，患者若能提供真实可靠的体重和身高也可以。

急性卒中患者入院时血清维生素 A、E 和 C 水平经常降低，住院期间进一步下降。这些维生素水平的降低提示急性卒中期间氧化应激增加，患者可能营养不良。这些维生素水平降低的患者往往梗死面积较大，与功能下降、死亡率更高相关。

（3）营养评估工具：迄今为止尚无针对卒中患者的专有的营养评估工具。可以借鉴的评估工具包括主观全面营养评估（subjective global assessment，SGA）、微型营养评估简表（mini nutritional assessment short form，MNA-SF）等。MNA-SF 如果低于 7 分即存在营养不良，应尽早进行营养干预。

3. 营养治疗

（1）简介：营养治疗的目标是针对机体代谢状态，提供合适的营养底物，维持细胞、组织代谢及器官的结构和功能。2016 年 ASPEN 在重症患者营养治疗指南中对营养治疗的定义是：通过肠内途径提供肠内营养和（或）通过中心静脉途径给予肠外营养的措施。标准治疗则是指提供静脉输液，没有肠内或肠外营养，然后逐渐过渡到经口进食。中国抗癌协会肿瘤营养与支持治疗专业委员会提出，除了营养补充之外，还应该针对营养不良的原因、类型及结果等因素，实施靶向营养治疗，改善炎症调控、免疫调节、氧化还原修饰及代谢调节等。如通过免疫营养素的使用，改善炎症反应、增强免疫功能、提高肠道耐受性。

（2）营养治疗适应证：对营养筛查及评估提示有营养不良风险的患者，进行营养治疗，预防或治疗因营养不足引起的并发症，改善卒中康复效果，缩短住院日，改善功能结局及降低死亡率[19]。英国国家卫生医疗质量标准署建议[18]，当发生以下情况时可考虑营养支持：①BMI＜18.5；②在过去的3～6个月，体重下降10％以上；③BMI＜20，且在过去的3～6个月，体重下降＞5％；④5天或以上几乎没有吃东西，且在接下来的5天或更长时间不太可能恢复饮食者；⑤吸收不良，营养丢失很多或营养需求增加者。

（3）能量需求的估计：卒中急性期、亚急性期和恢复期各阶段营养需求量尚缺乏详细证据。间接测热法是测定能量需求的黄金指标，但限于条件并不经常使用。目前，临床上常根据体重用能量公式来计算能量和蛋白质的需要量，但是没有一个计算营养需求的公式在卒中人群中得到证实。WHO于1985年推荐使用基础代谢消耗公式(Schofield公式)[20]，作为估算人群能量需求量的重要依据（表14-3）。

表14-3 Schofield公式

年龄（岁）	公式（男）	公式（女）
0～3	(60.9×w)－54	(61.0×w)－51
3～10	(22.7×w)＋495	(22.5×w)＋499
10～18	(17.5×w)＋651	(12.2×w)＋746
18～30	(15.3×w)＋679	(14.7×w)＋496
30～60	(11.6×w)＋879	(8.7×w)＋829
＞60	(13.5×w)＋487	(10.5×w)＋596

注：①w为体重（kg）。

②我国营养学会推荐，我国儿童、青少年该公式适用，18岁以上人群按公式计算结果减5％

2006 年中华医学会肠外肠内营养学分会“肠外肠内营养学临床指南”中提出，卒中患者的基础能量消耗约高于正常人的 30%，建议营养状况良好的卒中患者的基础能量需求，可在基础代谢消耗公式计算结果的基础上再增加 10%，所提供的能量至少达到 25 kcal/(kg·d)；对卒中后处于营养风险和营养不良的患者应个体化，对于依赖轮椅或完全卧床的患者，应在基础代谢消耗的基础上额外增加 20%～30%。

欧洲公共健康委员会制订的“住院患者营养管理指南”推荐，糖类和脂肪可各自占到总能量的 50%～65% 和 20%～30%。如病区允许，膳食纤维尽可能达到 25～30 g/d，并适当补充维生素和矿物质。

推荐亚急性卒中的非肥胖患者能量摄入≥25 kcal/(kg·d) 以维持体重，肥胖患者能量摄入可<25 kcal/(kg·d)。每日蛋白质摄入量>1 g/kg，糖类/蛋白质比值<2.5。老年人一般建议每天非蛋白质能量供给为 20～30 kcal/kg。研究显示营养不良的患者在康复期间接受密集的高热量口服营养补充剂，比接受较稀的相同体积的标准营养补充剂的患者，运动功能改善更好，回家率更高[21]。

(4) 蛋白质及维生素摄入：研究表明，缺血半暗带中蛋白质合成受到抑制，而神经元的葡萄糖利用受到限制，氨基酸可作为有氧代谢的替代来源。选择性补充氨基酸包括必需氨基酸在保留肌肉代谢功能上有优势。认知功能改善与蛋白质摄入量呈正相关。对个体进行能量和蛋白质补充可改善 3 个月后的握力。多个国家的营养学会推荐的蛋白质摄入量为 1.2～2.0 g/(kg·d)。欧洲公共健康委员会的“住院患者营养管理指南”推荐，蛋白质摄入量每日至少 1 g/kg，存在分解代谢过度（如褥疮）的情况时，应将蛋白摄入量增加至 1.2～1.5 g/(kg·d)。

目前，营养支持的观念已由满足患者蛋白质、能量需求发展到满足微量营养素（包括维生素和微量元素）在内的全方位人体需求。瑞典危重症专家 Berger 和 Shenkin 甚至指出，不添加微量营养素的营养支持不能称之为营养支持治疗。体内维生素的耗竭状态（尤其是维生素 B_1 的缺乏）可引起再喂养综合征、乳酸酸中毒、Wernicke 脑病和 Korsakoff 综合征等；维生素 A、维生素 C、维生素 E 等抗氧化维生素的补充可以改善患者的氧化应激状态，改善患者预后。危重症患者一旦开始实施肠内营养或肠外营养支持，均应补充微量营养素。通过研究表明，额外补充适当剂量的维生素 A（1000 U/d）、维生素 E（50～60 U/d）、维生素 C（500 mg/d），将使危重症患者受益，但尚需多中心、大规模临床研究证实。

（5）营养治疗方式：急性卒中患者入院后，应立即决定喂养方式。如果肠道功能正常且没有禁忌证，首选肠内喂养。对有营养不良的卒中患者应给予营养治疗，方法包括口服营养补充剂、专家饮食建议和（或）肠内管饲营养、食物性状改变和液体增稠[22]。建立营养支持小组可改善患者结局，提高营养支持的效价比，降低费用，减少住院日。

1）肠内营养：指通过消化道途径为机体提供各种营养素的方法，包括口服和管饲两种方式。对于不能经口摄入足够营养和液体的患者，应接受管饲（如鼻胃管）营养治疗。

① 口服营养补充：口服营养补充剂，不同于普通膳食，是用于特殊医疗目的的经口摄入的营养补充剂，需要定期监测和重新评估。根据营养需求量和实际食物摄入量来确定口服营养补充的量，通常不超过 500～600 kcal/d，除非营养师建议更大的量。口服营养补充应该在两餐之间给予，不能作为正餐的替代。卒中患者，如果已确定有营养不良的风险或有压疮风险，应接受口服营养补充剂。入

院时有足够营养的急性脑卒中患者不推荐口服营养补充。对于能够经口进食且能满足营养需求的患者，不需要额外给予肠内营养支持，包括口服补充营养。

②管饲营养：英国国家卫生医疗质量标准署（2017年更新）提出，不能摄入足够营养和液体的急性卒中患者，应在 24 h 内接受管饲营养。鼻胃管可以优先给予。如果肠道喂养估计可能需要较长时间（>28 天），可以在临床状态稳定的情况下给予经皮内镜胃造瘘术（percutaneous endoscopic gastrostomy，PEG）。“2018 AHA/ASA 急性缺血性卒中早期管理指南”指出，急性卒中患者入院后 7 天内应开始肠内营养。如果患者预期长时间不能安全吞咽（>2～3 周），可以放置 PEG。

鼻胃管容易放置，可监测胃残余量，管路堵塞风险不大，在吞咽功能改善后可以床边拔除；并且，鼻胃管不增加吞咽障碍的程度，允许患者在没有高度误吸风险的情况下经口进食一定量食物。然而，无论是哪种肠内营养途径，均不能消除误吸性肺炎的风险。

注意监测与肠内营养管路有关的并发症，包括误吸、管路机械性堵塞、药物营养相互作用和因配方污染引起的胃不耐受。应该避免药物与配方相混合，应该在给药前后用 30 ml 水冲洗肠内营养的管路，防止喂养管阻塞及避免药物与营养剂之间的相互作用。

如果患者能够连续 3 天口服 75%或更多的营养需求，则停止管饲。在过渡到口服喂养期间，必须密切监测吞咽能力、水和电解质平衡、体重及呼吸并发症。

2）肠外营养：指经静脉途径为无法经消化道摄取营养物的不能满足自身代谢需要的患者，提供氨基酸、脂肪、糖类、维生素及矿物质等在内的营养素。有肠内营养禁忌证的患者，如肠道无功能、不能放置肠内营养管路等，可以考虑给予肠外营养。不超过 1 周的肠外营养首选外周静脉输注。

补充性肠外营养（supplementary parenteral nutrition，SPN）是指肠内营养不足时，由肠外营养来补充部分能量和蛋白质需求的混合营养支持治疗方式，合理的补充性肠外营养能满足患者对能量和蛋白质的需求，调整氮平衡状态，促进蛋白质合成，能有效改善患者营养状况，降低并发症发生率，改善患者临床结局。但目前国内外研究结果不统一，对补充性肠外营养的推荐意见也不相同。中华医学会肠外肠内营养学分会于2017年做出专家共识，建议NRS2002≥3分或NUTRIC＜5分的低营养风险患者，如果肠内营养提供的能量和蛋白质低于机体目标需要量的60％超过7天，可以给予补充性肠外营养。对于NRS2002≥5分或NUTRIC≥6分的高营养风险患者，如果肠内营养在48～72 h内无法达到60％的目标能量及蛋白质需要量时，补充性肠外营养可以改善临床结局。肠内营养无法满足老年患者能量需要的60％且超过7天时，应考虑联合应用肠外营养。SPN支持途径的选择应根据临床情况确定，可选择中心静脉或经外周静脉的中心静脉置管途径，当营养液的渗透压＜850 mmol/L时也可通过周围静脉途径给予。

肠外营养的并发症包括置管并发症（如导管移位及堵塞）、输注路径并发症、营养代谢并发症。常见的有血糖和电解质紊乱、相关性肝病、肠功能障碍、代谢性骨病、过度喂养等。

3）饮食改进：经过改进的饮食性状，可以保证吞咽障碍患者的营养和液体摄入。应由受过相关训练的专业人员如语言治疗师给出增稠处方的建议。有市售增稠剂可用于液体食物的增稠。增稠剂包括以透明胶基或以淀粉物质为基础的增稠剂。增稠后的液体可能会影响药物的溶出度，需要进一步研究增稠剂对药物的影响。

4. 再喂养综合征

患者在实施营养治疗时，要注意避免再喂养综合征。再喂养综合征是在肠外或肠内营养时，液体和电解质发生致命性变化。其生化特征包括：体液平衡异常、糖代谢异常、低磷酸盐血症、低镁血症、低钾血症、维生素 B 缺乏症。对于“几乎没有吃东西超过 5 天”的患者，初始热量给予小于 50%的能量需求量，如果临床和生化检测没有提示再喂养综合征，则可以增加热量供给率，3～5 天后达到目标量。

三、脱水

所有急性脑卒中患者入院时应评估水化情况，定期监测和管理，以维护正常的液体平衡。据估计，62%的卒中患者住院期间曾患有脱水。脱水导致血细胞比容增加，血压下降，可能加重缺血，或引起卒中复发。有研究显示入院时卒中患者合并高渗透压水平，3 个月后的生存率更低。脱水可预测不良结局，例如入住长期护理机构。

意识障碍、渴感减弱、没有提供充足的水、高龄、肢体活动障碍、认知障碍、吞咽障碍后限制饮水、使用增稠剂均可导致脱水。一般来讲人体每天最少需要 1700 ml 的水，欧洲公共健康委员会“住院患者营养管理指南”推荐，最低液体摄入量为 1500 ml/d（体重为 50～80 kg 的患者）。

（张 婧）

参考文献

[1] Wirth R, Dziewas R, Beck AM, et al. Oropharyngeal dysphagia in older persons-from pathophysiology to adequate interven-

tion: a review and summary of an international expert meeting. Clinical Interventions in Aging, 2016, 11: 189-208.

[2] Cohen DL, Roffe C, Beavan J, et al. Post-stroke dysphagia: a review and design considerations for future trials. Int J Stroke, 2016, 11: 399-411.

[3] Mitchell PH. Nursing assessment of depression instroke survivors. Stroke, 2016, 47: e1-e3.

[4] Jauch EC, Saver JL, Adams HP, et al. Guidelines for the early management of patients with acute ischemic stroke: a guideline for healthcare professionals from the American Heart Association/American Stroke Association. Stroke, 2013, 44: 870-947.

[5] Cook IJ, Kahrilas PJ. Aga technical review on management of oropharyngeal dysphagia. Gastroenterology, 1999, 116: 455-478.

[6] Garcia JM, Chambers Et. Managing dysphagia through diet modifications. Am J Nurs, 2010, 110: 26-33.

[7] 梁晓坤，揭彬，蒋朱明. 营养风险概念解读. 中华临床营养杂志，2007，15 (3)：167-170.

[8] 石汉平，许红霞，江华，等。营养不良再认识. 肿瘤代谢与营养电子杂志，2015，12 (4)：1-5.

[9] Foley NC, Salter KL, Robertson J, et al. Which reported estimate of the prevalence of malnutrition after stroke is valid? Stroke, 2009, 40 (3): 66-74.

[10] Aquilani P, Sessarego P, Iadarola A, et al. Nutrition for brain recovery after ischemic stroke: an added value to rehabilitation. Nutrition in Clinical Practice, 2011, 26 (3): 339-345.

[11] Gomes F, Emery PW, Weekes CE. Risk of malnutrition on admission predicts mortality, length of hospital stay and hospitalisation costs at 6 months post stroke. Stroke, 2014, 45: A63.

[12] Nip WFR, Perry L, McLaren S, et al. Dietary intake, nutritional status and rehabilitation outcomes of stroke patients in

hospital. Journal of Human Nutrition and Dietetics，2011，24 (5)：460-469.

[13] Corrigan ML，Escuro AA，CelestinJ，et al. Nutrition in the stroke patient. Nutrition in Clinical Practice，2011，26 (3)：242-252.

[14] Foley NC，Martin RE，Salter KL，et al. A review of the relationship between dysphagia and malnutrition following stroke. Jounal of Rehabilitation Medicine，2009，41 (9)：707-713.

[15] Sura L，Madhavan A，Carnaby G，et al. Dysphagia in the elderly：management and nutritional considerations. Clin Interv Aging，2012，7：287-298.

[16] American Society for Parenteral and Enteral Nutrition (ASPEN) Board of Directors and Clinical Practice Committee. Definition of terms，style，and conventions used in ASPEN Board of Directors-approved documents [EB/OL]. [2010-07-08]. http:// www. nutritioncare. org/professional-resources/July_2010—defs/.

[17] Intercollegiate Stroke Working Party. National clinical guideline for stroke. 4th ed. London：Royal College of Physicians (RCP)，2012.

[18] National Institute for Health and Care Excellence (NICE) Clinical Guideline 68. Diagnosis and initial management of acute stroke and transient ischaemic attack (TIA). July 2008. Accessed 10/10/2014. Available online at https：//www. nice. org. uk/guidance/cg68.

[19] National Institute for Health and Care Excellence (NICE) Clinical Guideline 32. Nutrition support in adults：oral nutritional support，enteral tube feeding，and parenteral nutrition. 2006. Accessed 10/10/2014. Available online at https://www. nice. org. uk/guidance/cg32.

[20] World Health Organization. Energy and protein requirements：WHO Technical Report Series (TRS) No. 724. Geneva：WHO，1985.

[21] Rabadi MH, Coar PL, Lukin M, et al. Intensive nutritional supplements can improve outcomes in stroke rehabilitation. Neurology, 2008, 71 (23): 1856-1861.

[22] Hebert D, Lindsay MP, McIntyre A, et al. Canadian stroke best practice recommendations: stroke rehabilitation practice guidelines, update 2015. International Journal of Stroke, 2016, 11 (4): 459-484.

第十五章 脑卒中后抑郁的识别、诊断和治疗

一、卒中后抑郁的筛查

有研究报道 1/3 卒中患者会发生卒中后抑郁（post-stroke depression，PSD）[1]。而卒中后抑郁会影响卒中患者的康复，增加卒中患者的死亡和复发风险[2]。PSD 早期筛查有助于患者早期获得治疗，并改善预后。因此，临床指南建议卒中患者应常规进行 PSD 筛查。

筛查工具的选择对正确识别和诊断 PSD 十分重要。灵敏度和特异度是评价量表质量的两个重要指标，灵敏度较高的量表可以有效减少漏诊率，特异度较高的量表则可以有效减少误诊率。但灵敏度和特异度是一对难以兼顾的指标，灵敏度高的量表，特异度往往相对较低。考虑到 PSD 对患者的危害以及量表筛查较低的花费，在临床实践中，需要选择灵敏度较高的量表，减少 PSD 患者的漏诊。表 15-1 总结了目前经过临床研究验证的用于 PSD 筛查的量表，主要包括贝克抑郁量表（Beck Depression Index，BDI）、医院焦虑抑郁量表（Hospital Anxiety and Depression Score，HADS）、汉密尔顿抑郁量表（Hamilton Rating Scale for Depression，HRSD）、Zung 抑郁自评量表（Self-rating Depression Scale，SDS）、老年抑郁量表（Geriatric Depression Scale，GDS）、蒙哥马利抑郁评定量表（Montgomery-Asberg Depression Rating Scale，

MADRS)、流行病学调查中心抑郁量表（Center for Epidemiologic Studies Depression Scale，CES-D）等。针对存在言语障碍不能配合常规量表筛查的卒中患者，专门开发了针对此类患者的抑郁筛查问卷，主要包括卒中后失语抑郁问卷（Stroke Aphasia Depression Questionnaire，SADQ)[3]和失语抑郁量表（Aphasia Depression Rating Scale，ADRS)[4]。一项纳入24个诊断性研究的meta分析发现GDS-15、MADRS、HRSD等量表的阴性预测值相似，并且都适用于排除抑郁的诊断，特别是针对急性期脑卒中的患者。这一研究结论表明，上述量表均适用于卒中患者的抑郁筛查，均可以显著降低抑郁的漏诊率[5]。

但是目前的量表并不完美，HRSD和HADS由于问卷条目的专业性，不适用于非精神科背景的临床医生进行评估，而BDI、MADRS问卷中问题较多、耗时较长，不适用于繁忙的临床工作。并且，这些量表中的问题大多是基于抑郁症状而非卒中后抑郁的临床诊断标准。这些量表中有些症状如体重减轻、胃肠道症状更可能是卒中后并发症，而非抑郁所导致的躯体症状，而大多数量表中均包括类似的躯体症状条目，无疑增加了卒中后抑郁筛查假阳性的可能。近些年研发的患者健康问卷抑郁量表（Patient Health Questionnaire-9，PHQ-9）（表15-2）是基于抑郁的诊断标准而设计，更适用于临床，因而被《卒中后抑郁临床实践的中国专家共识》推荐。目前为了更加简化临床工作，已经在PHQ-9的基础上围绕抑郁症的核心症状开发了PHQ-2和PHQ-4量表。

需要特别强调的是，量表的分界值是影响敏感度和特异度的重要因素。在不同的疾病中同一量表的分界值并不相同。但由于研究设计、纳入人群特征以及入排标准的异质性，目前还没有针对卒中后抑郁的统一的量表分界值。

值得注意的是，部分卒中患者由于存在失语、认知障碍可能会被误诊为抑郁。并且，大多数卒中患者常常伴发面部表情减少、食欲下降、冷漠、焦虑以及躯体不适等，而这些症状和抑郁症患者常见的躯体症状相似。有些卒中患者会因为不正确的病耻感或对治疗费用的担心否认自己的抑郁症状。而住院的卒中患者情绪会受到诊疗环境的影响，可能出现假性抑郁症状。这些都增加了临床工作者对 PSD 的识别难度。所以在选择恰当的筛查量表时，还需要考虑量表评估时间、患者的配合程度以及其他干扰患者情绪的因素。

正是基于 PSD 筛查的复杂性，有研究指出对 PSD 的筛查需要从两方面入手：①为了做到早发现、早治疗，应对所有卒中患者进行 PSD 筛查；②对于有情绪低落、兴趣下降等主诉的卒中患者，应当使用特异度较高的量表进行筛查，同时排除容易与抑郁混淆的症状[6]。但是目前仅有对 PSD 筛查问卷的相关研究，而有关 PSD 鉴别诊断的研究较少，期待能有更多这方面的研究。

2018 年 *Stroke* 发表的研究指出合并精神症状的患者溶栓率较低[7]。所以对卒中后抑郁的筛查应该越早越好。但由于卒中具有致残性和致死性的特点，卒中患者在急性期需要紧急救治，对抑郁症的筛查并不是此时的治疗重点。因此，在卒中超急性期的筛查量表必须具备快速、标准化特点，并要考虑卒中患者的依从性。但目前符合以上要求的筛查问卷还没有被开发。由于 mRS 和 NIHSS 评分在常规的临床诊疗中被经常使用，未来的研究可能会结合上述两种量表建立 PSD 的快速筛查模型。一旦卒中患者度过超急性期，进入卒中单元可以展开较为详细的评估。

有研究发现在卒中急性期由于大脑的急性损伤，很多患者会出现抑郁症状，但随着时间的进展，大脑逐渐修复，有些患者的抑郁症状会自行消失，因此动态进行随访筛查显得尤为重要，特别是在患者病情反复或者诊疗地点发生变化时。随机对照研究发现，在抑郁随访筛查的同时结合协作性医疗干预，可以改善患者预后[8]。

尽管国内外指南均推荐在临床实践中对 PSD 进行筛查，但 PSD 筛查并未因此得到普及。有研究指出这可能是由于人力资源匮乏、患者依从性差以及医师对卒中后抑郁的重视度不够三个层面造成[9]。该研究建议可以通过改善人力资源的配置提高筛查率，同时对那些高风险的患者实行转诊，由专业知识更丰富的医师进行进一步评估。有研究发现卒中患者的照料者由于本身承担较大的压力，所以抑郁的发生率较高。因此，2017 年美国医师协会发布的抑郁指南指出，卒中患者的照料者也应进行抑郁筛查[10]，但尚不明确最佳的筛查工具。总之，卒中后抑郁的筛查具有重要意义，除了需要选择恰当的筛查工具外，还需要对临床上的筛查工作进行多维度管理，包括关注卒中照料者的抑郁情况。

表 15-1 卒中后抑郁（PSD）筛查量表汇总

量表名称	量表内容	抑郁症状分界值
患者健康问卷抑郁量表（PHQ-9）	共包含 9 项	0～4 没有抑郁 5～9 轻度抑郁 10～14 中度抑郁 15～19 中重度抑郁 20～27 重度抑郁
汉密尔顿抑郁量表（HRSD）	共包含 17 项	7～17 可能有抑郁 18～24 肯定有抑郁 ＞24 严重抑郁
Zung 抑郁自评量表（SDS）	共包含 20 项	50～59 轻度抑郁 60～69 中度抑郁 ≥70 重度抑郁
医院焦虑抑郁量表（HADS）	共包含 14 项，其中 7 项评估抑郁	0～7 无抑郁 8～10 抑郁症状可疑 11～21 肯定存在抑郁症状

续表

量表名称	量表内容	抑郁症状分界值*
流行病学调查中心抑郁量表（CES-D）	共包含 10 项	≤15 无抑郁症状 16～19 可能有抑郁症状 ≥20 有抑郁症状
蒙哥马利抑郁评定量表（MADRS）	共包含 10 项	<12 无抑郁症状 12～21 轻度抑郁 22～29 中度抑郁 ≥30 重度抑郁
贝克抑郁自评量表（BDI）	共包含 21 项	1～10 无抑郁 11～16 轻度情绪紊乱 17～20 临床临界抑郁 21～30 中度抑郁 ≥31 严重抑郁
失语抑郁量表（ADRS）	共包含 9 项	≥9 存在抑郁障碍
卒中后失语抑郁问卷（SADQ）	共包含 21 项	<19 无抑郁 19～21 轻度抑郁 22～25 中度抑郁 ≥26 重度抑郁

* 量表分界值摘自《卒中后抑郁临床实践的中国专家共识》

汉密尔顿抑郁量表（HRSD）

1. 抑郁情绪	**2. 有罪感**
（0）无症状 （1）轻度：只在问到时才诉述 （2）中度：在谈话中自发地表达 （3）重度：不用言语也可以从表情、姿势、声音或欲哭中流露出这种情绪 （4）极重：患者的自发语言和非言语表达（表情、动作）几乎完全表现为这种情绪	（0）无症状 （1）轻度：责备自己，感到自己连累他人 （2）中度：认为自己犯了罪，或反复思考以往的过失和错误 （3）重度：认为目前的疾病是对自己的错误的惩罚，或有罪恶妄想 （4）极重：罪恶妄想伴有指责或威胁性幻觉

3. 自杀
（0）无症状
（1）轻度：觉得活着没有意思
（2）中度：希望自己已经死去，或常想到与死有关的事
（3）重度：消极观念（自杀念头）
（4）极重：有严重自杀行为

4. 入睡困难
（0）无症状
（1）轻度-中度：主诉有时有入睡困难，即上床后半小时仍不能入睡
（2）重度：主诉每晚均有入睡困难

5. 睡眠不深
（0）无症状
（1）轻度-中度：睡眠浅或多恶梦
（2）重度：半夜（晚 12 点以前）曾醒来（不包括上厕所）

6. 早醒
（0）无症状
（1）轻度-中度：有早醒，比平时早醒 1 h，但能重新入睡（应排除平时的习惯）
（2）重度：早醒后无法重新入睡

7. 工作和兴趣
（0）无症状
（1）轻度：提问时才诉述
（2）中度：自发地直接或间接表达对活动、工作或学习失去兴趣，如感到无精打采、犹豫不决、不能坚持或需强迫自己才能工作或活动
（3）重度：活动时间减少或成效下降；住院患者每天参加病室劳动或娱乐不满 3 h
（4）极重：因目前的疾病而停止工作，住院者不参加任何活动或者没有他人帮助便不能完成病室日常事务

8. 迟缓：指思维和语言缓慢，注意力难以集中，主动性减退——最好是专业人士观察
（0）无症状
（1）轻度：精神检查中发现轻度阻滞
（2）中度：精神检查中发现明显的阻滞
（3）重度：精神检查困难
（4）极重：完全不能回答问题（木僵）

9. 激越
（0）无症状
（1）轻度：检查时表现得有些心神不定
（2）中度：明显心神不定或小动作多
（3）重度：不能静坐，检查中曾起立
（4）极重：搓手、咬手指、扯头发、咬嘴唇

10. 精神性焦虑
（0）无症状
（1）轻度：问及时诉述
（2）中度：自发地表达
（3）重度：表情和言谈流露出明显忧虑
（4）极重：明显惊恐

11. 躯体性焦虑：指焦虑的生理症状，包括口干、腹胀、腹

泻、打嗝、腹绞痛、心悸、头痛、过度换气和叹息，以及尿频和出汗等
（0）无症状
（1）轻度
（2）中度：有肯定的上述症状
（3）重度：上述症状严重，影响生活或需加处理
（4）极重：严重影响生活和活动

12. 胃肠道症状
（0）没有
（1）轻度-中度：食欲减退，但不需他人鼓励便自行进食
（2）重度：进食需他人催促或请求或需要应用泻药或助消化药

13. 全身症状
（0）没有
（1）四肢、背部或颈部沉重感，背痛、头痛、肌肉疼痛，全身乏力或疲倦
（2）上述症状明显

14. 性症状：指性欲减退、月经紊乱等
（0）无症状
（1）轻度
（2）重度
（9）不能肯定，或该项对被评者不适合（不计入总分）

15. 疑病
（0）无症状
（1）轻度：对身体过分关注
（2）中度：反复思考健康问题
（3）重度：有疑病妄想
（4）极重：伴幻觉的疑病妄想

16. 体重减轻
（0）无症状
（1）轻度-中度：按病史评定患者诉述可能有体重减轻，或者按体重记录评定一周内体重减轻 0.5 kg
（2）重度：按病史评定有肯定体重减轻或者按体重记录评定一周内体重减轻 1 kg 以上

17. 自知力
（0）无症状：知道自己有病，表现为抑郁
（1）轻度-中度：知道自己有病，但归于伙食太差、环境问题、工作过忙、病毒感染或需要休息等
（2）重度：完全否认有病

Zung 抑郁自评量表（SDS）

请仔细阅读每一条，把意思弄明白，然后根据您最近一周的实际情况，选择最适合您的答案
（1＝没有或很少时间，2＝小部分时间，3＝相当多时间，4＝绝大部分或全部时间）

1.	我觉得闷闷不乐，情绪低沉	1	2	3	4
2.	我觉得一天之中早晨最好	1	2	3	4

续

3.	我一阵阵哭出来或觉得想哭	1	2	3	4
4.	我晚上睡眠不好	1	2	3	4
5.	我吃得跟平常一样多	1	2	3	4
6.	我与异性密切接触时和以往一样感到愉快	1	2	3	4
7.	我发觉我的体重下降	1	2	3	4
8.	我有便秘的苦恼	1	2	3	4
9.	我心跳比平时快	1	2	3	4
10.	我无缘无故地感到疲乏	1	2	3	4
11.	我的头脑跟平常一样清楚	1	2	3	4
12.	我觉得经常做的事情并没有困难	1	2	3	4
13.	我觉得不安而平静不下来	1	2	3	4
14.	我对将来抱有希望	1	2	3	4
15.	我比平常容易生气激动	1	2	3	4
16.	我觉得做出决定是容易的	1	2	3	4
17.	我觉得自己是个有用的人，有人需要我	1	2	3	4
18.	我的生活过得很有意思	1	2	3	4
19.	我认为如果我死了别人会生活得好些	1	2	3	4
20.	我平常感兴趣的事我仍然照样感兴趣	1	2	3	4
结果：(1) 原始分：________			**(2) 标准分：________**		

注：SDS 评定采用 1～4 制记分，评分时间为过去一周内。

正向题：依次评为粗分 1、2、3、4 分（第 1、3、4、7、8、9、10、13、15、19 题）。

反向题：依次评为粗分 4、3、2、1 分（第 2、5、6、11、12、14、16、17、18、20 题）。

20 项相加得到原始分，原始分乘以 1.25 以后取整，得到标准分

卒中后失语抑郁问卷（SADQ）

请说明在最近1周内患者有无以下行为表现

1. 患者是否因失眠而改变睡眠方式？
   A. 最近1周每天都这样
   B. 最近1周4～6天是这样
   C. 最近1周1～4天是这样
   D. 最近1周从没有这样
2. 患者是否出现过一阵阵哭泣？
   A. 最近1周每天都这样
   B. 最近1周4～6天是这样
   C. 最近1周1～4天是这样
   D. 最近1周从没有这样
3. 患者晚上是否烦躁不安、无法休息？
   A. 最近1周每天都这样
   B. 最近1周4～6天是这样
   C. 最近1周1～4天是这样
   D. 最近1周从没有这样
4. 患者是否会主动要做些事情？如看电视、聊天等。
   A. 最近1周每天都这样
   B. 最近1周4～6天是这样
   C. 最近1周1～4天是这样
   D. 最近1周从没有这样
5. 当你和患者说话时，他/她是否会避开你的目光？
   A. 最近1周每天都这样
   B. 最近1周4～6天是这样
   C. 最近1周1～4天是这样
   D. 最近1周从没有这样
6. 患者是否会突然大哭不止？
   A. 最近1周每天都这样
   B. 最近1周4～6天是这样
   C. 最近1周1～4天是这样
   D. 最近1周从没有这样
7. 当你和患者说话时，他/她是否会微笑？
   A. 最近1周每天都这样
   B. 最近1周4～6天是这样
   C. 最近1周1～4天是这样
   D. 最近1周从没有这样
8. 患者是否有疼痛的表示？
   A. 最近1周每天都这样
   B. 最近1周4～6天是这样
   C. 最近1周1～4天是这样
   D. 最近1周从没有这样
9. 患者是否拒绝进食？
   A. 最近1周每天都这样
   B. 最近1周4～6天是这样
   C. 最近1周1～4天是这样
   D. 最近1周从没有这样
10. 患者是否容易生气？
    A. 最近1周每天都这样
    B. 最近1周4～6天是这样
    C. 最近1周1～4天是这样
    D. 最近1周从没有这样
11. 患者是否拒绝与人交往？
    A. 最近1周每天都这样
    B. 最近1周4～6天是这样
    C. 最近1周1～4天是这样
    D. 最近1周从没有这样
12. 当患者听到笑话时是否会发笑？
    A. 最近1周每天都这样
    B. 最近1周4～6天是这样
    C. 最近1周1～4天是这样
    D. 最近1周从没有这样
13. 患者是否显得烦躁和坐立不安？
    A. 最近1周每天都这样
    B. 最近1周4～6天是这样

C. 最近1周1～4天是这样
D. 最近1周从没有这样

14. 患者是否呆坐不动？
A. 最近1周每天都这样
B. 最近1周4～6天是这样
C. 最近1周1～4天是这样
D. 最近1周从没有这样

15. 患者做事时注意力是否集中？
A. 最近1周每天都这样
B. 最近1周4～6天是这样
C. 最近1周1～4天是这样
D. 最近1周从没有这样

16. 患者是否尽量注意自己的仪表？
A. 最近1周每天都这样
B. 最近1周4～6天是这样
C. 最近1周1～4天是这样
D. 最近1周从没有这样

17. 患者是否喜欢社交活动或外出活动？
A. 最近1周每天都这样
B. 最近1周4～6天是这样
C. 最近1周1～4天是这样
D. 最近1周从没有这样

18. 患者白天是否会找些事情做？
A. 最近1周每天都这样
B. 最近1周4～6天是这样
C. 最近1周1～4天是这样
D. 最近1周从没有这样

19. 患者是否服用安眠药？
A. 最近1周每天都这样
B. 最近1周4～6天是这样
C. 最近1周1～4天是这样
D. 最近1周从没有这样

20. 患者是否对发生在周围的事情感兴趣？
A. 最近1周每天都这样
B. 最近1周4～6天是这样
C. 最近1周1～4天是这样
D. 最近1周从没有这样

21. 当你走近患者的时候，他/她是否会看着你？
A. 最近1周每天都这样
B. 最近1周4～6天是这样
C. 最近1周1～4天是这样
D. 最近1周从没有这样

注：①判定标准：第1、2、3、5、6、8、9、10、11、13、14、19题A、B、C、D分别对应3、2、1、0分；其余题目A、B、C、D分别对应0、1、2、3分。0～18分，无抑郁；19～21分，轻度抑郁；22～25分，中度抑郁；≥26分，重度抑郁
②以上为SADQ医院版（SADQ-H），患者出院后可用普通版，即将指示语改为“请说明最近患者有无以下行为表现”，并在现有题目基础上将选项改为“A经常这样；B有时这样；C很少这样；D从没有这样”，计分标准同前

表 15-2 PHQ-9 量表

问题	0 = 完全不会	1 = 好几天	2 = 一半以上的天数	3 = 几乎每天
1. 做事时提不起劲或没有兴趣	0	1	2	3
2. 感到心情低落、沮丧或绝望	0	1	2	3
3. 入睡困难、睡不安稳或睡眠过多	0	1	2	3
4. 感觉疲倦或没有活力	0	1	2	3
5. 食欲不振或吃太多	0	1	2	3
6. 觉得自己很糟，或觉得自己很失败，或让自己或家人失望	0	1	2	3
7. 对事物专注有困难，例如阅读报纸或看电视时不能集中注意力	0	1	2	3
8. 动作或说话速度缓慢到别人已经觉察？或正好相反，烦躁或坐立不安、动来动去的情况更胜于平常	0	1	2	3
9. 有不如死掉或用某种方式伤害自己的念头	0	1	2	3

二、卒中后抑郁的诊断

针对卒中后抑郁，目前尚无统一的特异性诊断标准，可以参考抑郁障碍的经典诊断标准。常用的国外诊断标准有《精神障碍诊断与统计手册》（第 5 版）（DSM-5）、《疾病与相关健康问题的国际统计分类》（第 10 版）（ICD-10），国内诊断标准有《中国精神障碍分类与诊断标准》（第 3

版）（CCMD-3）。在这些诊断标准的基础上，已发展出一些结构化的精神病学诊断工具用于抑郁障碍的测评和诊断，包括 DSM-5 临床定式访谈（SCID）、简明国际神经精神访谈（M. I. N. I.）、复合性国际诊断交谈表（CIDI）等。其中，SCID 多用于临床诊断，由专业精神科医生评定，耗时较长；而 CIDI 多用于流行病学研究，可由经过训练的专业人员评估。

DSM-5 抑郁症（重性抑郁发作）的诊断标准如下所示[11-12]。

DSM-5 抑郁症诊断标准

A. 在同样的 2 周时期内，出现 5 个或以上的下列症状，表现出与先前功能相比不同的变化，其中至少有一项是第 1 项或第 2 项症状（不包括那些能够明确归因于其他躯体疾病的症状）
①几乎每天和每天大部分时间都心境抑郁，既可以是主观的报告（例如，感到悲伤、空虚、无望），也可以是他人观察到（例如，表现为流泪）；儿童和青少年，可能表现为心境易激惹 ②几乎每天和每天的大部分时间，对于所有或几乎所有的活动兴趣或愉悦感都明显减少（既可以是主观体验，也可以是观察所见） ③在未节食的情况下体重明显减轻，或体重增加（例如，一个月内体重变化超过原体重的 5%），或几乎每天食欲都减退或增加；儿童则可表现为未能达到应增体重 ④几乎每天都失眠或睡眠过多 ⑤几乎每天都精神运动性激越或迟滞（由他人观察所见，而不仅仅是主观体验到的坐立不安或迟钝） ⑥几乎每天都疲劳或精力不足 ⑦几乎每天都感到自己毫无价值，或过分地、不适当地感到内疚（可以达到妄想的程度，并不仅仅是因为患病而自责或内疚） ⑧失眠，或早醒，或睡眠过多；几乎每天都存在思考能力减退或注意力不能集中，或犹豫不决（既可以是主观的体验，也可以是他人的观察）

续

⑨食欲不振，或体重明显减轻；反复出现想死的想法（而不仅仅是恐惧死亡），反复出现没有具体计划的自杀意念，或有某种自杀企图，或有某种实施自杀的特定计划
B. 症状引起有临床意义的痛苦，或导致社交、职业或者其他重要功能方面的损害
C. 这些症状不能归因于某种物质的生理效应，或其他躯体疾病

对于“由于其他躯体疾病所致的抑郁障碍”的诊断，又分为伴抑郁特征、伴类重性抑郁发作以及伴混合特征，其诊断标准分别为：

- 伴抑郁特征：达不到“DSM-5 抑郁症诊断标准”中一次重性抑郁发作的全部诊断标准。
- 伴类重性抑郁发作：除了“DSM-5 抑郁症诊断标准”中标准 C 外，符合重性抑郁发作的全部诊断标准。
- 伴混合特征：目前还存在躁狂或轻躁狂的症状，但在临床表现中不占主导地位。

需要注意的是，卒中后抑郁的诊断前提是发生了卒中，且卒中发病之前不曾有过抑郁发作，抑郁症状是于卒中发病后出现。在卒中患者中，其情绪问题常常被临床医生忽略，或常与卒中症状相混淆。因此，在临床实践过程中，推荐症状学诊断和抑郁评估量表相结合的诊断模式。

2016 年，《卒中后抑郁临床实践的中国专家共识》发表，共识制订者参考国内外相关诊断标准，结合神经科、精神科领域相关专家的临床经验，总结出卒中后抑郁（PSD）的诊断标准，供神经科医师临床参考使用[13]。

中国专家共识推荐的卒中后抑郁（PSD）诊断标准

A. 至少出现以下3项症状（同时必须符合第1项或第2项症状中的一项），且持续1周以上
①经常发生的情绪低落（自我表达或者被观察到） ②对日常活动丧失兴趣，无愉快感 ③精力明显减退，无原因的持续疲乏感 ④精神运动性迟滞或激越 ⑤自我评价过低，或自责，或有内疚感，可达妄想程度 ⑥缺乏决断力，联想困难，或自觉思考能力显著下降 ⑦反复出现想死的念头，或有自杀企图/行为 ⑧失眠，或早醒，或睡眠过多 ⑨食欲不振，或体重明显减轻
B. 症状引起有临床意义的痛苦，或导致社交、职业或者其他重要功能方面的损害
C. 既往有卒中病史，且多数发生在卒中后1年内
D. 排除某种物质（如服药、吸毒、酗酒）或其他躯体疾病引起的精神障碍（如适应障碍伴抑郁心境，其应激源是一种严重的躯体疾病）
E. 排除其他重大生活事件引起的精神障碍（如离丧）
同时满足以上条件的患者，诊断为PSD。如果A项中，患者出现了5个或以上的症状（同时必须符合第1项或第2项症状中的一项），且持续时间超过2周，我们可考虑为重度PSD；这一概念虽然在临床被认可，但是DSM-5的诊断中并无重度PSD这一说法，而是“由于卒中所致的抑郁障碍，伴类重性抑郁发作”

三、卒中后抑郁的治疗

卒中后抑郁发生在卒中后的任何时期，抑郁发生率约为1/3。尽管现在有很多评估抑郁的工具量表，但是仍存在很多卒中后抑郁被忽视的现象[14]。未被识别和处理的PSD与功能恢复较差、认知缺陷更多、死亡风险增加等相关，因此对于PSD的关注、识别及早期治疗是非常必要的[15]。

（一）药物治疗

大多数 PSD 药物治疗的研究存在各种偏倚，如样本量小、随访时间短，或者排除了失语、严重认知损害和精神障碍合并症的患者。另外，由于药物治疗时机、疗程、研究群体特征、筛查和诊断 PSD 的方法以及结局指标定义的异质性，限制了研究结果的普适性，以致不能得到关于 PSD 药物治疗的统一结论。目前，PSD 药物治疗大多采用选择性 5-羟色胺再摄取抑制剂（selective serotonin reuptake inhibitor，SSRI）类药物，如西酞普兰、艾司西酞普兰、氟西汀、氟伏沙明、帕罗西汀、舍曲林。总体而言，SSRI 类药物因其副作用相对少见，且通常是良性、短暂的，对于缺血性卒中患者的安全性较高，耐受性良好。

普遍认为 SSRI 类药物对抑郁症的作用是通过 5-羟色胺能再摄取抑制这一途径。实际上，它们的慢性抗抑郁作用还可以通过调节神经可塑性发挥作用，这一概念也可以应用于 PSD 的治疗。例如，在研究中可观察到 SSRI 具有神经保护和刺激自发性神经发生的作用，此种作用可能是通过抗炎症反应、抑制氧化应激反应、增加血管内皮生长因子（VEGF）和脑源性神经营养因子（BDNF）等因子水平来实现[16]。

Hackett 等进行的一项 meta 分析回顾了 12 项关于抗抑郁药物治疗 PSD 有效性的随机对照研究（$n=1121$），结果显示抗抑郁药物可使患者在症状缓解（OR：0.47；95％CI：0.22～0.98）和治疗反应（减分率＞50％；OR：0.22；95％CI：0.09～0.52）方面获益。但与安慰剂组相比，治疗组不良事件更为多见，包括中枢神经系统（OR：1.96；95％CI：1.19～3.24）、胃肠道（OR：2.37；95％

CI：1.38～4.06）和其他（OR：1.51；95%CI：0.91～2.34）不良反应。另有一项 meta 分析也指出，抗抑郁药在减少 PSD 患者症状方面比安慰剂更有效，特别是残疾、神经功能缺损、抑郁和死亡[17]。FLAME 试验[18]显示 SSRI 类药物会对卒中后运动恢复产生有利效果。另一项入院后 5 天使用 SSRI 类药物治疗的大型研究显示，SSRI 类药物与 30 天全因死亡率显著降低相关（OR：0.28；95%CI：0.17～0.43），并且对于不同严重程度的卒中患者，SSRI 类药物治疗对死亡率有不同的效果：对于严重卒中患者，OR 为 0.08（95%CI 0.04～0.17），但中度卒中患者为 0.43（95%CI 0.21～0.92），轻度卒中患者为 0.76（95%CI 0.24～2.37）。

关于抗抑郁治疗的时间窗和疗程，Si-Chun Gu 等[19]的 meta 分析调查了 SSRI 类药物治疗卒中后抑郁的疗效，强调早期 SSRI 类药物治疗（从卒中发病起≤30 天）可以减少神经功能缺陷。Chen 等[20]在 2006 年提出药物治疗持续时间越长，抑郁症状改善的程度越大，特别是 3～4 个月后，这一结果在近期也得到了 Gao 等人[21]的证实。

由于抑郁症是卒中的危险因素，所以调查卒中前和卒中后抗抑郁治疗对临床结局相关性和药物安全性都具有重大意义。Siepmann 等[22]发现，与卒中后相比，卒中前 SSRI 类药物（西酞普兰、艾司西酞普兰、氟西汀）治疗能够预测以下指标：①出院时良好的功能结局（卒中前 41% *vs.* 卒中后 20%；OR：4.00；95%CI：1.68～9.57；$P=0.003$）；②早期临床恢复（OR：2.35；95%CI：1.15～4.81；$P=0.02$）；③运动恢复改善趋势（OR：1.82；95%CI：0.90～3.68；$P=0.095$）。Swenson 等[23]对 112 项随机对照试验进行系统回顾，分析抗抑郁药与心脑血管不良事件的关系（包括卒中和心肌梗死），发现 SSRI 与安慰剂比较无统计学意义。但是也有不同的研究结果，Mortensen等[24]报道，缺血性卒中前接受SSRI的患者其卒中严重程度不变，但出血性卒中患者死亡率增加。

关于5-羟色胺和去甲肾上腺素再摄取抑制剂（serotonin and noradrenaline reuptake inhibitor，SNRI）类药物（如文拉法辛、度洛西汀等），Cipriani[25]的meta分析没有报道SSRI和SNRI在抗抑郁药疗效方面存在实质性差异，但是目前只有极少数研究探讨SNRI对于PSD的效果。与SSRI相比，SNRI的双通道作用的优点是可以改善慢性疼痛的症状，但SNRI增加突触中的去甲肾上腺素浓度，这可能会导致血压升高而增加脑血管病的风险。

基于上述研究，我们应客观地考虑SSRI类药物的使用问题：

（1）尽管证据仍不够全面，但SSRI类药物仍是PSD治疗的首选。

（2）众多研究在临床评估和方法学方面存在异质性，药物选择需要谨慎评估。

（3）使用SSRI类药物时应注意不同药物的特点，包括药物不良反应、药物相互作用、半衰期、禁忌证（如闭角型青光眼）等，加之卒中患者的躯体合并症较多，更应注意个体化选择治疗药物，尤其当患者正在接受口服抗凝治疗时（如心房颤动患者使用华法林治疗）应该非常慎重，可考虑是否选择其他方法治疗。

（4）药物使用应从小剂量起始，缓慢加量，随时观察药物不良反应，尤其是常见的药源性焦虑、胃肠道反应等，在无禁忌证的情况下，可配合苯二氮卓类药物如劳拉西泮、奥沙西泮等缓解焦虑。开始服药后，一般不可突然停药，突然停药会导致停药反应，停药应在医生充分评估患者风险利弊后逐步缓慢减量。

（5）SSRI有抗血栓形成的活性，虽然出血性事件的绝对风险可能很低，但是对于出血性卒中患者，如果必须要使用SSRI的话，在滴定老年患者的剂量时应特别谨慎和缓慢。

（二）非药物治疗

在文献回顾中，非药物治疗总共分为五大类疗法：认知和行为干预、运动疗法、音乐疗法、经颅磁刺激和其他非药物疗法（包括光疗法、经络穴位按摩、瑜伽、气功和太极等）。

1. 认知和行为干预

Etkin等[26]将直接影响个体认知过程和行为结果的干预措施归类为认知和行为干预，包括记忆自我效能疗法[27]、生态系统聚焦疗法[28]、生命回顾疗法[29]、问题解决疗法[1]、认知行为疗法[30]、动机性访谈[31]。

（1）记忆自我效能疗法：该疗法的目的是基于Bandura的自我效能理论培养患者良好的自我意识和自我效能感。Aben等[27]通过客观的记忆测试测量了主观经验记忆储存。训练包括卒中后记忆的一般信息以及教育对记忆的心理影响。在一项153人的记忆自我效能项目中加入了认知训练，该研究认为卒中后抑郁的症状与认知障碍直接相关，也就是说认知的恢复对卒中后抑郁是有影响的。

（2）生态系统聚焦疗法：脑卒中的生态系统治疗包括5个方面：①为患者提供关于卒中后康复的新视角；②协助患者保持治疗依从性；③解决问题；④协助家庭重新制订目标和计划以适应患者的残疾；⑤与治疗师达成更协调一致的护理[28]。Alexopoulos等[28]随机安排24名卒中幸存者，接受12周每周45 min的生态系统治疗，结果显示有8名患者达到了缓解抑郁的效果，这也是改善残疾的一个途径。以生态系统为中心的治疗主要是通过帮助患者建立更合理的应对机制，提高自我效能，直接参与有价值的活动[32]。由于资源的使用越来越多，以及其他学科在帮助患者制订和实现新的目标方面的投入与协作，生态系统聚焦疗法有效地为患者创造了一种掌控感，并减轻了症状。

（3）生命回顾疗法：生命回顾疗法是一种治疗策略，它有助于回顾一个人的生活经历，在此过程中，解决之前未解决的冲突[29]。在 Davis 的试验中，14 名卒中患者被随机分为两组：治疗组患者进行 3 个 1 h 的生命回顾；对照组患者观看 3 个视频，并对他们所看到的预先确定的问题做出反应，这些视频没有治疗意图。结果显示治疗组的抑郁评分显著降低（$P<0.01$）。这项研究的不足在于它是单盲实验，收集的结果数据可能有偏差，同时样本量比较小，主要由白种人组成。

（4）问题解决疗法：该疗法是通过将问题分解成更简单、更易于管理的任务来教会患者解决问题，并设置“具体的、可测量的、可实现的、现实的和基于时间尺度的”目标来实现它们，从而减少无效的行为和情绪困扰[33]。该疗法的另一目的是让患者通过多次的治疗，更积极地参与解决他们的问题，提高他们对自我掌握能力和自我效能的信心。

Mitchell 等[34]的随机对照试验中，101 个卒中后抑郁患者被随机分配至问题解决法加抗抑郁药物组或常规护理加抗抑郁药物组。这项研究显示采取问题解决疗法，可以显著提高疗效。Hadidi 等[35]的研究中，招募了有不同程度抑郁症状的卒中幸存者（$n=22$），随机分配为治疗组（治疗时间 10 周以上）和对照组。结果表明，虽然治疗组基线 CES-D 评分与对照组相比差别不大（8.7 *vs.* 7.8），但在治疗 10 周后，治疗组的平均 CES-D 评分下降至 3.1，对照组的平均 CES-D 评分不变。虽然组间差异没有达到统计学意义，但临床意义还是值得关注的，并且当治疗组患者被问及该疗法是否有帮助时，83%的人回答是有用或者非常有用，并且肯定了其在分析问题的能力、将复杂的任务分解为更易管理的任务、通过设定具体及可实现的目标来提供动力等方面都非常有帮助。

（5）认知行为疗法：该疗法是一种基于情绪反应认知模型的心理治疗，强调了认知对情感和行为的重要作用。其干预措施包括教育、活动安排、分级任务分配，以及对非理性想法和信念的识别和改变。与问题解决疗法类似，认知行为疗法是直接指向问题的。此外，它还教会患者识别歪曲的思维、改变不合理信念及改变行为的能力。Lincoln 和 Flannaghan[30] 研究了 123 名卒中后抑郁症患者，并将他们随机分为三组：认知行为治疗组（10 个疗程）、安慰剂组和标准护理组。结果发现三组间没有统计学差异，研究者认为可能是由于短期的治疗或者治疗师缺乏经验造成的。

（6）动机性访谈：动机性访谈是一种心理咨询形式，治疗师通过倾听和理解患者的问题，探索患者对亟待处理问题的价值观和目标，并通过这种相互尊重的合作，减少患者对解决问题的抵制，教会和引导患者通过探索矛盾心理来达到准备改变的意愿。在 Rollnick 和 Miller[36] 的随机对照研究（$n=411$）中，参与者被随机分配到治疗组和常规护理组。治疗组每周接受 4 次干预，每次持续 30～60 min，动机性访谈对卒中后 3 或 12 个月的抑郁情绪均有显著改善。值得关注的是，大多数患者在基线时抑郁评分都非常高。

2. 运动疗法

Lai 等[37] 通过一项研究调查了运动对卒中后抑郁的影响，这项研究招募了 100 名卒中幸存者，并将其随机分为两组，进行了为期 12 周的研究，目的是每周观察运动是否能够提高卒中幸存者的力量、平衡能力和耐力。该研究发现两组分别在3个月（$P=0.03$）和9个月（$P=0.07$）时在力量、平衡力和耐力方面存在显著的差异。但该研究是单盲的，参与者知道他们被分配到了哪一组。

挪威的一项随机对照试验纳入了99例老年卒中幸存者。该试验将受试者随机分为两组，一组受试者仅参与体力活动，另一组受试者联合生活方式干预及体力活动，研究为期9个月。其中生活方式干预小组的受试者将接受额外的关于体育活动、跌倒预防、营养、户外活动、卒中预防以及同行交流和社交方面的训练。研究发现，虽然两组受试者抑郁症状均有改善，但差异无统计学意义[38]。

两项研究集中于应用机器人进行神经康复领域的研究[39-40]。在Calabro等[39]的纵向研究中，30名卒中患者入选并接受常规治疗，常规治疗停止30天后开始机器人协助神经康复治疗。常规治疗后，患者的运动功能没有得到显著改善。而经机器人协作治疗后，患者各方面的功能，尤其是神经功能得到了显著改善（$P<0.01$）。

在Linder等[40]的研究中，将99名卒中幸存者随机分为两组：单独家庭锻炼组和家庭锻炼加机器人辅助治疗组（8周）。尽管组间抑郁评分差异无统计学意义（$P=0.48$），但两组均显示其抑郁症状比基线有明显的改善。机器人辅助治疗是一项技术，其中机器人辅助设备提供重复特定的任务，而这种重复任务的目的是在没有治疗师的监督下提高患者的运动记忆[41]。

3. 音乐疗法

对音乐治疗的研究尚无定论。Jun等[42]在一项针对40名卒中患者的随机对照试验中，研究接受音乐疗法组患者与对照组患者相比的抑郁改善情况。音乐疗法组患者每周接受3次治疗，持续8周，结果发现两组间没有显著差异。该研究仅在卒中后2周就招募了幸存者，这可能会影响结果。然而，Kim等[43]对18名卒中幸存者的研究中，音乐治疗组患者每周接受 40 min 治疗，持续 4 周，结果发现治疗组 BDI 评分显著低于对照组（$P=0.048$）。这项研究并没有使用盲法，也没有对音乐治疗停止后效果是否会持续进行随访。此外，该研究未考虑抗抑郁药的作用，这些都可能会影响研究结果。

4. 重复经颅磁刺激

重复经颅磁刺激是一种使用电磁能量产生磁脉冲的治疗性非侵入性工具。Chen 和 Seitz[44] 进行了一项双盲对照研究，纳入 22 名患者，分别分配到 3 个治疗组：低频刺激组（1 Hz）、高频刺激组（10 Hz）、连续 10 次伪刺激组。与基线评分相比，高频刺激组显示出较低的 BDI 评分（$P=0.04$）。Chen 等指出该治疗可用作卒中后抑郁群体中抗抑郁药的辅助治疗。

5. 其他非药物疗法

瑜伽通过与呼吸技巧相结合的动作和姿势促进对心灵、身体和精神的认知。Chan 等[45] 对 14 名卒中后抑郁患者进行了研究，以确定瑜伽和运动对抑郁和焦虑症状的影响。这个单盲的随机对照研究将参与者随机分配到瑜伽和运动组或单纯运动组，发现组间抑郁和焦虑没有显著差异。

同样，气功和太极对卒中后抑郁没有显著影响。在一项双盲随机对照试验中，50 名卒中幸存者被随机分配到气功组、气功加药物（与治疗无关的药物）组或不给予任何治疗组，发现气功对卒中恢复没有显著改善[46]。在另一项单盲随机对照试验中有 34 名卒中幸存者，治疗组每周练习太极拳 50 min，持续 12 周；对照组分别接受 20 min 和 60 min 的阻抗和非阻抗运动训练[47]。研究人员发现两组在开始和结束时没有区别。

经络穴位按摩是传统中医药的一个组成部分，它是一种手指穴位按压技术，通过按压穴位来引导人体循环流动的“气”（或生命力能量），被用于一项随机对照研究中的 56 例卒中患者[48]。治疗组受试者（$n=28$）每天给予 14 个子午线穴位按压 10 min，持续 2 周，对照组（$n=28$）提供日常护理，结果显示组间抑郁评分有显著差异（$P=0.001$）。研究者认为这可能是因为穴位按摩刺激产生内啡肽，改善内啡肽的循环，从而改善了抑郁。

一项包括 63 名卒中幸存者的双盲随机对照试验[49]使用 4000～10 000 Lux 的光疗，光疗持续 50 min，每周 1 次，持续 12 周，分别设置高强度和中等强度。结果显示，与中等强度光疗相比，高强度光疗的抑郁评分有统计学意义的改善（$P<0.05$）。

（王春雪　张宁　李丽君　黄晶
杨洋　王子璇　王铄）

参考文献

[1] Hackett ML，Pickles K. Part I：frequency of depression after stroke：an updated systematic review and meta-analysis of observational studies. International Journal of Stroke，2014，9：1017-1025.

[2] Esparrago LG，CastillaGL，Fernandez MM，et al. Post-stroke depression：an update. Neurologia (Barcelona，Spain)，2015，30：23-31.

[3] Sutcliffe LM，Lincoln NB. The assessment of depression in aphasic stroke patients：the development of the Stroke Aphasic Depression Questionnaire. Clinical Rehabilitation，1998，12：506.

[4] Benaim C，Cailly B，Perennou D，et al. Validation of the aphasic depression rating scale. Stroke，2004，35：1692.

[5] Meader N，Moebyrne T，Llewellyn A，et al. Screening for

poststroke major depression：a meta-analysis of diagnostic validity studies. Journal of Neurology Neurosurgery & Psychiatry，2014，85：198.

[6] Quinn TJ，Elliott E，Langhorne P. Cognitive and mood assessment tools for use in stroke. Stroke，2018，49：483-490.

[7] Bongiorno DM，Daumit GL，Gottesman RF，et al. Comorbid psychiatric disease is associated with lower rates of thrombolysis in ischemic stroke. Stroke，2018，49：STROKEAHA. 117. 020295.

[8] Katon WJ，Lin EHB，Korff MV，et al. Collaborative care for patients with depression and chronic illnesses. New England Journal of Medicine，2010，363：2611-2620.

[9] Swartz RH，Bayley M，Lanctôt KL，et al. Post-stroke depression，obstructive sleep apnea，and cognitive impairment：rationale for，and barriers to，routine screening. International Journal of Stroke，2016，11：509.

[10] Towfighi A，Ovbiagele B，El HN，et al. Poststroke depression：a scientific statement for healthcare professionals from the American Heart Association/American Stroke Association. Stroke，2017，48：e30.

[11] American Psychiatric Association. Diagnostic and Statistical Manual of Mental Disorders，Fifth Edition，2013.

[12] 张道龙. 精神障碍诊断与统计手册（第五版）. 北京：北京大学医学出版社，2015.

[13] 中国医师协会神经内科医师分会. 卒中后抑郁临床实践的中国专家共识. 中国卒中杂志，2016，11：685-692.

[14] Brisbane R，Hospital WS. What is Cognitive Behavioral Therapy（CBT）? Royal Brisbane & Womens Hospital.

[15] Lenzi GL，Altieri M，MaestriniI. Post-stroke depression. Australian Family Physician，2004，33：831-834.

[16] Ferrari F，Villa RF. The neurobiology of depression：an integrated overview from biological theories to clinical evidence. Molecular Neurobiology，2017，54：4847-4865.

[17] Chollet F. Selective serotonin reuptake inhibitors may be helpful in most patients with stroke. Stroke, 2012, 43: 3150-3151.

[18] Mortensen JK, Johnsen SP, Larsson H, et al. Early antidepressant treatment and all-cause 30-day mortality in patients with ischemic stroke. Cerebrovascular Diseases (Basel, Switzerland), 2015, 40: 81-90.

[19] Gu SC, Wang CD. Early selective serotonin reuptake inhibitors for recovery after stroke: a meta-analysis and trial sequential analysis. Journal of Stroke and Cerebrovascular Diseases, 2018, 27: 1178-1189.

[20] Chen Y, Guo JJ, Zhan S, et al. Treatment effects of antidepressants in patients with post-stroke depression: a meta-analysis. The Annals of Pharmacotherapy, 2006, 40: 2115-2122.

[21] Gao J, Lin M, Zhao J, et al. Different interventions for post-ischaemic stroke depression in different time periods: a single-blind randomized controlled trial with stratification by time after stroke. Clinical Rehabilitation, 2017, 31: 71-81.

[22] Siepmann T, Kepplinger J, Zerna C, et al. The effects of pretreatment versus de novo treatment with selective serotonin reuptake inhibitors on short-term outcome after acute ischemic stroke. Journal of Stroke and Cerebrovascular Diseases, 2015, 24: 1886-1892.

[23] Swenson JR, Doucette S, Fergusson D. Adverse cardiovascular events in antidepressant trials involving high-risk patients: a systematic review of randomized trials. Canadian Journal of Psychiatry, 2006, 51: 923-929.

[24] Mortensen JK, Larsson H, Johnsen SP, et al. Impact of prestroke selective serotonin reuptake inhibitor treatment on stroke severity and mortality. Stroke, 2014, 45: 2121-2123.

[25] Cipriani A, Furukawa TA, Salanti G, et al. Comparative efficacy and acceptability of 12 new-generation antidepressants: a multiple-treatments meta-analysis. Lancet (London, Eng-

land), 2009, 373: 746-758.

[26] Etkin A, Pittenger C, Polan HJ, et al. Toward a neurobiology of psychotherapy: basic science and clinical applications. Journal of Neuropsychiatry & Clinical Neurosciences, 2005, 17: 145-158.

[27] Aben L, Heijenbrokkal MH, Ponds RW, et al. Long-lasting effects of a new memory self-efficacy training for stroke patients: a randomized controlled trial. Neurorehabilitation & Neural Repair, 2014, 28: 199-206.

[28] Alexopoulos GS, Wilkins VM, Marino P, et al. Ecosystem focused therapy in poststroke depression: a preliminary study. International Journal of Geriatric Psychiatry, 2012, 27: 1053-1060.

[29] Davis MC. Life review therapy as an intervention to manage depression and enhance life satisfaction in individuals with right hemisphere cerebral vascular accidents. Issues in Mental Health Nursing, 2004, 25: 503.

[30] Lincoln NB, Flannaghan T. Cognitive behavioral psychotherapy for depression following stroke: a randomized controlled trial. Stroke, 2003, 34: 111-115.

[31] Watkins CL, Auton MF, Deans CF, et al. Motivational interviewing early after acute stroke: a randomized, controlled trial. Stroke, 2007, 38: 1004-1009.

[32] Lawton MP, Byerts TO, Windley PG. Aging and the Environment: Theoretical Approaches. Berlin: Springer Publishing Company, 1982.

[33] Cuijpers P, Van SA, Warmerdam L. Problem solving therapies for depression: a meta-analysis. European Psychiatry, 2007, 22: 9.

[34] Mitchell PH, Teri L, Veith R, et al. Living well with stroke: design and methods for a randomized controlled trial of a psychosocial behavioral intervention for poststroke depression. J Stroke Cerebrovasc Dis, 2008, 17: 109-115.

[35] Hadidi NN, Lindquist R, Buckwalter K, et al. Feasibility of a pilot study of problem-solving therapy for stroke survivors. Rehabilitation Nursing, 2015, 40: 327-337.

[36] Rollnick S, Miller WR. What is motivational interviewing? Behavioural & Cognitive Psychotherapy, 1995, 23: 325-334.

[37] MBA S-MLPM, MPH SSM, Richards L, et al. Therapeutic exercise and depressive symptoms after stroke. Journal of the American Geriatrics Society, 2006, 54: 240-247.

[38] Lund A, Michelet M, Sandvik L, et al. A lifestyle intervention as supplement to a physical activity programme in rehabilitation after stroke: a randomized controlled trial. Clinical Rehabilitation, 2012, 26: 502-512.

[39] Calabrò RS, De Cola MC, Leo A, et al. Robotic neurorehabilitation in patients with chronic stroke: psychological well-being beyond motor improvement. International Journal of Rehabilitation Research, 2015, 38: 219.

[40] Linder SM, Rosenfeldt AB, Bay RC, et al. Improving quality of life and depression after stroke through telerehabilitation. American Journal of Occupational Therapy, 2015, 69: 6902290020p1.

[41] Kwakkel G, Kollen BJ, Krebs HI. Effects of robot-assisted therapy on upper limb recovery after stroke: a systematic review. Neurorehabilitation & Neural Repair, 2008, 22: 111.

[42] Jun EM, Roh YH, Kim MJ. The effect of music-movement therapy on physical and psychological states of stroke patients. Journal of Clinical Nursing, 2013, 22: 22-31.

[43] Kim L, Min HC, Bo RK, et al. Effect of repetitive transcranial magnetic stimulation on patients with brain injury and dysphagia. Annals of Rehabilitation Medicine, 2011, 35: 765-771.

[44] Chen R, Seitz RJ. Changing cortical excitability with low-frequency magnetic stimulation. Neurology, 2001, 57: 379-380.

[45] Chan W, Immink MA, Hillier S. Yoga and exercise for symptoms of depression and anxiety in people with poststroke disability: a randomized, controlled pilot trial. Alternative Therapies in Health & Medicine, 2012, 18: 34.

[46] Shiflett SC, Nayak S, Bid C, et al. Effect of reiki treatments on functional recovery in patients in poststroke rehabilitation: a pilot study. J Altern Complement Med, 2002, 8: 755-763.

[47] Wang W, Sawada M, Noriyama Y, et al. Tai Chi exercise versus rehabilitation for the elderly with cerebral vascular disorder: a single-blinded randomized controlled trial. Psychogeriatrics, 2010, 10: 160-166.

[48] Kang HS, Sok SR, Kang JS. Effects of Meridian acupressure for stroke patients in Korea. Journal of Clinical Nursing, 2009, 18: 2145.

[49] Ndergaard MP, Jarden JO, Martiny K, et al. Dose response to adjunctive light therapy in citalopram-treated patients with post-stroke depression. A randomised, double-blind pilot study. Psychotherapy & Psychosomatics, 2006, 75: 244-248.

第十六章　早期康复管理

一、脑卒中早期康复的重要性和安全性

早期康复的概念已经被广泛接受。目前 30 个可在线获得的关于早期康复的急性卒中指南中，有 22 个指南推荐早期康复［或早期活动（early mobilization）］，且这些指南中早期康复的相关内容正在根据循证医学证据进行不断的调整。脑梗死发病后早期有效的康复治疗能够减轻患者功能残疾，加速恢复进程。在美国，经正规康复评价可能完全恢复的缺血性和出血性脑卒中患者分别于发病后 4 天和 7 天转入专业康复机构住院治疗。美国医疗保险和医疗补助服务中心要求在专业康复机构住院治疗的脑卒中患者至少接受每周 5 天、每天 3 h 或每周 7 天、共 15 h 的康复训练。研究显示，康复训练每天“3 h 原则”可以有效改善脑卒中患者的预后。

脑卒中早期进行适度的康复干预是安全的。三项临床试验（AVERT-Ⅱ、VERITAS、Lausanne 试验）证明脑卒中发病 24 h 内开始康复干预是安全有效的。AVERT-Ⅱ期临床研究结果显示，脑卒中发病后轻、中、重度卒中患者（根据 NIHSS 评分而定）康复干预的开始时间分别为发病后 16 h 和 21 h 是安全的，而且可以减少住院时间和并发症发生率。而脑卒中早期过早、较高强度的离床康复干预影响康复疗效：AVERT-Ⅲ试验显示，极早期、较高强度的离床康复治疗影响疗效。与常规康复（康复开始时间平均

为发病后 22.4 h，每日功能活动平均 3 次共 10 min，共干预至发病后 14 天或患者离开卒中单元，整个观察期间共活动 70 min）相比，过早和加大强度（康复开始时间平均为发病后 18.5 h，每日平均活动 6.5 次共 31 min，总共 201.5 min）的康复干预会降低发病后 3 个月时预后良好患者的比例［OR：0.73；95% CI：0.59～0.90；*P*＝0.004］。但随后的强度-效应分析显示，良好预后和安全性随离床活动频率的增加而增加（OR：1.130；95% CI：1.090～1.180；*P*＝0.000），而随每日活动时间的增加而减少（OR：0.940；95% CI：0.910～0.970；*P*＝0.000），表明脑卒中急性期短暂、频繁的离床活动可以有效改善发病后 3 个月的预后。

AVERT-Ⅲ试验仍然没能回答最关键的两个问题，即脑卒中后是否存在最佳康复干预“时间窗”和“剂量窗”。究其原因，脑卒中是一大类异质性疾病，其中缺血性卒中存在病因亚型和发病机制差异。目前，国内外常用的病因分型主要是 TOAST 分型和中国缺血性卒中亚型（CISS）分型，分为大动脉粥样硬化（LAA）型、心源性栓塞（CE）型、小动脉闭塞（SAO）型、其他明确病因（SOE）型和病因不明（SUE）型。不同病因亚型的早期神经功能缺损发生率不同，其预后也不尽相同。AVERT-Ⅲ试验亦未将缺血性卒中病因亚型作为预后影响因素，仅按照入院时 NIHSS 评分分层，故存在偏倚，可能影响早期康复效果。例如，LAA 型患者急性期康复治疗应以被动训练为主，康复强度循序渐进，避免高强度、频繁剧烈的体位变化；CE 型患者应密切进行心电监测，选择具有针对性的运动方式和适宜强度，同时避免心率和血压剧烈波动；SAO 型患者应根据个体和神经功能情况，早期进行主动康复训练和以任务为导向的作业疗法。因此，脑卒中早期康复临床试验的设计应尽量保证纳入对象的同质性，以确保康复“精准化”。

二、康复治疗的模式

以卒中单元为主体的多学科团队模式是国际公认的推荐级别最高的急性缺血性脑卒中早期管理模式。包括康复医师、神经科医师、心理医师、康复治疗师、护士、营养师在内的专业化医疗团队应用“国际功能、残疾和健康分类（international classification of function，disability，health，ICF）”理念进行流程化管理（图 16-1），共同参与急性缺血性脑卒中的早期康复管理，团队每一位成员在临床工作中都应该确保康复干预的顺利实施。

有关康复治疗开始的时间，各个指南对于何时开始早期活动（稳定后、24 h 内、72 h 内等）都存在差异，大多数指南仅推荐在脑卒中后数日内进行早期活动。康复活动的干预类型、强度、频率及活动时间均不明确。缺血性脑卒中患者发病后即应开始康复干预。早期康复干预是指当临床症状稳定后 24～72 h 可以给予部分离床康复干预[1]，并鼓励患者逐渐增加康复治疗的主动参与成分；极早期康复干预是指脑卒中 24 h 内给予的部分离床康复干预。

康复治疗的禁忌证包括：合并严重脑水肿、神经功能恶化、颅内压增高、频发癫痫、严重心肺功能不全患者。

三、早期康复评估

（一）意识评估

意识是指机体对自身和外界感知与理解的功能。严重

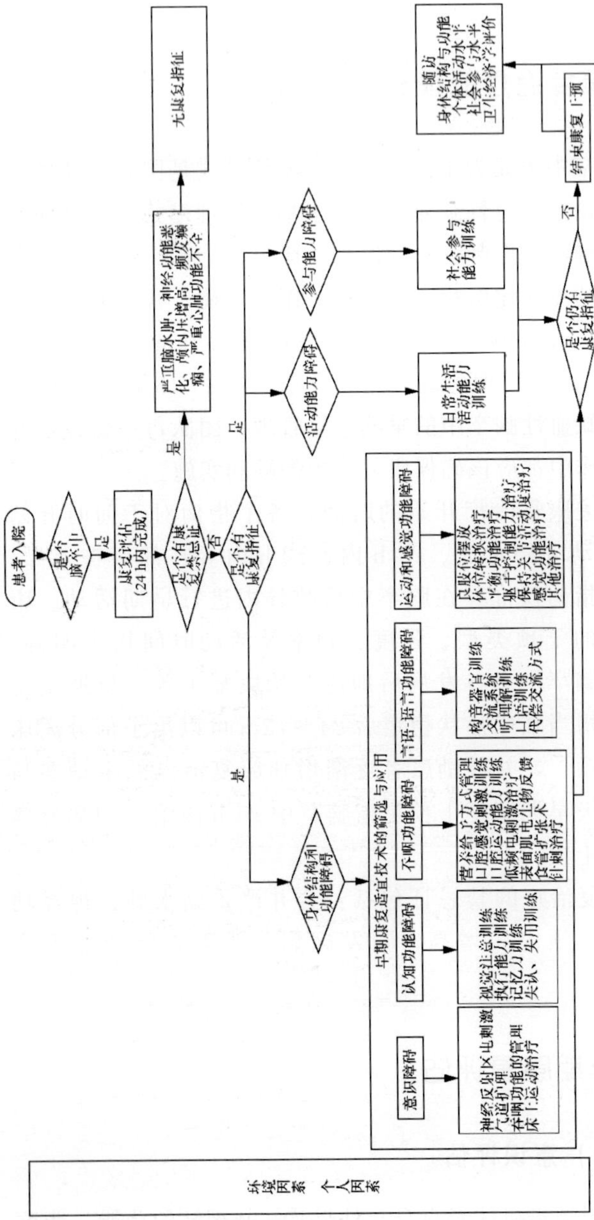

图 16-1 急性缺血性脑卒中康复流程图

的缺血性脑卒中（如大面积的半球梗死或脑干梗死）会导致患者急性意识障碍，给家庭和社会带来沉重负担。意识障碍患者病情危重，必须快速和准确地对全身状况做出评估，特别是神经系统功能情况。理想的意识障碍评分系统应易于管理和评分，适用于大多数患者，能够准确评估意识水平，识别迅速恶化的患者，并预测发病率和死亡率。

Glasgow 昏迷量表（Glasgow coma scale，GCS）为国际上应用最为广泛的评价意识障碍的量表，可以对昏迷程度做出量化评价。该量表主要包括睁眼反应、运动反应和语言反应 3 个方面。满分为 15 分，表示意识清楚；12～14 分为轻度意识障碍；9～11 分为中度意识障碍；8 分以下为昏迷；分数越低则意识障碍越严重。该量表具有以下特点：①评定项目少，可快速完成评估；②可预测患者预后。GCS 的信度仍存在争议，基于最初的效度研究，GCS 评价准确并具有可重复性，但近期的多项研究显示，该量表只有中等程度的评价者间一致性。Gill 等报道，两名急诊科医生同时使用 GCS 评价的一致性为 0.4（kappa 系数＝0.4）。另外，该量表不能准确评估气管插管和失语的患者。

全面无反应性量表（full outline of unresponsiveness scale，FOUR）是 Wijdicks 等设计的一种新型昏迷量表，增加了脑干反射和呼吸两个项目，利于对脑干功能进行判断，有取代传统 Glasgow 昏迷量表的趋势。此量表由四个分量表组成，分别为眼睛、运动、脑干反射和呼吸类型，分量表的得分范围是 3～15 分。分数越低，表明死亡和残疾的可能性越大。FOUR 量表弥补了机械通气致使 GCS 量表中语言功能无法测试的缺点。该量表可以监测视觉追踪，检测闭锁综合征患者遵从指令的眼球运动能力。高岱全等比较了 5 种昏迷量表对急性脑卒中伴意识障碍患者预后的预测价值，结果显示在评估者间一致性方面 FOUR 量表最好（kappa 系数＝0.647）。该量表与 GCS（r＝

0.83，$P<0.01$）、美国国立卫生研究院卒中量表（NIHSS）（$r=-0.78$，$P<0.01$）均有很好的相关性，可以作为脑卒中意识水平评估的可靠指标。

昏迷恢复量表（coma recovery scale，CRS）是由肯尼迪约翰逊康复协会研究开发的，并在2004年修订后称为修订的昏迷恢复量表（CRS-revised，CRS-R）。CRS-R的目的是协助意识水平的诊断、鉴别诊断、预后评估、制订治疗及护理计划。这个量表有六个分量表，分别是听觉、视觉、运动、言语、交流和觉醒水平，有23个条目，得分范围0～23分，得分越高，意识障碍程度越轻。每个分量表的最低项目代表反射功能，最高项目代表认知功能。CRS-R的设计具有良好的信度和效度，尤其适用于鉴别植物状态与最小意识状态的患者。在行CRS-R评分时需注意以下几点：①每个条目均有明确的记分标准，只有当引出了靶行为时方可记分，对自发行为可关注但不记分；②若反应模棱两可、含糊不清时不记分；③若刺激后10 s内未见反应，不记分；④在每个分量表内只对最佳反应记分。

除上述量表之外，Wessex脑损伤评定量表（WHIM）、伤害性昏迷量表（NCS）、中国植物状态量表（CVSS）等可以用于昏迷患者的评估。另外，神经电生理、神经影像学技术也可以用来探测意识状态，如事件相关电位P300、功能性磁共振成像（fMRI）等。

（二）运动功能评估

运动功能评估可以帮助临床医生了解卒中后运动功能受损的程度，提供预后信息，并指导个体化的运动干预方法，例如上肢功能、平衡能力、移动能力的评估等。

早期运动功能障碍的评定可通过Brunnstrom偏瘫功能分期、Fugl-Meyer运动功能评定、Fugl-Meyer平衡评定、Fugl-Meyer 感觉评定、Fugl-Meyer 关节活动度评定、改良的 Asworth 痉挛评定量表等进行测试。Fugl-Meyer 量表对轻度运动障碍患者的评价存在天花板效应，但它的有效性和可靠性还是较高的。

脑电图（EEG）应用于脑卒中患者的管理中，可以监测急性缺血性卒中和颈动脉手术患者的皮质活动。有证据表明，α 波段的功率损失和卒中后 2 周内检测到的 δ 波段增加与预后不良有关。EEG 应用于临床实践的可能性很高，一项研究显示，在急性期卒中患者采集 EEG 作为生物标志物是可行的。

非侵入性经颅磁刺激可以检测皮质运动功能，短暂的磁刺激可以产生运动诱发电位（motor evoked potentials，MEP）。一项包括 14 项研究的系统性回顾分析发现，480 名在卒中后 7 天内行 MEP 检测的患者比未行 MEP 检测的患者上肢功能预后更好。据报道，MEP 阳性预测值为 86%～93%，但是有研究显示 MEP 的阴性预测值为 72%～95%，MEP 缺失并不影响患者出现良好结局。

（三）感觉功能评估

脑卒中可以导致不同类型的感觉障碍，除了触觉、本体感觉等躯体感觉受损，还可能出现视觉、听觉等特殊感觉受损。目前临床上对感觉功能障碍的评价主要依靠临床医师的床边检查来完成，可用的评估量表也较少。常见的量表工具有诺丁汉感觉评价量表（Nottingham Sensory Assessment，NSA）、Fugl-Meyer 感觉评价量表等。由于感觉检查具有一定的主观性，而且卒中后患者容易存在认知、语言等功能障碍，因此感觉障碍的检查存在很大的局限性。目前，新设备的研究进展提供了比大多数临床量表更为客观、准确和可靠的评估方法，如机器人技术。总之，目前感觉障碍的评估仍缺乏统一和公认的定量评估工具，在很大程度上仍依赖于体格检查。

(四) 言语-语言功能评估

言语障碍存在于高达40%的卒中后患者，其中最常见的言语障碍是失语症和构音障碍。

1. 失语症

(1) 失语症的分类：失语症的分类方法有多种，目前使用最广泛的分类方法是Benson和Geschwind分类法，我国对失语症的分类也是以此为基础的。具体分类如下：

- 皮质性失语综合征：①外侧裂周失语综合征，包括Broca失语、Wernicke失语、传导性失语；②分水岭区失语综合征，包括经皮质性运动性失语、经皮质性感觉性失语、经皮质性混合性失语；③完全性失语；④命名性失语。
- 皮质下失语综合征：包括基底节性失语、丘脑性失语。
- 其他：纯词聋、纯词哑、失读症、失写症。

(2) 失语症的评定：失语症评定的目的是通过系统全面的语言评定发现患者是否患有失语症及其程度，同时鉴别不同类型失语症，了解影响患者交流能力的因素，评定残存的交流能力并制订治疗计划。

失语症的评定包括疾病诊断和言语诊断两个部分。疾病诊断包括：①确定病变部位、病因，为进一步的治疗提供依据；②确定患者言语障碍的性质，并判定有无认知功能障碍；③明确患者的病情及所处病期，确定采用失语症床边筛查还是综合性成套测验。言语诊断是在失语症筛查的基础上做出，言语诊断包括：①辨别言语症状；②判定失语症的性质，即确定损害了表达、听理解、复述、命名、阅读及书写等哪些环节；③确定失语症的类别；④估计损害的严重程度及预后。

（3）失语症常用的筛查工具：失语症的筛查主要包括床边筛查和综合性成套测验。国外的床边筛查包括：失语症言语表达量表（aphasia language performance scale，ALPS）、床边评估筛查测验（bedside evaluation screening test，BEST）、Halstead-Wepman 失语症筛查测验等。国外综合性成套测验包括：波士顿诊断性失语症检查（Boston diagnostic aphasia examination，BDAE）、西方失语症成套测验（western aphasia battery，WAB）、Porch 交流能力指数（Porch index of communication of ability，PICA）、明尼苏达失语症鉴别诊断测验（Minnesota test for differential diagnosis of aphasia，MTDDA）等，其中 BDAE 和 WAB 应用最为广泛，BDAE 还常用于失语症严重程度的分级。国内的失语症筛查大多是在国外基础上修改而成。应用较多的有中国康复研究中心汉语标准失语症检查（China rehabilitation research center standard aphasia examination，CRRCAE）、中国汉语失语症成套测验（aphasia battery of China，ABC）、临床汉语语言测评方法等。

中国康复研究中心汉语标准失语症检查（CRRCAE）包括两部分：第一部分是通过患者回答 12 个问题了解其言语的一般情况；第二部分由 30 个分测验组成，包括听理解、复述、说、出声读、阅读理解、抄写、描写、听写和计算 9 个大项目。其优点是各大项目可作为独立检查内容，最大限度地避免了患者的疲劳反应；检查内容编排合理，避免了记忆效应的影响。它是一套诊治结合紧密的评价量表，但此检查只适合成人失语症患者。

中国汉语失语症成套测验（ABC）也是目前临床使用广泛的汉语失语症评估量表之一，包括语言能力与非语言能力检查，内容以汉语常用词、句为主，适量选用使用频率较少的词、句，但无罕见字、句及难句。它适用于不同年龄、性别、职业的成年人。如果不包括阅读和书写，也适于不同文化水平的成年人。

临床汉语语言测评方法，内容包括基本性测验、延伸性测验和与语言相关的神经心理学功能检查。其中，延伸性测验是基于认知神经心理学特点的加试部分，可用于汉语大脑机制的进一步研究。

2. 构音障碍

构音障碍是由于与言语有关的肌肉麻痹、收缩力减弱或运动不协调所致的言语障碍。

构音障碍的评估目的是：明确有无构音障碍、判定构音障碍的类型及严重程度，制订治疗计划及判断预后。评估方法包括构音器官的检查和构音的检查。

（1）构音器官的检查：检查内容包括肺、喉、面部、口部肌肉、硬腭、腭咽机制、下颌反射。检查方法是，在观察安静状态下构音器官的同时，通过指示和模仿，使其做粗大运动，并分别对构音器官运动障碍的部位、形态、损伤程度、性质、运动速度、运动范围、运动的精确性及圆滑性等进行评价。

（2）构音的检查：检查内容包括会话、单词、音节复述、文章、构音类似运动等，最后将结果进行记录和分析。

（五）吞咽功能评估

吞咽功能减退患者发生误吸、气道阻塞及脱水、营养不良等的风险增加。吞咽功能评估是缺血性卒中早期管理的重要内容，分为床旁评估及仪器检查两部分。

床旁评估通常由受过专门培训的医务工作者或者语言治疗师来完成。通过询问相关病史、进行口面检查、试验性吞咽这三个步骤来完成。通过床旁评估，发现吞咽病理改变，并决定是否需要进一步仪器评估，制订康复治疗计划。床旁评估之后，也可以用一些量表来对吞咽功能进行评分，以进行治疗前后对比。这类量表有多种，各有优缺点，可以适当选择。

仪器检查包括电视透视吞咽功能检查（VFSS）和纤维光学内镜吞咽功能检查（FEES），可直观显示吞咽过程，为明确有无误吸及吞咽障碍、具体发生部位和程度等提供详细信息。受试者坐位依次吞咽不同性状及数量的钡剂或有色食物，X线或内镜下观察吞咽时是否出现误吸、造影剂残留、渗透等。检查过程中一旦出现误吸，应及时停止检查，清除误吸物。两种检查需结合检查本身的优缺点及受试者个人情况选择。

（六）认知功能评估

认知功能评定的前提条件是患者的意识处于清醒状态，目前普遍采用Glasgow昏迷量表（GCS）判断意识障碍的程度，如患者意识清楚，再用简易精神状态检查表（mini-mental state examination，MMSE）和蒙特利尔认知评估量表（Montreal cognitive assessment，MoCA），判断患者是否存在认知障碍。

简易精神状态检查表（MMSE）总分30分，评定时间为5～10 min。该量表包括以下7个方面：时间定向力、地点定向力、即刻记忆、注意力及计算力、延迟记忆、语言、视空间。共30个题目。根据患者的文化程度划分认知障碍的标准，一般文盲≤17分，小学文化≤20分，中学以上文化≤24分，在标准分数线下考虑存在认知功能障碍，需进一步检查。蒙特利尔认知评估量表（MoCA）包括了注意与集中、执行功能、记忆、语言、视结构技能、抽象思维、计算、定向力等8个认知领域的11个检查项目。总分30分，如果受教育年限不超过12年加1

分，≥26 分为正常，其敏感性高，覆盖重要的认知领域。

MMSE 具有良好的信度和敏感度，且操作容易、耗时少，但其测评项目主要强调语言功能，非语言项目偏少，涵盖认知范畴不够全面，测评项目难度较低，且受患者教育程度的影响较大，因此临床应用有一定局限性。MoCA 在未明显增加测评难度和时间的基础上，弥补了 MMSE 量表执行功能项目偏少的缺陷。

（七）生活和独立能力评估

日常生活活动（activities of daily living，ADL）指人们作为其日常生活的一部分而进行的常规自我护理活动，一般分为与个人自我护理及基本移动能力相关的基本 ADL，以及涉及更复杂的家庭、社区和休闲活动的工具性日常生活活动（instrumental ADL，iADL）。所有卒中患者从接受急性治疗的医院出院前需进行 ADL 和 iADL、交流能力和功能性移动能力方面的评估，并将评估结果纳入治疗过渡和出院计划程序中。

基本 ADL 评定常用量表有 Barthel 指数、Katz 指数、PULSES 量表、修订的 Kenny 自理评定等。iADL 常用量表有功能活动问卷（functional activities questionary，FAQ）、快速残疾评定量表（rapid disability rating scale，RDRS）。基本 ADL 评定标准对于功能障碍极轻的急性卒中患者可能不够敏感，而 iADL 对出院时的轻微功能缺损更为敏感，从而可以为出院计划提供更有用的信息。

由于 Barthel 指数缺乏认知方面的内容，因此选用 ADL 量表时，如果单纯评定基本 ADL，首选 Barthel 指数；如果评定 ADL 和认知功能，首选功能独立性评定量表（function independent measure，FIM）。评定 iADL 时，首选功能活动问卷（FAQ）。

四、早期康复治疗

（一）意识障碍的康复

1. 急性脑梗死伴有意识障碍的患者，当生命体征平稳、病情无进展时，可以给予床边的呼吸道管理和呼吸功能康复，以改善呼吸功能、增加肺通气和降低卒中相关性肺炎的发生率和严重程度，改善患者的整体功能。

2. 重症脑血管病患者大多病情危重，常需卧床制动，预防深静脉血栓是重要内容之一。各种指南均推荐间断充气加压装置改善预后，降低制动患者的深静脉血栓风险。不推荐使用弹力袜或阶梯弹力袜预防深静脉血栓。

3. 如果患者病情稳定，没有相关禁忌证，如颅内压增加、病情恶化等证据，应尽早进行床旁运动，防止关节痉挛及肌肉废用性萎缩。但重症脑血管病患者通常病情较重，应结合具体情况而定。

4. 可以给予患者声、光、语言、面孔等感觉刺激，改变大脑皮质的抑制状态，达到自身调节、加快意识恢复的目的。神经电刺激，包括背侧丘脑电刺激、脑干中脑电刺激、小脑电刺激等，其确切疗效证据尚在研究中。

（二）运动功能康复

脑梗死急性期卧床患者应进行良肢位摆放、保持关节活动度训练、床上体位转换、肌力训练、躯干控制能力训练，这些治疗技术可以减少卧床患者并发症、加快脑梗死患者的康复速度。急性期患者可进行离床训练时，需进行体位转换、站立和步行能力训练及平衡功能训练，可有效提高患者的移动能力和日常生活能力。

1. 良肢位摆放

良肢位摆放应贯穿在脑梗死后的各个时期，注意定时改变体位，一般每 2 h 体位转换一次。鼓励患者更多的患侧卧位以增加本体感觉的输入，并使整个患侧拉长，从而减少痉挛；可适当健侧卧位；尽量避免半卧位，因半卧位可引起对称性紧张性颈反射，增加上肢屈曲、下肢伸直的异常痉挛模式；尽可能少采用仰卧位，并要训练患者正确的坐位。

2. 体位转换训练

脑梗死早期要注重床上的体位转换训练，包括床上翻身训练及卧位-坐位转换训练；病情稳定可以进行离床活动时，体位转换也包括床-椅转换训练、坐位-立位转换训练。早期的体位转换训练不仅对于患者平衡功能恢复起到积极作用，对于更早地恢复日常生活活动也是非常重要的。

3. 保持关节活动度治疗

关节活动度训练可以维持关节正常的活动范围，有效防止肌肉废用性萎缩的发生。关节活动度训练开始时可以完全被动的形式进行，并逐步过渡到辅助和完全主动的方式进行。脑梗死急性期患者如果处于软瘫期时，进行关节活动的范围应在正常范围 2/3 以内，特别是肩关节，应注意保护和避免损伤。

4. 肌力训练

脑梗死急性期应重视瘫痪肌肉的肌力训练，没有肌肉收缩时利用联合反应、共同运动等方式诱发出肢体运动和肌肉收缩；对肌力较弱的肌肉应有针对性地进行渐进式抗阻训练、交互性屈伸肌肉肌力强化训练，以改善瘫痪肢体的功能。

5. 躯干控制能力训练

脑梗死早期患者可进行床上桥式运动及躯干旋转等运动以提高患者脊柱及骨盆的核心控制能力，并提高运动时由核心向四肢及其他肌群的输出能力，改善肌肉的协调与平衡，增强本体感受功能，为日后的坐位及立位平衡奠定基础。

6. 早期站立、步行能力训练

脑梗死急性期患者在病情稳定后早期离床训练，进行早期的坐位训练、起坐训练、站立及步行训练是安全可行的，并且能够提高患者3个月后的步行能力，提高患者的日常生活能力和生活质量，故在急性期病情稳定时可以进行有保护措施的站立及步行训练。

7. 平衡功能训练

脑梗死后有83%的患者存在平衡功能障碍，其严重程度与疾病严重程度呈正相关，所以在脑梗死急性期应注重平衡功能的评估和训练。加强急性期患者体位转换训练、躯干控制能力训练对平衡功能的训练有重要作用，病情稳定时可以进行坐位平衡训练和立位平衡训练，并可以通过平衡功能评估设备分析造成平衡功能障碍的原因，包括视觉信息、本体感觉或前庭功能问题等，针对性地做出训练计划以加强训练。

（三）感觉功能促进

感觉是进行运动的前提，脑卒中常导致偏身感觉障碍，它对躯体的协调、平衡及运动功能有明显影响。同时，由于感觉的丧失和迟钝，还易造成烫伤、创伤以及感染等。研究发现，感觉功能改善的同时也可以改善患者的运动功能。因此，对脑卒中感觉障碍患者进行早期感觉训练，有助于患者感觉和运动功能的改善。

1. 冰热刺激干预

对于温度觉障碍患者可对患肢进行冷水（5～10℃）和热水（40～50℃）交替浸泡刺激，促进温度觉的恢复。

2. 镜像疗法

通过视觉生物反馈训练使患者的触压觉、温度觉、关节位置觉得到补偿；

3. 间歇充气加压泵

对患肢进行每周 5 次、每次 30 min 的间歇充气加压治疗，可改善患者的触觉和运动觉。

4. 良肢位摆放

对于肢体瘫痪严重者，应注重良肢位的摆放，并鼓励患者更多的患侧卧位，以增加患肢本体感觉的传入。

5. 作业疗法

待患者触觉有所恢复时，通过作业疗法针对不同性质（形状、大小、质地）的物体进行操作，从而促进浅感觉和复合感觉障碍的恢复。复合感觉训练需要通过视觉输入来弥补，患者先睁眼触摸辨认不同形状的物体，然后闭眼再辨认，可刺激实体觉的恢复。

6. 运动疗法

通过对患侧关节负重、手法挤压以及本体感觉神经肌肉促进（proprioceptor neuromuscular facilitation，PNF）疗法来促进本体感觉恢复，并且在运动治疗过程中穿插轻拍、毛刷轻擦等促进浅感觉恢复。这些方法将感觉训练与运动训练结合起来，加强关节囊和肌腱中传入感觉的敏感性，建立新的传入通路，有利于感觉和运动的恢复。

7. 多感觉促进法

加大患者的感觉输入以提高受损神经结构的兴奋或促进新的通路形成，从而恢复正常功能，如经皮神经电刺激促进感觉的恢复。然而，对于使用非特异性皮肤电刺激联合常规治疗的疗效尚有争论（表16-1）。

表 16-1　常用感觉促进法及作用

方法	浅感觉	深感觉
冰热刺激	+	−
镜像疗法	+	+
间歇充气加压泵	+	+
良肢位摆放	−	+
作业疗法	+	−
运动疗法	+	+
多感觉促进法	+	+

（四）言语障碍的康复

脑卒中早期言语障碍患者的康复目标主要是促进言语功能的恢复，帮助患者制订言语障碍的代偿方法，以及教育患者周围的人们，促使其与患者积极交流、减少对患者的孤立、改善患者的情绪、增强患者康复的信心，并满足患者的愿望和需求。

缺血性脑卒中早期尽早开始言语康复治疗，能改善言语功能预后；适当增加言语治疗强度，有助于言语能力得到最大程度的恢复。早期每天进行强化言语训练，能显著改善言语功能，且功能改善能持续至少6个月。然而，强制的言语功能治疗对于脑卒中早期患者没有表现出更好的疗效[2]。

对于失语症患者，早期可针对患者的听、说、读、写、复述等障碍制订个体化的康复训练方案，如简单指令训练、口颜面肌肉发音模仿训练、命名、阅读、书写及复述训练等[3]。训练内容应循序渐进，先以提高患者听理解能力开始，随着理解能力的改善，再将重点转移至口语训练，应用适当难度的听觉、感觉刺激任务引发患者的反应。轻中度失语症患者利用手机或平板电脑的商业性语言康复软件进行康复训练是可行的，非流畅性失语可给予旋律声调治疗法以改善其语言功能。口语理解严重障碍的患者可以试用文字阅读、图片识别、书写或交流板进行交流。待患者病情进一步稳定，应前往康复治疗室进行系统的言语功能障碍的治疗。

对于构音障碍患者，目前尚缺乏早期构音障碍康复治疗的随机对照研究证据。“中国脑梗死急性期康复专家共识”推荐对于脑卒中后构音障碍患者，早期可通过床旁构音器官的辅助运动训练、发音训练、减慢语速来改善其构音；对于重度构音障碍无法进行主动运动或主动运动控制能力差的患者，可通过手法帮助其逐步完成构音运动，通过口部构音运动器辅助训练，同时可使用替代或辅助沟通交流系统达到交流的目的[4]。通过电脑程序如 ReaDySpeech改善构音障碍受到大家的关注。正在进行的一项随机对照研究[5]，纳入脑卒中后 1 周以上的构音障碍患者，随机分配到 ReaDySpeech 结合常规治疗组与单独常规治疗组，评估 ReaDySpeech 治疗脑卒中后构音障碍的可行性，其研究结果可能为脑卒中后构音障碍的早期治疗提供科学依据。

（五）吞咽障碍治疗

吞咽障碍的治疗与管理最终目的是使患者能够安全、充分、独立地摄取足够的营养及水分。主要包括两大方面，一是营养支持管理，二是促进吞咽功能恢复。

1. 营养支持管理

应根据患者营养的主客观评估指标及功能状况选择经口进食或经鼻胃管喂食，也可间歇性经口胃管或食管喂食[6]。

对于可以经口进食的吞咽障碍患者，可通过一定的方式代偿口咽功能，改善食团摄入，包括改变食物性状（如选择软糯爽滑的流质饮食）、调整一口进食量（推荐的进食一口量为 5～20 ml）、改变吞咽姿势等方式促进食物更好地摄入，避免误吸[7]。

对不能经口维持足够的营养和水分的患者，应考虑经肠内营养。有胃食管反流和误吸风险的患者，可使用鼻肠管进行肠内营养、经皮内镜胃造瘘术（PEG）给予胃空肠喂养或全肠道外营养等。肠内营养方式不能完全杜绝误吸的发生。鼻胃管拔除时间没有统一的规定，一般来说重度吞咽障碍达到以下要求可试拔除鼻胃管：病情稳定，饮水试验基本正常；意识清楚并有一定的认知功能；有食训练中每餐可进食 200 ml 以上，连续 3 天无不适；行常规体位或体位代偿下仪器检查未见严重误吸及重度口咽腔滞留。

在营养支持的量方面，对于病情平稳的吞咽障碍患者根据活动和消耗情况可参考 25～35 kcal/(kg・d) 供给。蛋白质的供给按 1～2 g/(kg・ d) 标准，水的供给参考标准为 30 ml/(kg・d)，根据情况增减。通常对于管饲患者，提供加水稀释成流质的食物，因能量密度较低往往达不到目标量，建议使用专用肠内营养素提高能量密度。特别是对于反流误吸严重的患者，推荐使用高能量密度肠内营养[8]。

2. 促进吞咽功能恢复

促进吞咽功能恢复的综合治疗可以改善卒中患者的吞咽障碍，并促进其恢复正常的饮食功能。吞咽功能综合治疗包括口腔感觉训练、口腔运动训练、气道保护方法训练、低频电刺激治疗、表面肌电生物反馈治疗、神经调控技术、食管扩张术及针灸治疗等。口腔感觉/运动训练适应证包括：①唇闭合障碍、张口障碍、舌无力无法伸出唇外、软腭上抬幅度不足等运动障碍；②口腔感觉障碍；③流涎、食物在口腔弥散不能形成食团、食物无法被运送到咽部等口腔期吞咽障碍。强化感觉刺激可增加脑干吞咽中枢的感觉信息输入，更早触发吞咽的启动和调节。气道保护方法训练旨在增加患者口、咽、舌骨喉复合体等结构的运动范围及力度，增强患者的感觉和运动协调性，避免误吸。正确应用保护气道的徒手操作训练方法可提高吞咽的安全性和有效性。国外大型 meta 分析指出，针灸及吞咽行为学治疗在促进吞咽功能恢复方面有比较明确的循证医学证据支持。而包括重复经颅磁刺激、经颅直流电刺激等在内的神经调控技术以及低频电刺激治疗和表面肌电生物反馈治疗等目前均无大样本循证医学证据支持其在吞咽障碍治疗方面的有效性，仍有待进一步研究探讨。

（六）认知功能康复

认知功能康复需根据认知功能评估来鉴别认知障碍的程度，分析出问题所在，进行针对性训练。认知障碍的康复策略包括功能恢复和功能代偿，治疗重点关注患者的注意力问题，在干预记忆、语言、抽象思维等复杂功能前要尽量保障患者的注意可持续时间，注意力涣散将直接影响患者整体的康复效果，可通过视觉注意训练，根据警觉水平安排训练时间，于警觉水平最高时安排高警觉要求的任务，每日记录治疗维持时间，对患者的进步予以鼓励，随着患者病情进一步稳定，对于认知障碍患者逐步增加系统认知功能训练内容。

传统人工认知训练的方法是一对一模式，主要依靠各种卡片等简单工具进行，如采用猜测游戏、删除作业、数目顺序来训练注意力，通过视扫描训练、忽略侧肢体的作业活动、交叉促进训练进行单侧忽略训练，采用联想法、背诵法来训练记忆障碍。

随科技发展，计算机衍生的辅助训练系统、虚拟认知技术、远程康复已成为认知康复训练的重要内容，其通过丰富的听、视觉刺激相结合进行声像模拟及游戏训练，针对患者多方面的认知障碍进行直观训练，提高了患者治疗的兴趣和依从性。

卒中后早期偏侧忽略明显影响康复的预后，早期发现和干预偏侧忽略能有效促进卒中患者的功能恢复。

五、卒中并发症的预防及康复治疗

（一）挛缩

挛缩是脑梗死的常见并发症之一。大约 60%的患者在卒中后第一年出现关节挛缩，有报道称卒中后挛缩可以发生在卒中后 2 周内。挛缩可导致患者活动受限、日常生活能力下降、诱发情绪障碍等，严重影响患者的生活质量，因此临床医生应该引起高度重视。

挛缩通常由于肌肉或关节长期处于痉挛状态或某种特定位置，致使肌肉萎缩、关节变形和固定，进而造成机体功能障碍和产生局部疼痛。挛缩的预防及康复治疗如下所述：

（1）良肢位摆放：通过良肢位摆放，预防或减轻痉挛模式。鼓励患侧卧位，增加患肢的感觉刺激，并使整个患侧被拉长，从而减少痉挛。适当健侧卧位，避免半卧位。

（2）体位变换：不断变换体位，使伸肌与屈肌张力达到平衡，预防痉挛模式出现。

（3）保持关节活动度：维持关节正常的活动范围，有效防止肌肉废用性萎缩的发生及关节挛缩，促进全身功能恢复，由完全被动模式逐渐过渡到辅助和完全主动模式。

一般每个关节每天活动 2～3 次。开始肢体软瘫时关节活动范围应在正常范围的 2/3 以内。

（4）辅助器械：给予手或腕关节夹板以防止关节挛缩，使用踝关节夹板预防踝关节挛缩。有研究报道使用表面神经肌肉电刺激有助于减少挛缩的发生。

（5）心理治疗：挛缩患者常伴心理障碍，需与心理科医师协同治疗。

（6）药物及手术治疗：挛缩的药物治疗方面，目前尚无明确的循证医学证据支持。临床通常使用替扎尼定、巴氯芬、丹曲林治疗痉挛，缓解肌张力。严重关节挛缩可考虑手术治疗。

（二）压疮

压疮是指由于身体局部组织长期受压、血液循环障碍、组织营养缺乏，致使皮肤失去正常功能，引起组织损伤和坏死。英国一项多中心研究表明压疮在脑梗死 2 周内发生率约为 21%。压疮易在发病后 24 h 内和 2～4 周发生，引起皮肤进行性破损甚至骨髓炎，引起严重感染而加重病情。

压疮是由内在生理因素及外在危险因素共同造成的。内在生理因素包括糖尿病、吸烟、营养不良、免疫抑制、长期制动、痉挛、周围血管疾病等。外在危险因素包括坚硬的体表接触物、不适当的支具、皮肤表面清洁度、不当的保护性约束等。压创的预防及康复治疗如下所述：

（1）每日护理记录和评估患者的皮肤状况：临床上用于压疮风险评估的工具很多，主要包括 Braden、Cubbin/Jackson、Norton、Waterlow 量表等。

（2）良肢位摆放及翻身制度：对于偏瘫或四肢瘫痪的患者严格执行 1～2 h 翻身 1 次的制度，做到动作轻柔，严禁在床上拖拉患者，以免发生皮肤擦伤。

（3）提供合适的支撑面：选择与护理条件相匹配的支撑面及与支撑面相匹配的安置体位器械、失禁垫、衣服和床单，而且每次接触患者时，检查支撑面的适合程度及功能，最大程度减少摩擦力及压力，识别并预防使用支撑面所致的潜在并发症。

（4）避免皮肤表面过度潮湿：保持皮肤清洁，减少渗出物及分泌物。

（5）提供充足的营养：对每个有压疮风险或已有压疮的患者，通过有效而可靠的筛查工具进行营养状态筛查。经筛查有营养不良风险的患者，将其转诊给专业营养师或跨学科营养团队进行全面营养评估和营养治疗。

（6）对于已发生压疮的患者除上述措施外，还可采取局部敷料、清创、物理疗法、局部抗生素等方法。对于疮面较大难愈合的患者，还可请外科医生协助行重建手术。

（三）肩痛

肩痛是脑卒中的常见并发症之一。卒中后肩痛的发生率为5%～84%，其通常发生在脑卒中后2～3个月。肩痛会影响患者参与康复活动，导致功能恢复不良，妨碍日常独立生活，还可导致抑郁和失眠，降低患者生活质量。

卒中后肩痛原因很多，包括粘连性关节囊炎、拖拽/压迫、复杂性区域疼痛综合征、肩外伤、滑囊炎/肌腱炎、肩袖撕裂及异位骨化等。肩痛的预防及康复治疗如下：

（1）在休息时注意上肢的摆放或支持。

（2）膝部托盘和臂槽定位可减少坐轮椅患者的肩关节疼痛和半脱位。

（3）肩带可以预防偏瘫侧肩痛。

（4）适当的运动训练可以改善肩痛，但在活动时注意维持肩关节活动范围[9]。

（5）肉毒杆菌毒素注射能有效减轻偏瘫肩部肌肉的严

重过度紧张，神经调节性止痛药治疗可以用于存在肩部神经性疼痛的患者。

（6）肩胛上神经阻滞可考虑作为一种辅助治疗手段。针灸作为辅助治疗手段的有效性尚不确定。

（四）中枢性疼痛

卒中后中枢性疼痛（central post-stroke pain，CPSP）是由中枢神经系统的病变或功能失调所引起的疼痛，位于中枢神经系统损伤区域相对应的躯体部位。中枢性疼痛通常与丘脑卒中相关，但也可由中枢神经系统内沿脊髓丘脑束和丘脑皮质束的任何病变所致。症状通常描述为烧灼感或疼痛感，还可表现为与接触、寒冷或运动相关的异常性疼痛。CPSP 发病率为 7%～8%，通常发生于卒中后数天，大部分患者在发病后 1 个月内出现症状。中枢性疼痛常导致患者抑郁、失眠，影响生活质量。CPSP 的治疗如下：

（1）阿米替林和拉莫三嗪是一线治疗药物，普瑞巴林、加巴喷丁、卡马西平或苯妥英钠是二线治疗药物。

（2）经皮神经电刺激治疗效果尚不确定。

（3）运动皮质刺激可作为难治性 CPSP 的一种治疗选择。

（4）脑深部电刺激治疗效果尚不确定。

（巫嘉陵）

参考文献

[1] Bernhardt J，English C，Johnson L，et al. Early mobilization after stroke：early adoption but limited evidence. Stroke，2015，46（4）：1141-1146.

[2] Woldag H，Voigt N，Bley M，et al. Constraint-induced apha-

sia therapy in the acute stage：what is the key factor for efficacy? A randomized controlled study. Neurorehabilitation and Neural Repair，2017，31：72-80.

[3] 中华医学会神经病学分会，中华医学会神经病学分会神经康复学组，中华医学会神经病学分会脑血管病学组．中国脑卒中早期康复治疗指南，中华神经科杂志，2017，50（6）：405-412.

[4] 中国脑梗死急性期康复专家共识组．中国脑梗死急性期康复专家共识．中华物理医学与康复杂志，2016，38：1-6.

[5] Mitchell C，Bowen A，Tyson S，et al. ReaDySpeech for people with dysarthria after stroke：protocol for a feasibility randomised controlled trial. Pilot and feasibility studies，2018，4：25.

[6] Shin HK，Koo KI，Hwang CH. Intermittent oroesophageal tube feeding via the airway in patients with dysphagia. Ann Rehabil Med，2016，40（5）：794-805.

[7] 中国吞咽障碍康复评估与治疗专家共识组．中国吞咽障碍评估与治疗专家共识（2017 年版）——第二部分：治疗与康复管理篇．中华物理医学与康复杂志，2018，40（1）：1-10.

[8] 丁里，王拥军，王少石，等．卒中患者吞咽障碍和营养管理的中国专家共识（2013 版）．中国卒中杂志，2013，（12）：973-983.

[9] Hebert D，Lindsay MP，McIntyre A，et al. Canadian stroke best practice recommendations：stroke rehabilitation practice guidelines，update 2015. Int J Stroke，2016，11（4）：459-484.

第十七章　卒中远程医疗

一、概述

卒中远程医疗是指使用诸如电话、网络、视频等不同通讯方式，实现不同地理位置间的患者信息交换，从而改善诊疗水平不发达地区或偏远地区（山区、农村、郊区等）的卒中患者所接受的诊疗服务质量[1]。

卒中远程医疗网络体系一般包括两种模式：

（1）中心辐射模式（hub and spoke model）：由一家具有资质及专家资源的卒中救治中心（primary stroke center，PSC；或 comprehensive stroke center，CSC）作为中心，数家小规模的、没有卒中救治资质、专家资源匮乏的医院作为辐射点，通过协议的方式提供远程专家咨询服务。

（2）去中心化模型（hubless model）：①英国东英格兰区将规模相似、散在分布的七家医院联合在一起，选择10名卒中专家轮流值班，为所有医院进行远程会诊，提供覆盖全区的24 h远程卒中医疗服务，卒中患者直接就近进入七家医院之一进行治疗而无需在评估后进行转诊，减少偏远地区转诊带来的不便。②美国的“第三方咨询模式（third-party consult model）”中，作为辐射点的小规模医院与第三方机构签署合约，由第三方机构雇佣可提供卒中远程医疗服务的专家。在该模式中，辐射点医院可通过ICU为不需要手术的患者提供治疗服务，辐射点医院可具有稳定的患者数量；而对于需要介入性治疗的重症患者可通过该网络转入相应的三级医院[2,3]。

二、卒中远程医疗的现状

（一）国际卒中远程医疗现状

国际上，欧美发达国家卒中远程医疗网络系统从 20 世纪末期开始建立和运行，在远程卒中诊疗服务方面（如卒中诊断、静脉溶栓和卒中转运）较为成熟[4,5]。以美国为例，自 1998 年以来，美国不断进行各种卒中远程医疗网络体系的探索和基础建设（包括中心辐射模式和去中心化模式），不断进行卒中中心的建设和认证，目前已经建立覆盖全国多数地区的卒中远程医疗体系，大大提高了卒中急性期诊断准确率和静脉溶栓率，明显降低了卒中治疗延误和残疾/死亡率[2,6-8]。虽然美国卒中远程医疗使用有所增加，使许多卒中患者获得静脉溶栓治疗，但美国卒中医疗的地区差异仍然存在，在许多小型医院和社区仍然没有适当的卒中诊疗服务，美国心脏病学会呼吁政府采取措施，增加卒中远程医疗的使用，以改善偏远地区的卒中诊疗[9]。亚洲国家如印度、日本、韩国等也已经开始发展和运行自己的卒中远程医疗网络。

（二）中国卒中远程医疗现状

我国近年来逐渐重视远程医疗在疾病防治中的作用，2012 年出台了《远程医疗信息系统基本功能规范》，2014 年建成了国家远程卒中中心。但目前卒中远程网络体系和规范发展仍然不够理想，可能的影响因素主要有三个方面[10]：①基础设施不足，例如信息传输的速率和质量具有不稳定性，网络带宽受到距离远近、信息高峰等情况影响，可能存在信息延迟和视频质量损失，尤其是在欠发达地区。②专家系统建设不足，对于卒中中心认证、远程会诊专家认证均需规范和加强。我国目前卒中中心建设和认证远落后于美国，对于参与卒中远程医疗的医师资格尚无相应的法规或行业标准。③资金投入不足，对于卒中远程医疗涉及的院前急救和院内救治范畴，目前尚无相应的医保与商业保险资金支持。

三、卒中远程医疗的应用

卒中远程医疗主要指远程治疗，也包含远程诊断、护理及康复。卒中远程辅助溶栓治疗与面对面溶栓治疗相比，存活率和脑出血转化之间无显著差异[11]。因此，卒中远程医疗是以证据为基础并被美国“2018 AHA/ASA 急性缺血性卒中早期管理指南”Ⅰ类推荐的干预措施[12]。卒中远程医疗是过去 10 年中增长最大和最快的急性卒中治疗体系[13]。卒中远程医疗可以提供有效的治疗解决方案，可以让小型或没有卒中专家的医院根据需求获取急性卒中专业知识和促进静脉溶栓治疗，从而明显减少卒中残疾风险及其费用[14]。

（一）卒中远程诊断

美国“2018 AHA/ASA 急性缺血性卒中早期管理指南”推荐，通过卒中远程医疗网络系统（包括远程专家会诊和远程影像传输），可以明显缩短卒中诊断时间和提高卒中诊断率[4,12]。20 世纪 90 年代后期至今，大量研究证实了卒中远程医疗可用于远程神经功能评估、头颅影像评估和卒中诊断；神经科专家或非神经科专家，通过手机 APP 或视频进行远程 NIHSS 评分，以及远程颅脑图像评估，具有较好的评估信度[15-16]。早在 1998 年，美国马里兰州卒中团队已开发和应用卒中远程系统（TeleBAT），在急救人员接触患者时，使用手机与卒中急救团队进行交流，共同进行 NIHSS 评分，在救护车上即可对患者进行神经功能评估，卒中急救团队可在患者被送达之前做好 CT 检查等相应准备，有效缩短从发病到接受治疗的时间[17]。乔治亚大学医学院实施的急性卒中远程评估项目（REACH），总结了 2003—2006 年进入 REACH 项目的卒中患者，与同期本院或其他医院急诊患者相比，卒中远程评估可明显减少从起病到接受治疗的时间（145.9 min *vs.* 147.8 min *vs.* 127.6 min）[7]。

（二）卒中远程治疗

对于卒中患者来说，时间就是大脑。脑梗死 4.5 h 内静脉溶栓治疗和 24 h 内选择性前循环大血管闭塞患者的血管内介入治疗是美国“2018 AHA/ASA 急性缺血性卒中早期管理指南”的Ⅰ类推荐。

该指南对于卒中远程医疗在静脉溶栓治疗中的作用给出了Ⅱ类推荐：①卒中远程医疗系统可以准确和有效地指导静脉溶栓治疗，对于卒中患者是安全有效的；②各级医疗保险机构应对卒中远程医疗相关费用给予报销，政府应支持建立卒中远程医疗网络；③对于没有卒中诊治专家但有卒中远程医疗网络资源的医院，鼓励开展远程医疗指导的卒中静脉溶栓治疗[12]。

该指南对于卒中远程医疗在血管内介入治疗中的作用也给出Ⅱ类推荐：卒中远程医疗系统可以指导转运合适的卒中患者前往卒中救治中心进行血管内介入治疗[12]。一项观察性研究比较了卒中远程医疗会诊后和急救人员直接转入进行血管内介入治疗患者之间的临床结果，该研究共评估了 151 例接受急诊血管内介入治疗的前循环卒中患者。这些患者中，48 名患者（31.8%）在远程医疗会诊后被转入，103 名（68.2%）患者由急救人员直接转入。远程医疗会诊后患者年龄更小，接受静脉溶栓治疗率更高，从卒中发病到血管内介入治疗开始时间更长，倾向于具有较低的症状性颅内出血和死亡率；两组患者具有相似的再灌注率和远期疗效。故卒中远程医疗网络可以对远程医院选定的卒中患者进行分流和输送，提高卒中患者的血管内介入治疗率和疗效[18]。

当然，疑难卒中和卒中急性期严重并发症（如癫痫、意识障碍和吞咽困难等）的处理也可以受惠于卒中远程医疗网络。在缺乏卒中诊治专家的医院或初级卒中中心，可以通过卒中远程医疗网络接受指导，起到节约医疗资源和提高效率的作用[4-5]。

（三）卒中远程护理

卒中急性期需要卒中专业护理服务，但是小型医院或偏远地区医院没有这种卒中专业护士和护理服务。卒中远程护理系统可以帮助小型医院或偏远地区医院实现卒中专业护理，在卒中中心专家指导下，由经过卒中远程护理系统培训的社区护士完成，可以达到节约医疗资源和提高效率的作用[19]。美国费城的一家社区医院，通过前瞻性观察队列研究，制订规范的卒中远程护理计划，进行系统的培训，包括卒中患者生命体征监护（血压、心率、体温、血氧饱和度及血糖）、气道管理、神经功能缺损评分、吞咽功能评估、营养评估和营养支持等，结果证实社区护士完全可以借助卒中远程护理系统开展卒中急性期专业护理[19]。

（四）卒中远程康复

通过机器人、虚拟现实或者商业游戏提供卒中远程康复是一个迅速发展的领域，有望改善卒中患者的功能结局。这些疗法通过与康复治疗相关的模拟实践，进行更高强度的治疗任务，持续更长时间并且没有疲劳，可以增强患者的平衡性和机动性，改善卒中患者四肢功能和步行速度[21-22]。但是，由于缺乏高质量的证据，与面对面康复相比，基于机器人、虚拟现实或者商业游戏的卒中远程康复的获益和风险仍不清楚，亟待大样本、设计良好的多中心临床试验评估，尤其需要开展评估远程康复措施的最佳剂量、最佳时机和适合患者的大型临床试验。刚刚在美国国立卫生研究院（National Institutes of Health，NIH）获得资助的 StrokeNet 项目，系一个多中心、随机对照的卒中远程康复试验，对比卒中远程康复与面对面康复的疗效和安全性，有望部分回答上述问题[23]。

四、卒中远程医疗的不足

有效实施卒中远程医疗的不足主要包括三方面：法律法规、技术设备和财务方面。

（一）法律法规的不足

过时的法律法规和国家医疗委员会的不当要求，给远程医疗提供者带来较大的管理负担。隐私法规没有预测到目前的远程医疗活动，出于对数据准确性、患者隐私和安全性的考虑而阻止采用远程医疗。政府预算部门对于远程医疗的获益估计比较保守，不利于远程医疗法律法规的通过。

（二）技术设备不足

越来越多的国家要求开展远程医疗服务，但各地区合格的远程医疗提供者不足，远程医疗基础设施的差异和不足，阻碍了卒中远程医疗的发展。

（三）财务报销不足

在当前医疗保险制度下，多数卒中远程医疗体系的报销制度不完善，这是限制远程医疗发展的主要障碍。由于远程医疗开始和维持的成本较大，政府部门投入的积极性不大。

五、卒中远程医疗的前景

（一）卒中远程医疗的新技术

1. 可穿戴式监测设备

非植入性可穿戴式心脏复律除颤器是一种非植入性外部装置，可检测出患者的快速室性心律失常并自动进行除颤。它通常在植入式心脏复律除颤器过渡期使用[24-25]。虽然回顾性临床研究发现，与单纯植入式心脏复律除颤器的患者相比，过渡期使用非植入性可穿戴式心脏复律除颤器，可提高患者存活率，但尚缺乏高质量的研究证据[24-25]。目前也不清楚哪些患者可能从非植入性可穿戴式心脏复律除颤器中获益。

2. 移动智能设备

偏远地区的患者由于缺乏医护人员，往往不能获得及时的医疗诊断和治疗。新的平台和软件可以将远程智能手机和便携式智能医疗设备的健康数据转化为电子医疗信息，使得智能手机和便携式智能医疗设备有可能为患者提供积极主动的照护，医护人员也越来越多地直接从智能医疗设备中高效地获取患者的医疗信息[26]。

3. 移动卒中单元

移动卒中单元是配有 CT 设备的救护车，备有静脉溶栓药物和其他急救药物，可以通过车上或远程医疗系统获取卒中专业救治知识，可现场诊断和治疗该区域发生的卒中[27]。移动卒中单元在远程医疗方面的早期尝试因带宽技术和可靠性不足而受到阻碍，来自马里兰大学的团队使用无线蜂窝技术，将视听觉数据实时传输到卒中专科医生身边，速率很低，既不实用也不可扩展[17]。但电信技术的新进展带来了更好的解决方法，再次临床研究显示视频数据实时传输的质量和速度具有可接受性和可靠性[27]。然而，最有说服力的证据来自柏林的卒中急诊移动单元（stroke emergency mobile unit，STEMO）项目，采用配备卒中专家的移动卒中单元，利用远程系统提供影像诊断服务，明显缩短了预警到用药时间，并且没有增加并发症，改善了卒中预后[28-29]。美国正在进行几项移动卒中单元的研究，表明该移动卒中单元是可靠的，且远程卒中医生可以替代车上卒中医生，移动卒中单元将有可能改变卒中远程的诊断和治疗模式[30-31]。

（二）卒中远程医疗的研究趋势

1. 评估远程医疗的可用性

尽管出现了新的远程医疗技术，但未来的研究需探讨这些设备的可用性，例如界面的友好性，是否能够被老年人、视听觉障碍和认知障碍患者使用。

2. 评估远程医疗的有效性

未来的研究还需要确定远程医疗设备或措施的成本效益，不但考虑远程医疗的干预措施是否有效，还要评估设备和人员的相关投入。

（三）中国卒中远程医疗的前景

中国幅员广阔，有众多偏远地区和欠发达地区，未来卒中远程医疗的建设完全有可能取得比欧美国家更大的发展和成效。除了远程指导卒中诊断、静脉溶栓和卒中患者转运，我国还可能将远程医疗应用于卒中介入诊疗和外科治疗指导中，如动脉溶栓、机械取栓、内膜切除、动脉支架、颅内外搭桥和血肿抽吸等，甚至包括危重症患者在ICU的治疗指导。远程医疗还可以用于卒中后期康复指导，以及卒中的一级、二级预防，提高全民卒中防控意识。

（杨　杰）

参考文献

[1] Levine SR，Gorman M. "Telestroke"：the application of telemedicine for stroke. Stroke，1999，30（2）：464-469.

[2] Silva GS，Farrell S，Shandra E，et al. The status of telestroke in the United States：a survey of currently active stroke telemedicine programs. Stroke，2012，43（8）：2078-2085.

[3] Commiskey P，Afshinnik A，Cothren E，et al. Description of a novel telemedicine-enabled comprehensive system of care：drip and ship plus drip and keep within a system of stroke care delivery. Journal of telemedicine and telecare，2017，23（3）：428-436.

[4] Schwamm LH，Chumbler N，Brown E，et al. Recommendations for the Implementation of telehealth in cardiovascular and stroke care：a policy statement from the American Heart Association. Circulation，2017，135（7）：e24-e44.

[5] Wechsler LR，Demaerschalk BM，Schwamm LH，et al. Telemedicine quality and outcomes in stroke：a scientific statement for healthcare professionals from the American Heart Association/American Stroke Association. Stroke，2017，48（1）：e3-e25.

[6] Alberts MJ，Hademenos G，Latchaw RE，et al. Recommendations for the establishment of primary stroke centers. JAMA，

2000, 283 (23): 3102-3109.

[7] Switzer JA, Hall C, Gross H, et al. A web-based telestroke system facilitates rapid treatment of acute ischemic stroke patients in rural emergency departments. The Journal of Emergency Medicine, 2009, 36 (1): 12-18.

[8] Alberts MJ, Latchaw RE, Jagoda A, et al. Revised and updated recommendations for the establishment of primary stroke centers: a summary statement from the brain attack coalition. Stroke, 2011, 2 (9): 2651-2665.

[9] Schwamm LH AH, Amarenco P, Chumbler NR, et al. Recommendations for the implementation of telemedicine within stroke systems of care: a policy statement from the American Heart Association. Stroke, 2009, 40 (7): 2635-2660.

[10] Zhao G, Huang H, Yang F. The progress of telestroke in China. Stroke and Vascular Neurology, 2017, 2 (3): 168-171.

[11] Jhaveri D, Larkins S, Sabesan S. Telestroke, tele-oncology and teledialysis: a systematic review to analyse the outcomes of active therapies delivered with telemedicine support. Journal of Telemedicine and Telecare, 2015, 21 (4): 181-188.

[12] Powers WJ, Rabinstein AA, Ackerson T, et al. 2018 Guidelines for the early management of patients with acute ischemic stroke: a guideline for healthcare professionals from the American Heart Association/American Stroke Association. Stroke, 2018, 49 (3): e46-e110.

[13] Hubert GJ, Muller-Barna P, Audebert HJ. Recent advances in telestroke: a systematic review on applications in prehospital management and stroke unit treatment or telestroke networking in developing countries. Int J Stroke, 2014, 9 (8): 968-973.

[14] Switzer JA, Demaerschalk BM, Xie J, et al. Cost-effectiveness of hub-and-spoke telestroke networks for the management of acute ischemic stroke from the hospitals' perspectives. Circulation Cardiovascular Quality and Outcomes, 2013, 6 (1): 18-26.

[15] Demaerschalk BM, Vegunta S, Vargas BB, et al. Reliability of real-time video smartphone for assessing National Institutes of Health Stroke Scale scores in acute stroke patients. Stroke, 2012, 43 (12): 3271-3277.

[16] Puetz V, Bodechtel U, Gerber JC, et al. Reliability of brain CT evaluation by stroke neurologists in telemedicine. Neurology, 2013, 80 (4): 332-328.

[17] LaMonte MP XY, Hu PF, Gagliano DM, et al. Shortening time to stroke treatment using ambulance telemedicine. J Stroke Cerebrovasc Dis, 2004, 13 (4): 148-154

[18] Barlinn J GJ, Barlinn K, Pallesen LP, et al. Acute endovascular treatment delivery to ischemic stroke patients transferred within a telestroke network: a retrospective observational study. Int J Stroke, 2017, 12 (5): 502-509.

[19] Rafter RH, Kelly TM. Nursing implementation of a telestroke programme in a community hospital in the US. Journal of Nursing Management, 2011, 19 (2): 193-200.

[20] Kim GJ, Rivera L, Stein J. Combined clinic-home approach for upper limb robotic therapy after stroke: a pilot study. Archives of Physical Medicine and Rehabilitation, 2015, 96 (12): 2243-2248.

[21] Laver K, George S, Thomas S, et al. Virtual reality for stroke rehabilitation: an abridged version of a cochrane review. European Journal of Physical and Rehabilitation Medicine, 2015, 51 (4): 497-506.

[22] Mehrholz J, Hadrich A, Platz T, et al. Electromechanical and robot-assisted arm training for improving generic activities of daily living, arm function, and arm muscle strength after stroke. The Cochrane Database of Systematic Reviews, 2012 (6): CD006876.

[23] Cramer SC. Telerehabilitation in the home versus therapy in-clinic for patients with stroke. Clinical Trials gov. 2016 [2016-02]. https://www.clinicaltrials.gov/ct2/show/NCT02360488.

[24] Feldman AM KH, Tchou P, Murali S, et al. Use of a wearable defibrillator in terminating tachyarrhythmias in patients at high risk for sudden death: results of the WEARIT/BIROAD. Pacing Clin Electrophysiol, 2004, 27: 4-9.

[25] Zishiri ET, Williams S, Cronin EM, et al. Early risk of mortality after coronary artery revascularization in patients with left ventricular dysfunction and potential role of the wearable cardioverter defibrillator. Circulation Arrhythmia and Electrophysiology, 2013, 6 (1): 117-128.

[26] Kim JY, Lee KH, Kim SH, et al. Needs analysis and development of a tailored mobile message program linked with electronic health records for weight reduction. International Journal of Medical Informatics, 2013, 82 (11): 1123-1132.

[27] Barrett KM, Pizzi MA, Kesari V, et al. Ambulance-based assessment of NIH Stroke Scale with telemedicine: a feasibility pilot study. Journal of Telemedicine and Telecare, 2017, 23 (4): 476-483.

[28] Gyrd-Hansen D, Olsen KR, Bollweg K, et al. Cost-effectiveness estimate of prehospital thrombolysis: results of the PHANTOM-S study. Neurology, 2015, 84 (11): 1090-1097.

[29] Ebinger M WB, Wendt M, Weber JE, et al. Effect of the use of ambulance-based thrombolysis on time to thrombolysis in acute ischemic stroke: a randomized clinical trial. JAMA, 2014, 311: 1622-1631.

[30] Bowry R PS, Rajan SS, Yamal JM, et al. Benefits of stroke treatment using a mobile stroke unit compared with standard management: the BEST-MSU study run-in phase. Stroke, 2015, 46: 3370-3374.

[31] Itrat A, Taqui A, Cerejo R, et al. Telemedicine in prehospital stroke evaluation and thrombolysis: taking stroke treatment to the doorstep. JAMA Neurology, 2016, 73 (2): 162-168.

第十八章　缺血性卒中的出血性转化

缺血性卒中的出血性转化（hemorrhage transformation，HT），即出血性脑梗死或梗死后出血，是在梗死基础上合并的出血。动脉梗死和静脉梗死都有出血性转化，形态多为点状出血或融合成片状的出血，大多位于灰质，也可以形成血肿。临床上缺血性卒中的出血性转化（HT）不能等同于混合性脑卒中，后者是指同一患者脑内不同血管供血区同时或较短时间（48～72 h）内先后发生的出血和梗死。根据“中国脑血管疾病分类 2015”，HT 是缺血性卒中的一种亚型。目前人们所使用的 HT 定义差异很大，主要根据出血的放射学分类和神经功能恶化的程度进行定义，使用时应该考虑到这一点。另外，还应通过美国国立卫生研究院卒中量表（NIHSS）的评分变化来评估临床神经功能恶化的程度，为患者的症状恶化寻找原因。头颅磁共振成像检查（MRI）是鉴别出血性转化的最佳方法。

一、出血性转化的病理特征

脑梗死在病理上通常表现为苍白的、贫血性梗死，所含红细胞甚少。缺血性卒中的 HT 是指在梗死脑组织内有相当数量的红细胞，红细胞的密度足以在 CT 或 MRI 检查中显示为高密度或信号异常[1]。HT 又分为自发性和药物性两大类型。

二、出血性转化的分类

（一）欧洲协作性急性卒中研究（ECASS）分类

欧洲协作性急性卒中研究（European cooperative acute stroke study，ECASS）[2]基于 CT 表现，将 HT 分为出血性脑梗死（hemorrhagic infarction，HI）和脑实质血肿（parenchymal hematoma，PH），具体分类如下（图 18-1）。

- 出血性脑梗死-1（HI-1）型：沿梗死边缘的小的点状出血。
- 出血性脑梗死-2（HI-2）型：梗死区内片状出血，无占位效应。
- 脑实质血肿-1（PH-1）型：有血肿形成，占位效应轻，小于梗死面积的 30%。
- 脑实质血肿-2（PH-2）型：血肿超过梗死面积的 30%，有明显占位效应以及远离梗死区的出血，是导致临床症状加重和临床结局不良的独立危险因素。

（二）美国国立神经疾病与卒中研究所（NINDS）分类

美国国立神经疾病与卒中研究所（NINDS）结合 HT 与临床症状之间的关系，将 HT 分为无症状性 HT 和症状性 HT，其中症状性 HT 定义为经 CT 检查证实的与患者临床症状恶化相关的梗死后颅内出血。

三、出血性转化的发生机制

出血性转化的基本机制是血脑屏障的破坏，导致血管壁损伤，脑血流灌注恢复后脑内出血。研究报告的 HT 发

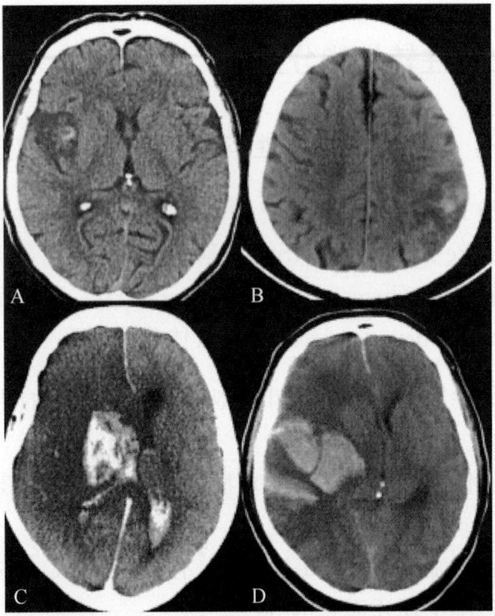

图 18-1 出血性转化的 ECASS 分类。**A.** 出血性脑梗死-1 型；**B.** 出血性脑梗死-2 型；**C.** 脑实质血肿-1 型；**D.** 脑实质血肿-2 型

病率差异较大（0.6%～85%），可能与判断时间的不同、临床样本的选择偏倚、采用的评估手段差异、诊断标准不统一等因素有关。关于 HT 的发病机制，目前主要存在“血脑屏障的破坏”“炎症反应”和“缺血再灌注损伤”三种学说。其中，血脑屏障的破坏是发生 HT 的基础，脑组织缺血、缺氧导致细胞肿胀，血脑屏障完整性破坏，使 HT 的发生风险增加；另一方面，脑组织缺血后基质金属蛋白酶表达升高，加速了血脑屏障中Ⅳ型胶原和紧密连接蛋白的降解，使血脑屏障基底膜的通透性增加，从而 HT 风险增加。“炎症反应”机制是因为脑缺血后炎性细胞因子的释放不仅可激活基质金属蛋白酶-9 的表达，而且加速细胞凋亡，加重再灌注损伤。而“缺血再灌注损伤”则是

通过再灌注时氧自由基和炎症因子的释放促进血脑屏障的破坏，导致 HT 的发生。

四、出血性转化的病因分类和处理

大多数出血性转化可无临床症状的改变，部分可表现为意识水平下降、瘫痪等症状加重，甚至死亡。因此临床上早期判断、及时预警并调整治疗方案对患者的预后具有重要的意义。目前很多研究发现，溶栓、血管内治疗、抗凝和抗血小板治疗等与 HT 的发生呈正相关。

（一）溶栓后出血性转化

重组组织型纤溶酶原激活剂（rt-PA）溶栓治疗是目前被证实的治疗超早期缺血性卒中最有效的药物，而出血性转化是 rt-PA 溶栓治疗后最常见的并发症。尽管目前人们对静脉溶栓的临床流程和质量控制做出了很多努力，但仍有小部分遵循指南溶栓的患者出现症状性 HT。现有的研究显示，HT 的风险主要是因治疗的时间窗、药物、给药的时间和途径、入选患者的严重程度不同而导致。目前，静脉溶栓后凝血功能障碍的纠正仍然是治疗的主要手段，但尚无一种具体的药物被证明是最有效的，神经外科治疗也仍需进一步的研究[3]。

1. 发生率

不同研究所使用的 HT 定义不同，发生率也有差异。在临床试验和前瞻性卒中登记中，标准剂量的 rt-PA 溶栓后症状性 HT 的发生率为 2.4%～11.3%（表 18-1）[4]。这是因为静脉溶栓后出血性转化在溶栓药物输注后 36 h 内发生，仅有一半的事件在溶栓后 5～10 h 得以诊断。因此，对于 HT 高危患者建议延长神经和心血管的监测时间，

表 18-1 rt-PA 溶栓的临床试验和症状性 HT 的发生率

药物	临床试验	病例数	剂量	距起病时间（h）	结果	症状性 HT（治疗组 *vs.* 安慰剂组）
r-tPA	NINDS Ⅰ	291	0.9 mg/kg	≤3	NIHSS 评分 24 h 内无改善	5.6% *vs.* 0%
r-tPA	NINDS Ⅱ	333	0.9 mg/kg	≤3	90 天内有较好的综合结果	7.1% *vs.* 1.2%
r-tPA	NINDS Ⅰ＋Ⅱ	624	0.9 mg/kg	≤3	90 天内有较好的综合结果	6.4% *vs.* 0.6%
r-tPA	ATLANTIS A	142	0.9 mg/kg	≤3	无益	11.3% *vs.* 0%
r-tPA	ATLANTIS B	613	0.9 mg/kg	≤3	无益	6.7% *vs.* 1.3%
r-tPA	ECASS-Ⅰ	620	1.1 mg/kg	≤3	无益	19.8% *vs.* 6.8%
r-tPA	ECASS-Ⅱ	800	0.9 mg/kg	≤3	无益	8.8% *vs.* 3.4%
r-tPA	ECASS-Ⅲ	821	0.9 mg/kg	3.5～4	90 天内有较好的综合结果	2.4% *vs.* 0.3%

从 8 h 延长至 12 h。

2. 风险因素与预测评分

出血性转化风险的预测评分有助于对患者及其家属的期望予以指导，并可能提示个别患者在静脉溶栓治疗后所需的医疗监护强度。目前有证据表明增加溶栓后出血风险的因素包括卒中严重程度、基线血糖较高、糖尿病、高血压、心房颤动、抗血小板药物的使用、白质疏松、影像学上急性梗死病灶已显现、脑微出血等。目前已经有多种 HT 风险的预测评分模型，各模型对出血风险的预测作用基本一致（表 18-2）。基于预测评分的高危出血患者仍然

表 18-2　静脉溶栓后出血性转化风险的预测模型

预测模型	评分组成	分值	ROC 曲线（C 值）
MSS	年龄、NIHSS 评分、血糖、血小板	0～4 分	0.59～0.86
HAT	NIHSS 评分、糖尿病或血糖、CT 早期密度灶	0～5 分	0.59～0.79
SEDAN	年龄、NIHSS 评分、血糖、大脑中动脉高密度征、CT 早期密度灶	0～5 分	0.50～0.70
SITS-CH	年龄、NIHSS 评分、血糖、体重、高血压、抗血小板治疗、收缩压、发病至治疗时间	0～12 分	0.58～0.76
GRASPS GWTG	年龄、NIHSS 评分、血糖、收缩压、亚裔 *vs.* 非亚裔、性别	0～101 分	0.61～0.83
THRIVE	年龄、NIHSS 评分、高血压、糖尿病、心房颤动	0～9 分	0.60
SPAN-100	年龄、NIHSS 评分	0～1 分	0.55～0.57

可能从静脉溶栓中获益，因此，务必明确 HT 风险预测评分和风险因素不能用于静脉溶栓的患者筛选。

溶栓后出血评分（hemorrhage after thrombolysis，HAT）预测模型（表 18-3）是由楼敏教授等于 2008 年发表的用来预测 rt-PA 溶栓患者发生出血性转化风险的量表。该研究以发病 3 h 内的急性缺血性卒中患者为研究人群，采用基线 NIHSS 评分、既往糖尿病病史或者基线的随机血糖水平≥11.1 mmol/L、头部 CT 早期缺血性改变范围等临床指标，对标准剂量的 rt-PA（0.9 mg/kg）溶栓后出血性转化风险进行分析。结果发现该模型预测任何一种出血性转化的 C 值为 0.72，预测症状性出血性转化的 C 值为 0.79。该模型受到国内外研究者的关注，并在 NINDS 和其他数据库中得以验证，证明 HAT 预测模型是一个有效的评测 rt-PA 溶栓后出血性转化风险的评分系统。此后 HAT 预测模型在不同的 rt-PA 溶栓剂量（0.6 mg/kg）、不同的发病时间（发病 3～4.5 h）以及不同人种的急性缺血性卒中患者中，均显示出了良好的出血性转化风险的预测能力。由于 HAT 评分系统中所包含的检测项目都是临

表 18-3 溶栓后出血评分（HAT）预测模型

特点	评分	
糖尿病病史或溶栓前随机血糖水平≥11.1 mmol/L	否	0
	是	1
溶栓前 NIHSS	<15	0
	15～19	1
	≥20	2
CT 早期缺血性改变范围	无	0
	<1/3 大脑中动脉供血区	1
	≥1/3 大脑中动脉供血区	2

总分________ 日期__________

床常规检查，不会增加患者的额外负担，在溶栓决策过程中可操作性极强。

3. 预后和处理

无症状 HT 与预后之间的关系仍不太清楚，症状性 HT 特别是 PH-2 型患者的自然病程很差，死亡率和致残率将近 50%。目前认为 rt-PA 治疗 24 h 内，伴有低纤维蛋白原血症是逆转凝血功能障碍的最佳适应证。综合处理方法如下：

(1) 冷沉淀：一旦确诊为溶栓后症状性 HT，应立即检测纤维蛋白原水平，并经验性给予 10 U 冷沉淀（约升高纤维蛋白原 50 mg/dl），必要时增加冷沉淀的剂量直到纤维蛋白原达到≥150 mg/dl。

(2) 血小板输注：尽管对症状性 HT 患者输注血小板仍存在争议，如果患者存在血小板减少症（血小板计数＜100 000/μl），应考虑输注血小板 2 U。

(3) 凝血酶原复合物、维生素 K 和新鲜冰冻血浆：对于溶栓之前接受了华法林治疗的患者，凝血酶原复合物或者维生素 K 可以作为冷沉淀的辅助治疗。但当凝血酶原复合物不易获得时，可以选择新鲜冰冻血浆作为冷沉淀的辅助治疗。在其他大多数症状性 HT 患者中使用凝血酶原复合物和新鲜冷冻血浆是有争议的。

(4) 抗纤维蛋白溶解药：抗纤维蛋白溶解药在症状性 HT 患者的安全性和有效性数据并不充分。然而，所有症状性 HT 患者都可以考虑这类药物，特别是对于拒绝血液制品的患者。

(5) 血肿扩大的预防：应该权衡缺血程度恶化与出血性转化、血肿扩大的风险，以决定血压的管理目标。对于血管再通不完全的患者，可能需要较高的血压以维持足够的血流灌注，从而降低梗死区域扩大的风险。另一方面，对于完成血运重建的患者，需要严格控制血压以避免高灌注引起的再灌注损伤。

（6）神经外科治疗：对于某些症状性 HT 患者，如果手术可以改善结局，应该考虑神经外科治疗。由于患者可能存在溶栓相关的凝血障碍，这种潜在的获益是否超过了出血性并发症的风险，需要仔细权衡。

（二）机械取栓

随着血管内治疗的广泛应用，机械取栓过程中导丝或导管引发的血管壁损伤以及继发的蛛网膜下腔出血，导致新型继发性 HT 的出现。在 MERCI 研究中，蛛网膜下腔出血被纳入症状性 HT，而 Saver 等将症状性 HT 定义为在血管再通过程中伴有 NIHSS 评分增加≥4 分的任何脑实质出血、脑组织梗死区域外出血、蛛网膜下腔出血或脑室出血。SWIFT 研究中梗死后继发的颅内出血包括 ECASS 经典分型中的四型、蛛网膜下腔出血、脑室出血以及任何脑组织梗死区域外出血等 7 种类型。因此传统 HT 的定义与分型已经不能完全覆盖缺血性卒中后继发的出血性转化类型。鉴于 ESCAPE 研究、PRIME 研究、MR CLEAN 研究等一系列血管内治疗所采用的 HT 的定义和标准不同，2015 年 von Kummer 等[5] 推出了缺血性卒中再灌注治疗后继发出血性转化的海德堡分型方法。这种分型结合了传统分型中出血的影像学特征以及临床症状，并将出血性转化的分型与卒中预后相关联。海德堡分型将 HT 分为 1 型（出血性转化）、2 型（局限于梗死区域的脑实质出血：血肿≥30%梗死区域，伴明显占位）、3 型（梗死区域外脑实质出血或颅内-颅外出血）共三型；其中 1 型又分为 1a（HI-1 型，散在点状，无占位）、1b（HI-2 型，融合点状，无占位）、1c（PH-1 型，梗死区域内血肿，＜30%，非严重占位）三个亚型；3 型又分为 3a（梗死远隔部位脑实质血肿）、3b（脑室出血）、3c（蛛网膜下腔出血)、3d(硬膜下出血)四个亚型。溶栓和机械取栓的不同研究使用新的分型方法，将有利于更全面地评估卒中患者的治疗相关并发症及预后情况。

(三) 抗凝治疗

有研究显示脑卒中起病后口服抗凝药物的患者发生症状性 HT 的风险是未口服抗凝药物患者的 10 倍，但死亡率和致残率并未增加。也有研究表明缺血性卒中患者在溶栓前后使用抗凝药物会增加症状性 HT 的发生率，但无症状性 HT 的发生率并未增高。国际卒中临床试验结果显示，卒中发病后 48 h 内开始皮下注射肝素单独使用或者联合阿司匹林治疗 14 天，症状性 HT 的风险与卒中严重程度、发病至治疗时间以及肝素的用量相关。因此，德国专家倡导心源性栓塞型脑卒中急性期后抗凝取决于梗死面积的大小，并应遵从“1、3、6、12”原则，即短暂性脑缺血发作(TIA)后 1 天即可抗凝，非致残性的小面积梗死应在 3 天后抗凝，中度梗死应在 6 天后抗凝，大面积梗死应等待至少 2～3 周。与未接受抗凝治疗的患者相比，接受抗凝治疗(口服华法林或者皮下注射肝素，包括普通肝素和低分子量肝素)的患者脑实质血肿型 HT 和症状性 HT 的发生率增高，但总的出血性转化发生率无明显差异。最新前瞻性研究发现，动脉溶栓或者机械取栓的患者口服抗凝药物并不增加症状性 HT 的发生率。HAS-BLED 评分(表 18-4)可以预测患者抗凝治疗的出血风险，积分≥3 分视为容易发生出血性转化的高危患者。但遗憾的是，评分越高的患者也是获益最大的人，因此不能因为评分高而放弃抗凝治疗。新型口服抗凝药的抗凝效果应不劣于华法林或优于华法林，而脑出血并发症少于华法林，具有良好的安全性。

表 18-4 HAS-BLED 出血风险评分

危险因素	评分
高血压（H）	1
异常的肝肾功能各计 1 分（A）	1 或 2
卒中（S）	1
出血（B）	1
INR 值不稳定（L）	1
老年＞65 岁（E）	1
药物、饮酒各计 1 分（D）	1 或 2

注：最高评分 9 分

（四）抗血小板治疗

抗血小板药物有助于提高血管再通率，部分情况下会导致 HT 率增高，临床上抗血小板药物是否增加 HT 的发生率目前尚无定论。在未接受溶栓治疗的患者中，缺血性卒中急性期应用阿司匹林有助于抵抗早期卒中复发，促进患者的良好预后。rt-PA 溶栓后使用抗血小板治疗会增加症状性 HT 的发生率，因此溶栓后 24 h 内禁忌使用抗血小板药物。在 NINDS rt-PA 研究中，先前使用过抗血小板药物与溶栓后症状性 HT 无相关性，甚至有研究显示溶栓前使用过抗血小板药物的患者比未使用过药物的患者预后更好。但 Whiteley 的 meta 分析却显示先前抗血小板药物的使用与双倍的出血性转化风险相关，且有研究证实基线时两种药物联合使用可使症状性 HT 的发生率增高约 3 倍。尽管如此，研究者们仍然推荐在基线使用抗血小板药物不应该作为患者接受溶栓治疗的禁忌。

五、出血性转化的影像学征象

多项研究证实，急性缺血性卒中患者早期的 CT 缺血性改变包括缺血区域密度减低、脑沟变浅或消失、灰白质界限模糊或消失、岛带消失、脑室受压等，是出血性转化的独立危险因素。在 ECASS-2 研究中，CT 早期缺血性改变与脑实质出血和症状性 HT 均相关。另外，有研究发现 CT 上脑白质疏松或 CT 灌注成像中低灌注均与后续的出血性转化相关，且 CT 灌注成像预测出血性转化的准确性等同于磁共振的弥散加权成像（DWI）。目前，大多数研究建议血管再灌注治疗后基线期以及 48 h 内复查头部 CT 或 MRI，或者在患者出现头痛、恶心、意识下降、神经功能恶化（相对于基线的 NIHSS 评分增加≥4 分）等情况时进行复查。

MRI 诊断和预测出血性转化均比 CT 敏感，出血性转化发生后在 T1WI 上低信号的梗死区内出现高信号，在 T2WI 上高信号的梗死区内出现稍低信号，梗死区域出血表现为高低混杂信号。另有研究提示 DWI 上缺血灶的大小能够很好地预测出血性转化的发生，而 PWI 显示的极低脑血容量（very low cerebral blood volume，VLCBV）预测脑实质血肿型 HT 的灵敏度优于 DWI，VLCBV＞2 ml 者在 rt-PA 溶栓后发生血肿型 HT 的风险较高，尤其是治疗后发生再灌注的患者[6]。

总之，出血性转化是指急性缺血性卒中后发生的出血，包括自发性出血和药物、机械取栓治疗后发生的出血，是溶栓或取栓治疗后最常见的并发症。症状性 HT 影响患者的预后。引起 HT 的风险因素较多，预测模型精准度不同。因此，早期预警、及早干预，尤其是对给予溶栓、抗凝、抗血小板治疗以及血管内治疗的高出血风险的急性缺血性卒中患者严格筛选，以降低出血性转化的发病率，具有重要的临床意义。

（李淑娟）

参考文献

[1] Shadi Yaghi，Joshua Z. Willey，Brett Cucchiara，et al. Treatment and outcome of hemorrhagic transformation after intravenous alteplase in acute ischemic stroke：a scientific statement for healthcare professionals from the American Heart Association/American Stroke Association. Stroke，2017，48：e343-e361.

[2] von Kummer R，Broderick J P，Campbell B C，et al. The Heidelberg bleeding classification：classification of bleeding events after ischemic stroke and reperfusion therapy. Stroke，2015，46（10）：2981-2986.

[3] Whiteley WN，Slot KB，Fernandes P，et al. Risk factors for intracranial hemorrhage in acute ischemic stroke patients treated with recombinant tissue plasminogen activator：a systematic review and meta-analysis of 55 studies. Stroke，2012，43（11）：2904-2909.

[4] Mohr JP，Choi DW，Grotta JC，et al. Stroke：Pathophysiology，Diagnosis，And Management. 4th ed. Elsevier，2004：61-62.

[5] Hacke W，Kaste M，Bluhmki E，et al；ECASS Investigators. Thrombolysis with alteplase 3 to 4. 5 hours after acute ischemic stroke. N Engl J Med，2008，359（13）：1317-1329.

[6] Campbell BC，Christensen S，Butcher KS，et al. Regional very low cerebral blood volume predicts hemorrhagic transformation better than diffusion-weighted imaging volume and thresholded apparent diffusion coefficient in acute ischemic stroke. Stroke，2010，41（1）：82-88.

第十九章　卒中医疗质量控制

一、医疗服务质量

医疗服务质量是指在目前的专业技术水平下，对个人和社会提供卫生服务时，所能够达到的尽可能理想的健康产出的程度。医疗服务质量的基础分析框架为“结构—过程—结果”。

“结构”的概念是指提供医疗服务所需要的人力、物力和财力资源，以及适当的系统设计。具体而言，医院的医疗服务结构包括专业人员的数量、分布和资格，以及医院各部门的数量、规模、装备及地区分布，还包括提供健康服务和为健康服务融资的正式和非正式的组织方式，例如健康保险也是结构的一个方面。同时，医师们是以个体还是以团队的方式开展医疗活动也是结构的一个方面。良好的结构还包括为监测医疗服务质量和根据情况采取行动而精心设计的系统机制。结构的基本特征是它具有相对的稳定性，它的作用是生成服务，并影响提供医疗服务的种类。结构在评价医疗服务时具有相对的迟钝性。作为医疗服务质量的一种间接测量方法，结构的作用取决于它对服务的影响程度。当存在被认为有利于服务质量的结构特征时，它们被视为是良好医疗服务质量的间接证据。

“过程”包括从患者接受医疗服务诊治到康复之间的一系列步骤，在这一系列步骤中，结构资源被转化为根据患者诊断和治疗需要所提供的服务，以期达到预定的良好结局。

“结果”是指由于先前的健康服务导致的一个患者目前和未来的健康状态的变化。基于一个相当宽泛的健康定义，除了通常强调的身体和生理方面的表现，还有社会和心理功能的改善、患者的满意度、患者所获得的健康相关知识和与健康有关的行为变化。

二、医疗服务质量评价

对一种医疗服务的质量进行评价，最直接的途径就是对这种医疗服务的执行情况进行评估。对“结构”和“结果”的评价属于间接评价。

结构评价主要集中在医疗保健系统的资源特点，包括机构面积（例如，医院的大小）、系统资源（例如，卒中单元、卒中相关的医疗保健策略、专家资源）和系统特点（例如，健康教育情况、质量改进参与者）。

过程评价在于阐述医疗保健服务这个复杂的过程，并且描述和医疗保健服务相关的特定行动，是心脑血管病已认可的基于循证医学证据的主要医疗服务质量评价。

结局评价集中于医疗服务的最终结果，或患者和人群医疗保健过程的效果。结局评价指标应该体现以“患者为导向”或“患者为中心”，包括死亡、致残、复发、功能状态、生活质量等。由于卒中可以导致终身严重的残疾，因此，结局评价指标应该反映长期的功能状态和生活质量。

三、医疗服务质量评价指标

缺血性卒中医疗服务主要包括六个领域：①医疗合作；②诊断；③神经组织的保留；④并发症的预防；⑤二

级预防的启动；⑥功能恢复。针对这六个领域，美国心脏协会（AHA）/美国心脏病学会（American College Of Cardiology，ACC）提出了卒中医疗的结构评价、过程评价和结局评价的指标框架[1]。

卒中医疗的评价指标框架

结构指标 • 医疗质量改进机制 • 局部能力 • 卒中计划 • 脑成像 • 神经内科/神经外科专家
过程指标 • 记录患者诊疗计划 • 初步评估 • 急性治疗 • 预防性治疗 • 功能评估/康复计划
结局指标 • 疾病进展和并发症 • 患者健康状态 • 患者满意度 • 照料者负担

2000 年起，脑卒中联盟（Brain Attack Coalition，BAC）探讨了卒中中心的概念，并提出了两种类型的卒中中心——初级卒中中心和高级卒中中心。初级卒中中心配备最基本的人员和基础设施，以稳定急性卒中患者的病情并给予治疗[2]。高级卒中中心则是配备必要的人员和设施，专业化程度高，能够对重症卒中患者进行诊治，提供重症内科医疗、外科医疗、专门性检查和介入治疗的医疗机构或医疗系统[3]。不同类型的卒中，使用的高级卒中中心资源有所区别（表 19-1）[3]。

初级卒中中心的组成

卒中治疗 • 急性卒中团队 • 书面诊疗规程 • 急诊医疗服务 • 急诊室 • 卒中单元 • 神经外科 • 影像检查：脑、脑血管、心脏 • 实验室检查 • 康复
管理/支持 • 制度性承诺和支持 • 初级卒中中心主任 • 卒中登记，包含结局和医疗质量改进
教育项目：公众教育、专业教育 • 支持认证过程 • 参与卒中医疗体系

高级卒中中心的组成

	推荐	可选
专业人员	血管神经内科 血管神经外科 高级实践护士 血管外科 诊断放射科/神经放射科 介入/血管内治疗医生 重症医学科 理疗和康复科 康复治疗（物理、作业、言语治疗） 卒中专科护士 文体治疗师 吞咽评估	神经重症医学科 卒中项目护士长

续

	推荐	可选
诊断检查技术	MR 和弥散 MRA 和 MRV CTA DSA TCD 颈部血管超声 经食管超声	MR 灌注 CT 灌注 氙 CT SPECT PET
外科手术或介入治疗	颈动脉内膜切除术 颅内动脉瘤夹闭术 脑室置管引流 血肿清除/引流 颅内压监测 动脉瘤/动静脉畸形的血管内消融 动脉内再灌注治疗 血管痉挛的血管内治疗	颅外血管支架/血管成形术 颅内血管支架/血管成形术
基础设施	卒中单元 重症监护室 手术室 24 h×7 天 介入治疗 24 h×7 天 卒中登记	卒中门诊 空中急救 神经重症监护室
教育/研究项目	社区教育 社区预防 专业教育 患者教育	临床研究 实验室研究 进修项目 国内会议交流

表 19-1　不同卒中人群使用的高级卒中中心资源

	缺血性卒中	脑出血	蛛网膜下腔出血
人员			
血管神经内科医师	√	√	√
神经外科医师	√	√	√
介入医师	根据需要		

续表

	缺血性卒中	脑出血	蛛网膜下腔出血
血管外科医师	√		
血管内治疗专家	√	√	√
病房			
卒中单元	√	√	√
重症监护室	√	√	√
神经影像			
MR/MRA，DWI	√	√	√
MRV	√	√	√
DSA	√	√	√
颈部血管超声	√		
TCD	√		√
经食管超声	√		
血管内治疗			
动脉瘤消融术			√
动静脉畸形栓塞术		√	√
血管痉挛的血管内成形术			√
动脉粥样硬化的支架植入/血管成形术	√		
再灌注技术	√		
外科手术			
脑室切开术	√	√	√
颅内压监测	√	√	√
半侧颅骨切除术	√	√	
血肿清除/引流		√	√
动脉瘤夹闭术			√
颈动脉内膜切除术	√		
脑活检	√	√	

美国国家质量论坛（NQF）、美国疾病预防控制中心的Paul Coverdell 国家急性卒中登记研究（PCNASR）、跟着指南走（GWTG）项目、联合委员会（TJC）、医疗保险和医疗补助服务中心的医院住院患者质量报告项目（HIQRP）各自制订了缺血性卒中和脑出血的医疗质量指标。AHA/ASA 在此基础上做了修订和补充（表 19-2 和表 19-3），形成成人住院缺血性卒中绩效指标和成人住院脑出血绩效指标[4-5]。AHA/ASA 还制订了高级卒中中心的医疗服务质量评价指标（表 19-4）[6]。

表 19-2 缺血性卒中的医疗质量指标

编号	绩效指标	NQF	PCNASR/GWTG	TJC/HIQRP	AHA 修订	AHA 新增
1	静脉血栓栓塞预防	√	√	√		
2	出院时抗栓治疗	√	√	√		
3	心房颤动/心房扑动抗凝治疗	√	√	√		
4	溶栓治疗	√	√	√		
5	住院后第 2 天结束前抗栓治疗	√	√	√		
6	出院时他汀治疗	√	√			
7	卒中教育		√	√		
8	戒烟咨询		√	√		
9	康复评估	√	√	√		
10	启动静脉溶栓时间	√	√			
11	吞咽困难筛查：评估				√	
12	吞咽困难筛查：管理				√	

续表

编号	绩效指标	NQF	PCNASR/GWTG	TJC/HIQRP	AHA修订	AHA新增
13	NIHSS 评分		√			
14	心脏监测					√
15	早期颈动脉成像					√

NQF：美国国家质量论坛（National Quality Forum）；PCNASR，Paul Coverdell 国家急性卒中登记（Paul Coverdell National Acute Stroke Registry）；GWTG：跟着指南走（Get With The Guidelines）；TJC：联合委员会（the Joint Commission）；HIQRP，医院住院患者质量报告项目（Hospital Inpatient Quality Reporting Program）

成人住院缺血性卒中绩效指标及含义

1. 静脉血栓栓塞预防

住院当天或住院后第 1 天采取静脉血栓栓塞预防措施的患者百分比

2. 出院时抗栓治疗

缺血性卒中患者出院时采取抗栓治疗的百分比

3. 心房颤动/心房扑动抗凝治疗

缺血性卒中患者合并心房颤动/心房扑动者出院时采取抗凝治疗的百分比

4. 溶栓治疗

发病后 2 h 内到达医院的缺血性卒中患者在 3 h 内启动静脉阿替普酶治疗的百分比

5. 住院后第 2 天结束前抗栓治疗

缺血性卒中患者住院后第 2 天结束前采取抗栓治疗的百分比

6. 出院时他汀治疗

缺血性卒中患者出院时采取他汀治疗的百分比

7. 卒中教育

缺血性卒中患者出院前接受卒中教育的百分比

8. 戒烟咨询

缺血性卒中且本人或其照料者在过去一年内有吸烟史或使用其他烟草制品的患者，在住院期间接受戒烟咨询或戒烟治疗的百分比

续

9. 康复评估 缺血性卒中患者接受康复评估或康复治疗的百分比。
10. 启动静脉溶栓时间 缺血性卒中患者住院期间接受静脉溶栓治疗，从到院至启动静脉溶栓治疗（DNT）的时间间隔≤60 min 的百分比
11. 吞咽困难筛查：评估 ≥18 岁的缺血性卒中患者，有记录在住院后 24 h 内做了吞咽困难筛查的百分比
12. 在第一次经口进食、饮水、服药之前通过吞咽困难筛查 ≥18 岁的缺血性卒中患者，有记录在经口摄入前通过了最近一次吞咽困难筛查的百分比
13. 到院时完成 NIHSS 评分 缺血性卒中患者在到院时完成 NIHSS 评分并记录了总分的百分比
14. 心脏监测 缺血性卒中患者在住院后 24 h 内接受持续性心律监测的百分比
15. 早期颈动脉成像 近 3 天内患缺血性卒中的患者，在住院后第 2 天结束前或出院前获得颈动脉成像报告的百分比

表 19-3 脑出血的医疗质量指标

编号	绩效指标	NQF	PCNASR/GWTG	TJC	HIQRP	AHA 修订	AHA 新增
1	基线严重程度评分	√		√			
2	凝血病逆转			√			
3	预防静脉血栓栓塞	√	√	√	√	√	
4	住院单位						√
5	吞咽困难筛查：评估	√	√			√	
6	吞咽困难筛查：管理	√	√			√	

续表

编号	绩效指标	NQF	PCNASR/GWTG	TJC	HIQRP	AHA修订	AHA新增
7	长期血压控制						√
8	康复评估	√	√	√	√	√	
9	避免使用激素						√

成人住院脑出血绩效指标及含义

1. 基线严重程度评分

脑出血患者在到院时完成基线严重程度评分并记录了总分的百分比

2. 凝血病逆转

脑出血且因为接受华法林治疗以致 INR≥1.4 的患者，到达急诊室 90 min 内接受维生素 K 依赖的凝血因子和维生素 K 治疗的百分比

3. 预防静脉血栓栓塞

脑出血患者在住院当天或住院后第 1 天接受下肢静脉充气加压装置治疗的百分比

4. 住院单位

脑出血患者收入有急诊治疗经验的医生和护士的重症监护室或卒中单元的百分比

5. 吞咽困难筛查：评估

≥18 岁的脑出血患者，有记录在住院后 24 h 内做了吞咽困难筛查的百分比

6. 在第一次经口进食、饮水、服药之前通过吞咽困难筛查

≥18 岁的脑出血患者，有记录在经口摄入前通过了最近一次吞咽困难筛查的百分比

7. 长期血压控制

脑出血患者接受口服或静脉降压药物治疗或者在出院时无需药物而血压≤130/80 mmHg 的百分比。

8. 康复评估

出血性脑卒中患者接受康复评估或康复治疗的百分比。

9. 避免使用激素

脑出血患者在急性住院期间未接受激素治疗的百分比

表 19-4 高级卒中中心的医疗质量指标及含义

指标	是否核心指标	缺血性卒中、短暂性脑缺血发作（TIA）或无症状性脑血管狭窄	蛛网膜下腔出血（SAH）和未破裂动脉瘤	脑出血和动静脉畸形（伴或不伴出血）
指标 1：在入院时或神经科会诊时有神经功能缺损的记录，并完善了 NIHSS 评分的缺血性卒中或 TIA 患者的百分比	是	缺血性卒中，TIA	—	—
指标 2：适合静脉溶栓治疗并且在适当的时间窗内接受溶栓治疗的缺血性卒中患者的百分比	是	以最后被发现为正常的时间为基线，在 4.5 h 内就诊的缺血性卒中患者。	—	—
指标 3：在入院后≤60 min 内启动静脉溶栓治疗的急性缺血性卒中患者的百分比	是	静脉溶栓治疗的缺血性卒中	—	—
指标 4：从入院至开始对缺血性卒中患者进行多模态 CT 或 MR 脑成像和血管造影（CT/CTA 或 MRI/MRA）检查的平均时间，这些患者以最后被发现为正常的时间为基线算起，6 h 内到达医院	是	以最后被发现为正常的时间为基线，6 小时内就诊的缺血性卒中患者。	—	—

续表

指标	是否核心指标	缺血性卒中、短暂性脑缺血发作（TIA）或无症状性脑血管狭窄	蛛网膜下腔出血（SAH）和未破裂动脉瘤	脑出血和动静脉畸形（伴或不伴出血）
指标 5：以最后被发现为正常的时间为基线，6 h 内就诊的缺血性卒中患者，有记录对其实施血管内再通术或者评估后认为不适合或者无法完成的患者百分比。如果未施行血管再通手术，要记录原因	否	以最后被发现为正常的时间为基线，6 h 内就诊的缺血性卒中患者	—	—
指标 6：急性缺血性卒中患者从入院到开始接受血管内介入治疗的平均时间	否	血管内介入治疗的缺血性卒中	—	—
指标 7：静脉溶栓的患者，在溶栓后 36 h 内出现症状性颅内出血的百分比	是	静脉溶栓治疗的缺血性卒中	—	—
指标 8：接受血管内介入治疗的急性缺血性卒中患者，在术后 36 h 内出现严重颅内出血的百分比	是	血管内介入治疗的缺血性卒中	—	—
指标 9：接受静脉溶栓或血管内介入治疗并记录第 90 天 mRS 评分的急性缺血性卒中患者的百分比	是	静脉溶栓或血管内介入治疗的缺血性卒中	—	—

续表

指标	是否核心指标	缺血性卒中、短暂性脑缺血发作（TIA）或无症状性脑血管狭窄	蛛网膜下腔出血（SAH）和未破裂动脉瘤	脑出血和动静脉畸形（伴或不伴出血）
指标 10：接受颈动脉内膜切除术或颈动脉血管成形术或支架术的患者，在术后 30 天内发生卒中或死亡的百分比	否	颈动脉内膜切除术或支架术	—	—
指标 11：因动脉粥样硬化疾病接受颅内血管成形术和（或）支架术的患者，术后 30 天内发生卒中或死亡的百分比	否	颅内血管成形术和（或）支架术	—	—
指标 12：SAH、脑出血和动静脉畸形的患者，有最初严重程度评定记录的患者百分比	是	—	如为 SAH，进行 Hunt-Hess 评分	如为脑出血（无论有无动静脉畸形），做脑出血评分。所有动静脉畸形，做 Spetzler-Martin 评分

续表

指标	是否核心指标	缺血性卒中、短暂性脑缺血发作（TIA）或无症状性脑血管狭窄	蛛网膜下腔出血（SAH）和未破裂动脉瘤	脑出血和动静脉畸形（伴或不伴出血）
指标 13：由动脉瘤破裂出血直接导致住院的患者，如在出血后 48 h 内到院并接受外科夹闭术或血管内弹簧圈填塞术，从入院到开始手术的平均时间	是	—	SAH	—
指标 14：出现动脉瘤性 SAH 的患者，如在出血后 48 h 内到院，但到院后 36 h 内未接受外科夹闭术或血管内弹簧圈填塞术，有未接受夹闭术或填塞术原因记录的患者百分比	否	—	SAH	—
指标 15：出现动脉瘤性 SAH 的患者，在诊断后 24 h 内开始使用尼莫地平治疗（60 mg/4 h 或 30 mg/2 h）并且治疗维持到出血后第 21 天或者维持到出院（SAH 未满 21 天即出院）的百分比	是	—	SAH	—

续表

指标	是否核心指标	缺血性卒中、短暂性脑缺血发作（TIA）或无症状性脑血管狭窄	蛛网膜下腔出血（SAH）和未破裂动脉瘤	脑出血和动静脉畸形（伴或不伴出血）
指标 16： SAH 患者，出现意识水平下降和脑室扩大并接受脑室外引流的百分比	否	—	SAH	—
指标 17： 动脉瘤 SAH 患者，在出血后 3～14 天之间，为监控血管痉挛，接受无创监护的平均频率	否	—	—	—
指标 18： 动脉瘤夹闭术或填塞术的并发症发生率	否	—	所有	—
指标 19： 有华法林相关性脑出血且 INR 升高（INR＞1.4）的患者，从到院到开始接受逆转 INR 的促凝血制剂（例如，新鲜冰冻血浆、重组凝血因子Ⅶa、浓缩的凝血酶原复合物）治疗的平均时间	是	—	—	脑出血（如为华法林相关）

续表

指标	是否核心指标	缺血性卒中、短暂性脑缺血发作（TIA）或无症状性脑血管狭窄	蛛网膜下腔出血（SAH）和未破裂动脉瘤	脑出血和动静脉畸形（伴或不伴出血）
指标 20： 有动静脉畸形，接受外科手术或血管内治疗，术后 30 天内发生卒中或死亡的患者百分比	否	—	—	动静脉畸形
指标 21： 缺血性或出血性卒中或 TIA 患者，从另一家医院转移到高级卒中中心，并且有从转出医院首次呼叫高级卒中中心至到达高级卒中中心（卒中项目的成员或集中转诊中心）的时间记录的患者百分比	否	所有从其他医院转诊的患者	所有从其他医院转诊的患者	所有从其他医院转诊的患者
指标 22： 缺血性或出血性卒中或 TIA 患者，收住各种类型医疗单元作为首选收治病房的百分比（例如，神经内科/神经外科重症监护室、内科重症监护室、外科重症监护室、综合重症监护室、冠心病监护室、烧伤重症监护室、卒中单元、其他中间医疗单元、神经科楼层或其他楼层）。每种类型医疗单元应计算各自患者的百分比	否	所有	所有	所有

续表

指标	是否核心指标	缺血性卒中、短暂性脑缺血发作（TIA）或无症状性脑血管狭窄	蛛网膜下腔出血（SAH）和未破裂动脉瘤	脑出血和动静脉畸形（伴或不伴出血）
指标 23：在诊断性神经血管造影术后的 24 h 内发生卒中或死亡的患者百分比	是	如果患者接受了诊断性血管造影	如果患者接受了诊断性血管造影	如果患者接受了诊断性血管造影
指标 24：缺血性或出血性卒中的患者，接受脑室外引流后发生脑室炎的百分比	否	如果患者接受了脑室外引流	如果患者接受了脑室外引流	如果患者接受了脑室外引流
指标 25：从入院到完成物理治疗、职业治疗、语言病理学、康复医学评价的平均天数，入院时有无需评价或因病情不稳定而无法耐受评价的记录则除外	否	所有	所有	所有
指标 26：因缺血性卒中、颅外颈动脉狭窄、颅内动脉狭窄、TIA 或颅内出血、SAH 收入院的患者，纳入某一项临床研究的百分比	否	所有	所有	所有

随着血管内治疗在卒中医疗中的广泛运用，美国神经外科医师协会、美国神经放射学会等提出和完善了急性缺血性卒中血管内治疗的医疗质量评价指标[7]。

急性缺血性卒中血管内治疗的医疗质量评价指标及含义

血管内治疗指征

- **指标1**：符合机构入选标准（适应证/禁忌证）的患者，至少90%应该接受血管内治疗

数据收集

- **指标2**：所有患者的必要的过程和结局数据，都应该录入机构或国家的数据库、临床试验或登记中

关键的时间间隔

到院至成像

- **指标3**：接受再血管化评估的患者，至少75%在到院后30 min内开始成像。在手术量大和基础设施良好的最佳中心，最好在到院后12 min内开始成像

成像至穿刺

- **指标4**：接受血管内治疗的患者，至少75%成像至穿刺的时间≤110 min。在手术量大和基础设施良好的最佳中心，成像至穿刺的时间≤50 min
- **指标5**：从别处转运来的患者，如果没有重复成像，接受血管内治疗者，至少75%到院至穿刺的时间≤80 min

穿刺至再通

- **指标6**：动脉穿刺后60 min内，至少70%的患者要达到mTICI分级≥2b/3级

结局指标

再通/再灌注

- **指标7**：要把mTICI分级作为评估再灌注的主要量表。
- **指标8**：至少70%的患者要达到所有血栓部位mTICI分级≥2b/3级（>50%再灌注）

续

术后 CT/MR 成像
• **指标 9**：治疗结束后 36 h 内，至少 90%的患者要做脑 CT 或 MR
症状性脑出血
• **指标 10**：发生症状性脑出血的患者，100%要讨论分析。
• **指标 11**：接受治疗的患者，发生症状性脑出血的不超过 10%
新流域栓塞
• **指标 12**：接受治疗的患者，发生新流域栓塞的不超过 10%
治疗后 72 h 内死亡
• **指标 13**：治疗结束后 72 h 内死亡的患者，100%要讨论分析
临床结局
• **指标 14**：所有接受治疗的患者，出院时记录 NIHSS 评分。对所有接受治疗的患者，努力联系并记录 90 天 mRS（面对面或电话随访）。接受治疗的患者，至少 90%记录 90 天 mRS
• **指标 15**：所有接受治疗的患者，治疗后 90 天至少 30%的患者功能独立（即 mRS 评分 0～2 分）

四、国家卒中登记

截止 2015 年，全球有 26 个国家和地区建立了 28 个国家卒中登记（表 19-5）[8]。在各个国家和地区的卒中登记中，最常用到的医疗质量指标如下文所示[8]。

表 19-5　全球范围内的国家卒中登记

名称	登记时间	患者类型	参与医院数目	随访时间
阿根廷国家卒中登记	2004—	卒中，TIA	74	不明
澳大利亚卒中临床登记	2009—	卒中，TIA	＞50	90～180 天
奥地利卒中单元登记	2003—	卒中，TIA	35	3 个月
巴林	2011	卒中	2	不明
加拿大卒中网络登记（现名：安大略卒中登记）	2001—	卒中，TIA	150	6 个月
中国国家卒中登记	2007—2008	卒中，TIA	132	24 个月
丹麦卒中登记	2003—	卒中	28	不明
芬兰卒中数据库	1999—	卒中，TIA	＞300	＞10 年
德国卒中登记研究组	1999—	卒中，TIA	627	不明
匈牙利卒中数据库计划	1997—1998	卒中	11	不明
国家卒中登记（爱尔兰）	2011—	卒中，TIA	25	不明
日本标准卒中登记	2001—	卒中，TIA	146	不明
国家卒中登记（马来西亚）	2009—	卒中	2	12 个月
PREMIER 研究（墨西哥）	2005—2006	缺血性卒中，TIA	59	1 年

续表

名称	登记时间	患者类型	参与医院数目	随访时间
RENAMEVASC 研究（墨西哥）	2002—2005	卒中	25	30
波兰医院卒中登记	2000—2002，2004—2005，2007—2008	卒中	123	不明
俄罗斯国家卒中登记	2008—	卒中	不明	30 天
苏格兰卒中医疗登记	2002—	卒中	不明	不明
新加坡卒中登记	2001—	卒中	不明	不明
韩国卒中登记	1999—	缺血性卒中	＞30	不明
CRCS-5 登记（韩国）	2008—	卒中，TIA	15	12 个月
Riks-stroke（瑞典）	1994—	卒中，TIA	不明	12 个月
中国台湾卒中登记	2006—	卒中，TIA	39	6 个月
泰国卒中登记	2008—	缺血性卒中	76	不明
监测卒中国家登记项目（英国）	2013—	卒中	不明	6 个月
Ethos（美国）	2001—2005	缺血性卒中，TIA	86	不明
跟着指南走——卒中（美国）	2001—	卒中，TIA	1991	30 天
保罗·科弗代尔国家急性卒中登记（美国）	2001—	卒中，TIA	＞300	不明

最常用到的卒中医疗质量指标

被大多数登记（>14 个登记）包含的指标
• 静脉溶栓
• 住院期间抗栓治疗
• 出院时抗栓治疗
• 卒中单元
被多个登记（2～14 个登记）包含的指标
• 充分的液体和营养
• 评估营养不良风险
• 康复评估
• 脑或血管成像
• 颈动脉内膜切除术/支架植入术
• 二便管理计划
• 颅骨切除术
• 出院时降压治疗
• 出院时他汀类药物/降脂治疗
• 与亲属/照料者讨论
• 吞咽障碍筛查
• 提供教育资料
• 住院时间
• 医院康复服务，包括早期活动
• 戒烟建议
• 卒中单元团队管理
• 发病、到院、影像检查、给药的时间（如 t-PA 团注或股动脉穿刺）
• 转运到医院

五、卒中医疗质量改进的效果

全球最具代表性的卒中医疗质量改进项目是美国的“跟着指南走”（GWTG）项目。GWTG 是现状、自愿参加、观察性登记的持续医疗质量改进项目，面向住院的卒中和 TIA 患者。自 2003—2009 年，参与的医院达到 1392 家，遍布美国每一个州，占美国医院总数的 32.3%，其中 39.5%为非教学医院。项目覆盖了出血性卒中的 41%，缺血性卒中的 25%。经过培训的医院工作人员提取患者病历摘要，包括人口学信息、病史、首次 CT 发现、在院治疗和事件、出院治疗、治疗禁忌证、会诊、在院死亡、出院目的地等，对卒中医疗质量进行监测。经过不断改进，医疗质量有了大幅度提高，院内病死率明显下降[9]。

（杜万良）

参考文献

[1] Measuring and improving quality of care：a report from the American Heart Association/American College of Cardiology first scientific forum on assessment of healthcare quality in cardiovascular disease and stroke. Stroke，2000，31（4）：1002-1012.

[2] Alberts MJ，Latchaw RE，Jagoda A，et al. Revised and updated recommendations for the establishment of primary stroke centers：a summary statement from the brain attack coalition. Stroke，2011，42（9）：2651-2665.

[3] Alberts MJ，Latchaw RE，Selman WR，et al. Recommendations for comprehensive stroke centers：a consensus statement from the Brain Attack Coalition. Stroke，2005，36（7）：1597-1616.

[4] Smith EE，Saver JL，Alexander DN，et al. Clinical performance measures for adults hospitalized with acute ischemic stroke：performance measures for healthcare professionals from the American Heart Association/American Stroke Association. Stroke，2014，45（11）：3472-3498.

[5] Hemphill JC，3rd，Adeoye OM，Alexander DN，et al. Clinical performance measures for adults hospitalized with intracerebral

hemorrhage：performance measures for healthcare professionals from the American Heart Association/American Stroke Association. Stroke，2018.

[6] Leifer D，Bravata DM，Connors JJ，3rd，et al. Metrics for measuring quality of care in comprehensive stroke centers：detailed follow-up to Brain Attack Coalition comprehensive stroke center recommendations：a statement for healthcare professionals from the American Heart Association/American Stroke Association. Stroke，2011，42 (3)：849-877.

[7] Sacks D，Baxter B，Campbell BCV，et al. Multisociety consensus quality improvement revised consensus statement for endovascular therapy of acute ischemic stroke：from the American Association of Neurological Surgeons (AANS)，American Society of Neuroradiology (ASNR)，Cardiovascular and Interventional Radiology Society of Europe (CIRSE)，Canadian Interventional Radiology Association (CIRA)，Congress of Neurological Surgeons (CNS)，European Society of Minimally Invasive Neurological Therapy (ESMINT)，European Society of Neuroradiology (ESNR)，European Stroke Organization (ESO)，Society for Cardiovascular Angiography and Interventions (SCAI)，Society of Interventional Radiology (SIR)，Society of NeuroInterventional Surgery (SNIS)，and World Stroke Organization (WSO). J Vasc Interv Radiol，2018，29 (4)：441-453.

[8] Cadilhac DA，Kim J，Lannin NA，et al. National stroke registries for monitoring and improving the quality of hospital care：a systematic review. Int J Stroke，2016，11 (1)：28-40.

[9] Fonarow GC，Reeves MJ，Smith EE，et al. Characteristics，performance measures，and in-hospital outcomes of the first one million stroke and transient ischemic attack admissions in get with the guidelines-stroke. Circ Cardiovasc Qual Outcomes，2010，3 (3)：291-302.